Reinhild Schwarte • Katharina Alexandridis

Körperbild bei Essstörungen

Ein interdisziplinäres Therapiemanual

Mit 38 Abbildungen und 5 Tabellen

Mit 57 Arbeitsblättern zum Download

Ernst Reinhardt Verlag München

Dr. *Reinhild Schwarte* ist psychologische Psychotherapeutin (Verhaltenstherapie) für Erwachsene, Kinder und Jugendliche. Sie leitet in der Oberbergklinik Konraderhof bei Köln den Fachbereich Essstörungen und ist Mitgründerin des Netzwerkes für angewandte Improvisation in der Psychotherapie.

Dr. *Katharina Alexandridis* ist Sport- und Bewegungstherapeutin an der Oberbergklinik Konraderhof bei Köln. Sie forscht und lehrt an der Deutschen Sporthochschule (u.a. zu Körperbilddiagnostik) und bietet tiergestützte Interventionen an.

Die Deutsche Nationalbibliothek verzeichnet diese Publikation in der Deutschen Nationalbibliografie; detaillierte bibliografische Daten sind im Internet über <http://dnb.d-nb.de> abrufbar.

ISBN 978-3-497-03218-1 (Print)
ISBN 978-3-497-61888-0 (PDF-E-Book)
ISBN 978-3-497-61889-7 (EPUB)

Printed in EU

Covermotiv: © iStock.com/La Cassette Bleue
Icons: Zoi Alexandridis; Abb. 28 Fotografin Riehe Schwarte
Satz: Katharina Ehle, Leipzig

Ernst Reinhardt Verlag, Kemnatenstr. 46, D-80639 München Net: www.reinhardt-verlag.de
E-Mail: info@reinhardt-verlag.de

reinhardt

Inhalt

Das Online-Material zum Buch können Sie auf der Homepage des Ernst Reinhardt Verlags unter https://www.reinhardt-verlag.de herunterladen. Auf der Homepage geben Sie den Buchtitel oder die ISBN in der Suchleiste ein. Hier finden Sie das passwortgeschützte Online-Material unter den Produktanhängen. Das Passwort zum Öffnen der Dateien finden Sie im Buch vor dem Anhang. Bitte beachten Sie, dass das Online-Material den „Nutzungsbedingungen für digitale Inhalte" unterliegt: https://www.reinhardt-verlag.de/nutzungsbedingungen.

Einleitung

Im Umgang mit Körperbildsymptomatik besteht bei der Arbeit mit essgestörten Patientinnen häufig auf Patientinnenseite die größte Bedürftigkeit, auf Therapeutinnenseite indes ein großer Bedarf nach ganzheitlichen Ansätzen. Die Bedürftigkeit speist sich aus einem hohen Leidensdruck durch die Symptomatik sowie durch das meist lange Fortbestehen derselben. So beschreiben einige Patientinnen erst nach ein bis zwei Jahren eine substanzielle Besserung der körperbezogenen Selbstwahrnehmung. Aus verhaltenstherapeutischer Perspektive fehlen die problemaktivierenden, praktischen Inhalte. Aus spezialtherapeutischer Perspektive hingegen mangelt es oft an psychoedukativen Elementen und verbalem Transfer des Erlebten auf die Symptomatik. Dementsprechend scheint die Zusammenführung verschiedener Behandlungsdisziplinen mit ihren unterschiedlichen Schwerpunkten und Ressourcen vielversprechend.

Die therapeutische Idee unseres interdisziplinären Ansatzes hat ihre theoretische Begründung einerseits in hirnphysiologischen Veränderungen durch die Erkrankung (z. B. Seitz et al., 2018), zum anderen in krankheitsassoziierten Persönlichkeitsmerkmalen wie ängstlich/vermeidend, zwanghaft/rigide oder perfektionistisch. Wir wollen daher in unserer Arbeit einen Anteil Exposition sowie einen Anteil Flexibilisierungstraining praktisch umsetzen – angelehnt an die Idee der Kognitiven Remediationstherapie bzw. *Cognitive Remediation Therapy* (Tchanturia et al., 2014) und der Bewegungstherapie (Hölter, 2011).

Dabei geht es darum, dass flexibles entgegengesetztes Verhalten die Patientinnen in ihren Veränderungsprozessen und in einem gesunden Wiederaufbau des Gehirns unterstützt. Impulse, die helfen aktiv zu werden, neue Wege auszuprobieren, Initiierung nicht planbarer Situationen, Aktivierung von Spontaneität und Emotionen, Ausbrechen aus gewohnten Mustern, auch aus Behandlungsmustern, das Eingehen von Risiken, Fehler machen und bei alldem begleitender, authentischer Kontakt schienen uns in unseren Gruppen- und Einzelkontakten hilfreiche Ansätze für Psychotherapien und Spezialtherapien.

All dies findet sich in den Grundhaltungen des Improvisationstheaters wieder, mit dem wir privat und professionell beide in den letzten Jahrzehnten viel Kontakt haben durften.

„Wir“, das sind:

Dr. Katharina Alexandridis: MA, EMDAPA – Sport-/Bewegungstherapeutin (auch tiergestützt), spezialisiert auf die Behandlung von Erwachsenen und Kindern mit psychischen Erkrankungen. Berufliche Meilensteine waren die Arbeit in der Schön Klinik Roseneck in Prien am Chiemsee von 1996 bis 2015, wo ich u.a. die Abteilung für Sport-/Bewegungstherapie leitete und mit einer Cluster-RCT-Studie (randomised controlled trial) im Bereich der stationären Bewegungstherapie bei Bulimia nervosa promovierte. 2004 eröffnete ich das Alogo Institut für tiergestützte Interventionen, das ich bis heute leite.

2016 wechselte ich an die Deutsche Sporthochschule Köln und erstellte ein bewegungstherapeutisches Konzept für die Oberberg Fachklinik Konraderhof, wo ich pferdegestützte Therapie bei Essstörungen anbiete und Patientinnen in der Körperbildgruppe begleiten kann.

Seit den 1990er Jahren habe ich meinen Schwerpunkt auf der bewegungstherapeutischen Behandlung von Essstörungen. Eine erste therapeutische Nutzung von Bewegungstherapie bei Essstörungen erlebte ich 1990, im Rahmen meines *Adapted Physical Activity* Studiums in Leuven/Belgien. Die Psychomotorische Therapie bei Essstörungen (Probst et al., 1988), die ich als Hospitantin und wissenschaftliche Assistentin begleiten durfte, prägte mich in meiner therapeutischen Arbeit und in meiner Forschungsausrichtung. Die Hypothese, dass angemessenes Krafttraining die Körperakzeptanz bei Anorexia nervosa in der Gewichtszunahme verbessere, ließ sich empirisch nicht bestätigen. Diese Erkenntnis weckte mein Interesse an kreativen Ausrichtungen der Bewegungstherapie, die ich in den Folgejahren an einer hohen Anzahl von Patientinnen entwickeln konnte. Kreativer Bewegungsausdruck, symbolisches und soziales Bewegungshandeln, Achtsamkeit und ein selbstbestimmter, offener Umgang mit der Psychopathologie auf emotionaler und kognitiver Ebene sowie das mit den Patientinnen gemeinsame Handeln erwiesen sich als geeignete Hauptbestandteile meiner Arbeit. Für die von übertriebenem Bewegungsverhalten betroffenen Patientinnen der Schön Klinik entwickelte ich mit Kolleg:innen der Spezialtherapien ein gruppentherapeutisches Behandlungskonzept, welches ich an ärztliche und psychologische Mitarbeiter:innen weitergeben konnte. So entstand eine Arbeitsgruppe, die dieses Konzept weiterentwickelte, wissenschaftlich überprüfte und in Manualform veröffentlichte (Dittmer et al., 2020). Über dieses Projekt wurde ich mir zum einen der Synergien, die sich aus der Verbindung von Verhaltenstherapie und Bewegungstherapie ergeben, bewusst. Zum anderen beobachte ich mit Freude, dass die Veröffentlichung zu einer Verbreitung effektiver Behandlungskomponenten beiträgt und Patientinnen in der Überwindung dieser schweren Erkrankung nachhaltig unterstützt.

Dr. Reinhild Schwarte: Dipl.-Psychologin und approbierte psychologische Psychotherapeutin (VT) für Erwachsene, Kinder und Jugendliche. Berufliche Meilensteine waren die Arbeit in der Universitätsklinik für Kinder- und Jugendpsychiatrie und -psychotherapie Aachen von 2004 bis 2016, wo ich u.a. ein BMBF-gefördertes multizentrisches Forschungsprojekt zur teilstationären Behandlung der Anorexia nervosa leitete, mit dem ich auch promovierte. 2016 wechselte ich in die Oberbergklinik Konraderhof, wo ich mittlerweile den Fachbereich Essstörungen leite und mit zahlreichen multiprofessionellen Kolleg:innen Patientinnen – u.a. in der Körperbildgruppe – begleiten konnte. Dabei gehört auch die konzeptionelle Arbeit zu meinen Aufgabenfeldern, insbesondere auch eine beständige Weiterentwicklung von einzel- und gruppentherapeutischen Behandlungskonzepten.

In den 1990er Jahren hatte ich im Rahmen einer studentischen Theatergruppe erste Kontakte mit Improvisationstheater. Eine erste therapeutische Nutzung erlebte ich 2006, als im Team der Aachener Universitätsklinik für Kinder- und Jugendpsychiatrie und -psychotherapie eine psychotherapeutische Improvisationstheatergruppe entstand. Diese wurde über die Jahre weiterentwickelt und bei Kongressen und Fortbildungsveranstaltungen präsentiert. 2018 entschied ich mich für eine intensivere Fortbildung, die ich 2019 mit dem Zertifikat für angewandtes Improvisationstheater beendete. Seit der Gründung im Mai 2023 bin ich Mitglied im Netzwerk für angewandtes Improvisationstheater in der Psychotherapie und halte Vorträge sowie Fortbildungen dazu.

Zusammen verfügen wir also über Jahrzehnte an Erfahrung in der Behandlung von Essstörungen sowie im Bereich Improvisationstheater, was wir vor allem interdisziplinär gut nutzen können. Dieses Buch soll einen Eindruck des „Best-of“ geben, also unsere Lieblingsübungen und -inhalte darstellen, vor allem aber die der Patientinnen. Es soll dabei als Baukastensystem verstanden werden, d.h. die dargestellten Inhalte und Therapieeinheiten sind modular und nicht streng manualisiert zu verstehen. Arbeitsblätter helfen den Patientinnen beim Alltagstransfer. Mit den Patientinnen sind wir immer wieder in regem Austausch über ihre Wünsche und Bedürfnisse, auf die wir in der Art unserer Arbeit flexibel und spontan eingehen. Nicht zuletzt dadurch hatten die Patientinnen konzeptionell großen Anteil an der Entstehung dieses Buches. Auch im Entstehungsprozess des Manuals findet sich die Grundhaltung des Improvisationstheaters wieder: situativ auf den anderen eingehen, Pläne über Bord werfen, den anderen im Kontakt weiterbringen, Fehler und Risiken zulassen. Das Buch soll Mut machen, dies auch in die eigene therapeutische Arbeit zu übertragen. Unser Ziel ist es, die Bausteine für Einzel- und Gruppentherapie nutzbar zu machen. Dafür sind die Übungen zumeist zunächst für das Gruppensetting beschrieben und dann durch Anmerkungen für die Einzeltherapie ergänzt. Auch sind die dargestellten Interventionen altersübergreifend, d. h. sowohl in der Arbeit mit Kindern und Jugendlichen als auch mit Erwachsenen nutzbar.

Wir hoffen, dass zahlreiche Kolleg:innen von unserem Erfahrungsschatz profitieren und wünschen viel Freude und Inspiration beim Lesen! Und dann Mut bei der Umsetzung, beim Folgen von Impulsen, bei gegenseitiger Wertschätzung im heiteren Scheitern, vor allem: beim gemeinsamen Lernen!

Köln, Winter 2023/2024

Reinhild Schwarte und Katharina Alexandridis

P.S.: Aufgrund des statistischen Überhangs des weiblichen Geschlechts bei Patientinnen und Therapeutinnen haben wir uns weitestgehend für die weibliche Nomenklatur entschieden. Selbstverständlich sind auch andersgeschlechtliche Patient:innen und Therapeut:innen mitgemeint. In allgemeineren Textstellen sowie zu anderen Personengruppen haben wir dann die allgemeingültigere Form mit Doppelpunkt gewählt.

In den Übungsbeschreibungen und Arbeitsblättern standen wir vor der Herausforderung, uns zugunsten des Leseflusses zwischen der Du- und der Sie-Form zu entscheiden. Für die Übungsbeschreibungen im Buch fiel unsere Entscheidung aufgrund der Statistik zugunsten der Sie-Form. Sofern es die Kommunikation der Patientinnen untereinander betrifft, etwa bei Übungsbeschreibungen, haben wir uns für die Du-Form entschieden. Die Arbeitsblätter liegen online in zwei Versionen vor, einmal in der Du-Form für die Arbeit mit Kindern und Jugendlichen, einmal in der Sie-Form für die Arbeit mit erwachsenen Patientinnen. Uns ist bewusst, dass sich diese Entscheidungen aus verschiedenen Perspektiven betrachten lassen, wir haben sie daher auch mit Betroffenen diskutiert.

1 Essstörungen: Störungsbilder und Behandlungsansätze

1.1 Erscheinungsbild und Klassifikation ICD-11

Die Beschreibung und Klassifikation psychischer Störungen erfolgt aktuell über das DSM-V (Diagnostisches und Statistisches Manual Psychischer Störungen, 5. Revision der American Psychiatric Association) und über das ICD-10 (Internationale statistische Klassifikation der Krankheiten, 10. Revision der Weltgesundheitsorganisation). Beide Klassifikationssysteme haben eine lange Historie: Die erste Version des DSM gab es 1844, 1948 wurde die ICD zum ersten Mal herausgegeben.

Die 11. Revision der ICD (ICD-11) wurde im Mai 2019 von der WHO verabschiedet. Derzeit ist die ICD-10-GM aber nach wie vor die in Deutschland gültige Version. Wann die ICD-11 in Deutschland eingeführt wird, ist im Jahr 2023 zwar noch nicht absehbar, dennoch soll die hiesige Darstellung der Störungsbilder auf diesem, wohl fortschrittlichsten und zukunftsweisenden Klassifikationssystem basieren.

Die ICD-11 bietet mit der Darstellung der „drei großen Essstörungsdiagnosen" (Anorexia nervosa, Bulimia nervosa und Binge Eating Disorder) eine praktisch sehr gut handhabbare Grundlage. Differentialdiagnostisch stellt die Erweiterung um die vermeidende/restriktive Essstörung (Avoidant Restrictive Food Intake Disorder; ARFID) eine hilfreiche Weiterentwicklung dar. Im Gegensatz zu den Betroffenengruppen der drei o. g. Diagnosen leiden ARFID-Patient:innen jedoch zumeist nicht unter einer besonders ausgeprägten Körperbildsymptomatik.

Das hiesige Manual zielt auf Behandelnde von Patient:innen mit Körperbildproblemen (zur näheren Begriffsdefinition Kap. 2). Neben den „großen drei" Essstörungskategorien gehören hierzu zum einen Patient:innen mit depressiven und sozial-phobischen Störungen, die massive, auch körperbildbezogenen Selbstwertprobleme haben. Zum anderen gehören dazu auch Patient:innen mit körperbildbezogenen Störungen wie dem „Adonis-Komplex" (Mangweth, 2004), einer von Harrison et al. (2001) beforschten Muskeldysmorphie. Hier handelt es sich um ein zumeist bei männlichen Patienten vorliegendes Bestreben zu sehr muskulösen Körpern, wobei es in der Selbstwahrnehmung zu Verzerrungen kommt. Auch Behandelnde von Patient:innen mit Essstörungen mit großen zwanghaften Anteilen wie der Orthorexie, dem zwanghaft „gesunden" Essen, gehören zur Zielgruppe des Manuals.

Ausführlich dargestellt werden im Folgenden die Diagnosen der Essstörungen, die in der ICD-11 aufgeführt sind und klassischerweise mit Körperbildproblemen einhergehen: Anorexia nervosa, Bulimia nervosa und Binge Eating Disorder.

1.1.1 Anorexia nervosa

Charakteristisch für die Anorexia nervosa (AN) ist restriktives Essverhalten, das in Mangelernährung und schließlich in einen kachektischen Zustand, also einen Hungerzustand, mündet. Dabei unterscheidet man Patientinnen mit rein restriktivem Verhaltensmuster und Patientinnen, bei denen auch kompensative und dekompensative Verhaltensweisen auftreten, ähnlich der Bulimia nervosa (Kap. 1.1.2). Dabei tritt aber immer der oben erwähnte Hungerzustand durch Untergewicht oder raschen Gewichtsverlust auf.

In der ICD-11 wird die AN wie folgt definiert (und in der ICD-11 mit 6B80 verschlüsselt):

- Für Körpergröße, Alter und Entwicklungsstand signifikant niedriges Körpergewicht, das nicht auf eine andere gesundheitliche Störung oder auf die Nichtverfügbarkeit von Nahrung zurückzuführen ist. Das bedeutet hier:
  - a BMI von weniger als 18,5 kg/m² bei Erwachsenen und ein BMI unter der 5. BMI-Altersperzentile für Kinder und Jugendliche **oder**
  - b rascher Gewichtsverlust (z. B. mehr als 20% des Körpergewichts innerhalb von sechs Monaten) **oder**
  - c ausbleibende Gewichtszunahme bei Kindern und Jugendlichen wie es aufgrund des individuellen Entwicklungsverlaufs zu erwarten wäre.
- Anhaltendes Verhaltensmuster, das die Wiederherstellung des Normalgewichts verhindern soll.
- Niedriges Körpergewicht oder schlanke Körperform stehen im Mittelpunkt der Selbsteinschätzung der Person oder werden fälschlicherweise als normal empfunden.

Bei der Diagnostik kann auch das Körpergewicht verschlüsselt werden:

- **Anorexia nervosa mit signifikant erniedrigtem Körpergewicht (6B80.0):** BMI zwischen 18,5 kg/m2 und 14,0 kg/m^2 für Erwachsene oder zwischen der 5. BMI-Altersperzentile und der 0,3-Perzentile bei Kindern und Jugendlichen.
- **Anorexia nervosa mit kritisch erniedrigtem Körpergewicht (6B80.1):** BMI unter 14,0 kg/m^2 bei Erwachsenen oder unter der 0,3 BMI-Altersperzentile bei Kindern und Jugendlichen.

Gemäß ICD-11 werden die Klassifikationen 6B80.0 und 6B80.1 jeweils weiterführend differenziert in:

- **Anorexia nervosa mit restriktivem Verhaltensmuster (6B80.00 bzw. 6B80.10):** Ausschließlich eingeschränkte Nahrungsaufnahme oder Fasten oder in Kombination mit einem erhöhten Energieverbrauch (z. B. durch exzessive körperliche Betätigung), d. h. keine Essanfälle oder Purging-Verhalten.
- **Anorexia nervosa mit Binge-Purging-Verhaltensmuster (6B80.01 bzw. 6B80.11):** Vorliegen von Binge-Eating- oder Purging-Verhalten, d. h. entweder ausgeprägtes Abführverhalten (z. B. selbst herbeigeführtes Erbrechen, Missbrauch von Abführmitteln oder Einläufe) und/oder Essanfälle.
- **Anorexia nervosa, nicht näher bezeichnet (6B80.0Z bzw. 6B80.1Z):** ergänzende Diagnosekategorie für ansonsten nicht klar zuzuordnende Bilder.

Weitere Kategorien sind folgende:

- **Anorexia nervosa in Remission mit normalem Körpergewicht (6B80.2):** Zustand nach Gewichtsrehabilitation (z. B. für mindestens ein Jahr nach Absetzen der intensiven Behandlung).
- **Anorexia nervosa, sonstige näher bezeichnete (6B80.Y):** ergänzende Diagnosekategorie für ansonsten nicht klar zuordbare Bilder, für die aber eine Bezeichnung, ein Konzept existiert.
- **Anorexia nervosa, nicht näher bezeichnet (6B80.Z):** ergänzende Diagnosekategorie für ansonsten nicht klar zuordbare Bilder.

1.1.2 Bulimia nervosa

Bei der Bulimia nervosa (BN) wechseln sich restriktive, kompensierende Verhaltensweisen mit dekompensierenden ab. Patientinnen leiden einerseits unter Heißhungerattacken mit erlebtem Kontrollverlust, denen sie mit entgegengesetzten Maßnahmen wie Erbrechen, aber auch exzessiver körperlicher Aktivität, abführenden Maßnahmen oder Hungerperioden entgegenzutreten versuchen. Dabei kommt es zu keiner Mangelernährung, die für die Störung spezifisch wäre. Es können aber zahlreiche medizinische Konsequenzen, etwa Elektrolytverschiebungen im Blutbild, kardiologische Probleme, Probleme bei der Zahnhygiene, hormonelle Veränderungen etc. entstehen. Gewichtsschwankungen bestehen je nach Ausmaß der Symptomatik.

In der ICD-11 wird die BN (6B81) wie folgt definiert:

- Häufige, wiederkehrende Essanfälle (z. B. einmal pro Woche oder öfter über einen Zeitraum von mindestens einem Monat).
- Unangemessene kompensatorische Verhaltensweisen, die Gewichtszunahme verhindern sollen (z. B. selbst herbeigeführtes Erbrechen, Missbrauch von Abführmitteln oder Einläufen und anstrengendem Sport).
- Gedanken über Körperform oder Gewicht, welche die Selbsteinschätzung stark beeinflussen.
- Ausgeprägter Leidensdruck
  - a in Bezug auf Essverhalten und unangemessenes kompensatorisches Verhalten **oder**
  - b eine erhebliche Beeinträchtigung in persönlichen, familiären, sozialen, schulischen, beruflichen oder anderen wichtigen Funktionsbereichen.

1.1.3 Binge Eating Disorder

Patientinnen mit Binge Eating Disorder (BED) leiden unter Essattacken mit erlebtem Kontrollverlust, führen jedoch keine kompensatorische Verhaltensweisen aus.

In der ICD-11 wird die BED (6B82) als Diagnosekategorie neu eingeführt und wie folgt definiert:

- Häufige, wiederkehrende Episoden von Essanfällen (z. B. einmal pro Woche oder öfter über einen Zeitraum von mehreren Monaten).
- Keine unangemessenen kompensatorischen Verhaltensweisen.
- Ausgeprägter Leidensdruck:
  - a aufgrund der Essanfälle **oder**
  - b eine erhebliche Beeinträchtigung in persönlichen, familiären, sozialen, schulischen, beruflichen oder anderen wichtigen Bereichen.

1.2 Behandlungsansätze

In der Darstellung der Behandlungsansätze beschränken wir uns an dieser Stelle auf die psychotherapeutische / medizinische Perspektive. Auf Behandlungsansätze der Bewegungstherapie (BWT) wird in Kapitel 2.2 eingegangen.

Insgesamt ist die Studienlage im Bereich der Essstörungen trotz Vorliegen mehrerer RCT-Studien (randomised controlled trial) im Vergleich zu anderen psychischen Erkrankungen noch deutlich ausbaufähig. Bezüglich ARFID oder Essstörungen wie Orthorexie, die nicht als eigenständiges Krankheitsbild in die Klassifikationssysteme aufgenommen wurden, bietet die Studienlage kaum eine systematische Grundlage für die Behandlung. Auch sind diese Diagnosen eher selten mit den hier fokussierten Körperbildproblemen assoziiert. Es werden daher im Folgenden analog zur Darstellung in Kapitel 1.1 zu AN, BN und BED die Grundzüge der jeweiligen Therapie an den aktuellen Leitlinien orientiert dargestellt. Hierbei sollen Behandlungsziele und die psychotherapeutisch relevantesten Empfehlungen der Leitlinien im Vordergrund stehen. Bei der Betrachtung der psychotherapeutisch relevanten Aspekte wird u. a. der Themenbereich Selbstwert wiederholt genannt. Hier zeigt sich ein direkter Zusammenhang zur Körperbildarbeit wie wir sie hier im Manual konzeptualisieren (Kap. 2).

Ausführliche Informationen zu den derzeit aktuellsten Behandlungsleitlinien finden Sie bei Herpertz et al. (2019) sowie im Internet: https://register.awmf.org/assets/guidelines/051-026l_S3_Essstoerung-Diagnostik-Therapie_2020-03.pdf.

1.2.1 Anorexia nervosa

Bei der Behandlung der AN steht in der Zielhierarchie zunächst das Wiedererlangen eines ausreichend versorgten Körpers im Vordergrund. Erst im Verlauf ist es dann möglich, anhand eines individuellen Störungsmodells Entstehungsbedingungen und aufrechterhaltende Bedingungen zu explorieren und therapeutisch zu bearbeiten.

Als **Behandlungsziele** werden in den Leitlinien genannt:

- die Wiederherstellung und das Halten eines für Alter und Größe angemessenen Körpergewichts,
- eine Normalisierung des Essverhaltens,
- die Behandlung körperlicher Folgen von Essverhalten und Untergewicht,

- die Beeinflussung der dem Störungsbild zugrunde liegenden Schwierigkeiten auf emotionaler, kognitiver und interaktioneller Ebene,
- eine Förderung der sozialen Integration, die oft mit einem „Nachholen“ verpasster Entwicklungsschritte verbunden ist.

Die **psychotherapeutisch relevantesten Empfehlungen** der Leitlinien sind:

- Patientinnen mit AN soll frühzeitig eine Behandlung angeboten werden, um eine Chronifizierung zu vermeiden.
- Die Behandlung der AN sollte störungsorientiert sein und die körperlichen Aspekte der Erkrankung berücksichtigen.
- Komorbide Störungen sollten systematisch erfasst und in der Behandlung berücksichtigt werden.
- Bei der Behandlung sollte beachtet und auch darüber informiert werden, dass der Heilungsprozess einen Zeitraum von vielen Monaten bis mehreren Jahren umfassen kann.
- Ambulante, teilstationäre und stationäre Behandlungen sollen in Einrichtungen oder bei Therapeutinnen erfolgen, die Expertise in der Therapie mit Essstörungen haben.
- Ein zentrales Therapieziel in der Behandlung von Patientinnen mit AN soll die Normalisierung des Körpergewichts sein.
- Patientinnen mit AN stehen einer Veränderung ihres Gewichtes und Essverhaltens in der Regel hochambivalent gegenüber. Das Arbeiten an der Motivation und Ambivalenz ist daher eine zentrale Aufgabe und sollte über den gesamten Behandlungsprozess erfolgen.
- Bei Kindern und Jugendlichen mit AN sollten die Sorgeberechtigten bzw. nahen Angehörigen/Bezugspersonen ausführlich über die Erkrankung und Behandlungsmöglichkeiten informiert und in die Behandlung mit einbezogen werden, wenn nicht explizite Gründe dagegen sprechen.
- Eine unter Zwang durchgeführte Behandlung von Patientinnen mit AN sollte nur bei akuter Selbstgefährdung und nach Ausschöpfung aller anderen Maßnahmen erfolgen.

1.2.2 Bulimia nervosa

Bei der BN steht das Aufgeben selbstschädigender dysfunktionaler kompensatorischer Verhaltensweisen wie etwa Erbrechen im Vordergrund. Im zweiten Schritt geht es dann um die Etablierung eines gesunden Essverhaltens und das Ersetzen der emotionsregulativen Wirkung der Essattacken durch funktionalere Verhaltensweisen oder auch das Bearbeiten der individuellen Entstehungs- und aufrechterhaltenden Bedingungen. Dabei entsteht häufig die Sorge einer Gewichtszunahme, die für einen Großteil der Patientinnen auch bei ausreichender gesunder Ernährung unbegründet oder überschätzt ist. Die Stabilisierung eines geregelten Essverhaltens bedingt die Reduktion von Gewichtsschwankungen.

Als **Behandlungsziele** werden in den Leitlinien genannt:

- Reduktion der Symptome der BN, d.h. Reduktion der Essanfälle, der gegensteuernden Maßnahmen (z.B. Erbrechen, Laxantiengebrauch) und der Bedeutung des Körpergewichtes für die Selbstevaluation (Körperbildprobleme).
- Behandlung psychischer Probleme (z.B. Selbstwertprobleme, Perfektionismus, Impulsivität, Probleme mit der Regulation von Affekten) und Hintergrundkonflikte, die mit der BN zusammenhängen.
- Behandlung komorbider psychischer Störungen (z.B. Depression, soziale Angst).
- Prävention bzw. Rückfallprophylaxe.

Die **psychotherapeutisch relevantesten Empfehlungen** der Leitlinien sind:

- Als Behandlungsverfahren der ersten Wahl soll eine Psychotherapie angeboten werden, insbesondere die Kognitive Verhaltenstherapie (KVT; inkl. ihrer Weiterentwicklungen wie die Dialektisch-Behaviorale Therapie), alternativ auch die Interpersonelle Psychotherapie oder die Tiefenpsychologisch fundierte Psychotherapie.
- Bei Kindern bzw. Jugendlichen kann auch eine familienbasierte Therapie angeboten werden.
- Für einige Patientinnen mit BN kann die Teilnahme an einem evidenzbasierten Selbstmanagementprogramm empfohlen werden, das unter therapeutischer Anleitung erfolgt („angeleitete Selbsthilfe“) und auf Elementen der KVT beruht.
- Bei Vorliegen komorbider Störungen sollte die Behandlung um störungsorientierte therapeutische Elemente ergänzt werden.

1.2.3 Binge Eating Disorder

Auch bei der BED geht es um das Etablieren einer ausreichenden, gesunden Versorgung auf der einen Seite und um die Exploration der Funktionalität der Essattacken, zumeist im Sinne einer Emotionsregulation, auf der anderen Seite. Analog zur BN kommt es zu massiven Ängsten vor einer vermeintlichen Gewichtszunahme, die durch ein geregelteres Essverhalten jedoch zumeist ausbleibt.

Als **Behandlungsziele** werden in den Leitlinien genannt:

- Behandlung der Symptome der BED (z.B. Essanfälle, essstörungsspezifische Psychopathologie),
- Behandlung weiterer psychischer Beschwerden (z.B. Selbstwert- und Schamproblematik, Affektregulation),
- Behandlung komorbider psychischer Störungen (z.B. Depression, soziale Angst),
- Rückfallprophylaxe (z.B. Vermittlung von Meta-Wissen),
- ggfs. Behandlung der Adipositas.

Die **psychotherapeutisch relevantesten Empfehlungen** der Leitlinien sind:

- Als Therapie der ersten Wahl zur Behandlung der Essstörung sollte Patientinnen mit BED eine Psychotherapie angeboten werden. Wirksamkeit ist insbesondere für die KVT nachgewiesen, alternativ steht die Interpersonelle Psychotherapie zu Verfügung. Für die Tiefenpsychologisch fundierte Psychotherapie und die Humanistische Psychotherapie bestehen begrenzte Wirksamkeitsnachweise.
- Für strukturierte, manualisierte Selbsthilfe, insbesondere mit Behandlungselementen der KVT, liegen Wirksamkeitsbelege vor.
- Kindern und Jugendlichen mit BED sollte eine Psychotherapie unter Einbeziehung der unmittelbaren Bezugspersonen (i.d.R. der Eltern) empfohlen werden.

1.3 Schlussfolgerungen für die Körperbildarbeit bei Essstörungen

Die oben geschilderten Ziele und Empfehlungen aus den Leitlinien beinhalten insgesamt nur wenig konkrete, empirisch belegte therapeutische Ansätze. Das gilt insbesondere für spezifische Symptome wie etwa Körperbildprobleme. Hier erschwert bei der AN zudem die Tatsache, dass sich das Behandlungsziel Akzeptanz auf einen „Körper in spe" bezieht, der zum aktuellen Körper deutlich verändert sein wird, massiv. Spezialtherapeutische Ansätze sind in den Leitlinien derzeit nicht berücksichtigt.

Aufbauend auf verhaltenstherapeutischen und bewegungstherapeutischen Forschungsarbeiten und Best-Practice-Modellen wurden für dieses Buch thematische TE entwickelt und erprobt (zur Entstehung des Manuals siehe Einleitung). Dabei sind die entsprechenden TE als Anregung zu verstehen, können und sollen also individuell und thematisch angepasst werden.

Tragend sollte hierbei die therapeutische Grundhaltung des Miteinander-Entwickelns, der Flexibilisierung auf allen Ebenen, der Handlungsorientierung und Emotionsaktivierung, der achtsamen Fokussierung sowie des Annehmens von Fehlern und Herausforderungen sein.

2 Interdisziplinäre Betrachtung des Körperbildes

Bei der Betrachtung des Begriffs „Körperbild" hat sich als Konsens verschiedener Definitionen eine Unterscheidung zwischen den beiden in der klinischen Welt gängigen Begriffen „Körperbildstörung" und „Körperschemastörung" etabliert. Während erstere eher kognitiv-emotional-evaluativ anzusiedeln ist, beschreibt letztere eher somatisch-perzeptive Phänomene. Die „Körperbildstörung" umfasst allgemeinere, selbstwertbezogene Aspekte wie Identität, Kohärenz, Erfahrungswissen, körperbezogene Fantasien und Reflexionen (vgl. Röhricht et al., 2005). Damit ist das Körperbild untrennbar mit dem Selbstbild verbunden. Das Körperbild ist der Teilaspekt des Selbstbildes, der sich auf den Körper bezieht und so das Selbstbild in seiner allgemeinen Ausgestaltung mitbestimmt. Der sich dadurch ergebende enge Zusammenhang zwischen Körperbild und Selbstwert konnte in Studien gut nachgewiesen werden (Hoffmeister et al., 2010; Linardon et al., 2019; Naumann et al., 2015; Svaldi et al., 2012).

Die Körperbildstörung ist ein zentrales Merkmal bei der Diagnostik von Essstörungen und bei der Behandlung von hoher Relevanz, da sie einen wichtigen Risikofaktor für die Entstehung von und die Rückfallquote bei Essstörungen darstellt (Calugi et al., 2018; Jacobi et al., 2004; Keel et al., 2005; Stice et al., 2011). Auch im Allgemeinen gewinnt das Phänomen der Körperbildstörung zunehmend an Bedeutung. So sind Körperbildprobleme und das Durchführen von Diäten bereits bei Kindern und Jugendlichen häufige Phänomene, die durch die zunehmende Präsenz entsprechender visueller Reize und Inhalte in den Medien mitbeeinflusst werden. So erhöht die Nutzung sozialer Medien die Wahrscheinlichkeit einer Körperunzufriedenheit (De Vries et al., 2016).

Im Folgenden wird zunächst die verhaltenstherapeutische Perspektive auf das Körperbild dargestellt. Anschließend wird auf Körperbildtherapieansätze, die sich aus der BWT bei psychischen Erkrankungen entwickelt haben, verwiesen. Abschließend geht es um die Ansätze des Improvisationstheaters und deren Bezüge zur Körperbildtherapie.

2.1 Körperbild aus verhaltenstherapeutischer Sicht

Die Verhaltenstherapie (VT) basiert auf lerntheoretischen Modellen. Nach dem 2. Weltkrieg entwickelte sich die VT und die Lernmodelle erweiterten sich sukzessive. Das ursprüngliche Modell war das der klassischen Konditionierung: Reiz-Reaktion oder S (Stimulus), R (Reaktion) = SR. Daraus wurde das Modell der operanten Konditionierung: Reiz-Reaktion-Konsequenz oder S (Stimulus), R (Reaktion), C (Consequence / Konsequenz) = SRC. Dieses wurde um die Variable Kontingenz sowie um kognitive Aspekte ergänzt: Reiz-Reaktion-Kontingenz-Konsequenz oder S (Stimulus), R (Reaktion), K (Kontingenz), C (Consequence / Konsequenz) = SRKC. Einen Überblick über die Entwicklung der Lerntheorie findet man bei Rinck und Becker, 2020.

1965 schließlich entwickelten Kanfer und Saslow das SORKC-Modell: Reiz-Organismusvariable-Reaktion-Konsequenz-Kontingenz oder S (Stimulus), O (Organismus), R (Reaktion), K (Kontingenz), C (Consequence / Konsequenz) = SORKC. Hier beschreibt die Organismusvariable die individuellen biologisch und lerngeschichtlich bedingten Charakteristika der betrachteten Person auf den Stimulus. Dieses Modell bietet seitdem die Grundlage für zahlreiche verhaltenstherapeutische Konzepte und auch für unsere Körperbildarbeit.

Ein weiteres Merkmal verhaltenstherapeutischer Verfahren ist die „Hilfe zur Selbsthilfe“ für die Patientinnen. D. h. die Patientinnen sollen durch die therapeutische Arbeit ermächtigt werden, sich selbst mit Hilfe des Erlernten zu helfen. Daher nimmt in unserem Ansatz der Bereich der Psychoedukation (Kap. 4.2.19), des Selbstmanagements (Kap. 4.2.22) und der Reflexion (Kap. 4.2.9) einen hohen Stellenwert ein.

Im Verlauf konzipieren die Patientinnen auf dieser Basis zu jedem Thema ihre verhaltensverändernden Transferaufgaben für den Alltag selbst oder suchen sich aktiv Hilfe hierfür oder für die Umsetzung (Kap. 5.4.3). Sowohl während der einzelnen Therapieeinheiten (TE) als auch im Alltag begeben sich die Patientinnen damit systematisch in Konfrontation mit Symptomverhalten auslösenden Reizen und zeigen alternatives Verhalten. Damit findet sich das verhaltenstherapeutische Prinzip der Exposition mit Reaktionsverhinderung durchgängig in unserem Konzept. Wichtig ist uns, die Expositionen immer werteorientiert und zielgerichtet vorzubereiten (Kap. 6.5 und 6.6), individuell angepasst durchzuführen (Kap. 5.3.4 und 5.4.3) und mit positiven, ermutigenden Kognitionen zu versehen.

Als Basis hierfür lernen die Patientinnen in den ersten Einheiten grundlegend die vier Komponenten des Körperbildes und den Teufelskreis kennen.

Diese beiden Modelle beinhalten aus unserer Sicht die zentralen verhaltenstherapeutischen Grundlagen zur Behandlung des Körperbildes. Im Folgenden sollen diese Aspekte aus theoretischer Perspektive dargestellt werden: die vier Komponenten des Körperbildes und die Entstehung sowie Aufrechterhaltung von Körperbildstörungen. Abschließend werden die gängigsten verhaltenstherapeutischen Behandlungsmethoden des Körperbildes erläutert. Dabei soll jeweils der Bezug zu unseren konzeptionellen Überlegungen sowie zur Umsetzung in unserem Manual, u.a. in spezifischen TE, deutlich werden.

2.1.1 Komponenten des Körperbildes

Kanfer und Saslow (1965) beschreiben in ihrem SORKC-Modell die Reaktion (R) auf vier Ebenen. Die Reaktion zeigt sich bei Körperbildstörungen als symptomatische Veränderungen wie folgt (vgl. auch Vocks et al., 2018):

- Perzeptive Komponente
- Kognitive Komponente
- Affektive Komponente
- Behaviorale Komponente

Diese Veränderungen bedingen sich gegenseitig, manifestieren sich so, halten sich gegenseitig aufrecht und tragen zum Selbstkonzept der Personen bei. Allgemein sollten bei der Behandlung von Körperbildstörungen alle vier Komponenten in Störungsmodell und Intervention eingehen. Gerade dieses wird durch das interdisziplinäre Herangehen und das angewandte Improvisationstheater, welche gegenüber der VT u.a. zu einer Erhöhung der Handlungsorientierung sowie zur Steigerung der Emotions- und Sozialaktivierung führt, umfassend gewährleistet.

In Kap. 6.1 werden die vier Komponenten sowie die Interaktionen, die bezogen auf alle Komponenten untereinander stattfinden, mit den Patientinnen explizit gemeinsam erarbeitet.

Aufgrund der zahlreichen interaktionellen Beziehungen der Komponenten untereinander überlappen sich diese zeitlich und sind inhaltlich schwer zu trennen. Die konzeptionelle Trennung der vier Komponenten bietet Patientinnen und Therapeutinnen jedoch einen klareren Blick auf die Symptomatik, eröffnet spezifischere Interventionsmöglichkeiten und erscheint daher sinnvoll.

Im Folgenden stellen wir die einzelnen Komponenten dar. Insbesondere bezogen auf die perzeptive Komponente gehen wir dabei auch auf einige

Schnittstellen mit den anderen drei Komponenten ein, um so deutlich zu machen, wie schwierig definitorische Präzision im therapeutischen Alltag ist.

Perzeptive Komponente: Perzeption im engeren Sinne beinhaltet die Wahrnehmung des eigenen Körpers sowohl aus einer Außen- als auch aus einer Innenperspektive heraus, also sog. Empfindungen. Sie beinhaltet u.a. eine Vorstellung von Haltung, Größe und Form von Körperteilen und für das Empfinden von Bewegungsqualitäten, wie Bewegungsfluss, -rhythmus, -weite, -geschwindigkeit u.a. Auch propriozeptive Wahrnehmungen wie Hitze, Kälte, Beschaffenheit von Gewebe etc. fallen in diesen Bereich. Die auf der reinen Perzeption beruhende Komponente des Körperbildes wird auch als Körperschema bezeichnet.

Das Zusammenspiel von Perzeption und Bewegung bezeichnet man als Sensomotorik. In der Motorik werden aktuelle somatosensorische Informationen durch Informationen aus dem vestibulären, visuellen und akustischen System ergänzt. Das Körperschema ist ein bedingender Faktor für die menschliche Motorik (Baumann, 1986; Lausberg, 2009). Manche Personen, deren Körpermaße sich (ohne Essstörung) verändern, beschreiben Phänomene, die wissenschaftlich kaum untersucht sind. Zum Beispiel stoßen sich manche Personen, die schnell Gewicht zugenommen haben, an Gegenständen an. Andere vermeiden noch Wochen nach der Geburt und trotz geringerem Bauchumfang enge Durchgänge. Es lässt sich somit schwer sagen, inwieweit ähnliche Beobachtungen bei Essstörungen welchen Gründen zuzuschreiben sind – entweder der Erkrankung oder einer zu körperlichen Veränderungen gehörenden vorübergehenden Unsicherheit (Guardia et al., 2012).

Die Körperschemastörung und damit die perzeptive Komponente der Körperbildstörung wurde in der Vergangenheit beforscht (für einen Überblick vgl. Farrell et al., 2005), allerdings ohne bisher konsistente Erklärungen für die Phänomene zu bieten, die von den Patientinnen immer wieder mit großem Leidensdruck beschrieben werden und/oder von außen zu beobachten sind. Eine gezielte Behandlung der perzeptiven Komponente gestaltet sich schwierig, da diese nicht isoliert von den anderen Komponenten erlebt wird (vgl. Gadsby, 2017). Körperwahrnehmungsübungen mit der Idee einer ausschließlichen Veränderung der Perzeption bei Essstörungen anzubieten, wird den Patientinnen aufgrund ihrer komplexen emotionalen, kognitiven und sozialen Themen nicht gerecht und kann kontraindiziert sein. So rücken derzeit auch in der Forschung zur Körperbildstörung wahrnehmungsbezogene Verhaltensmaße und Prozesse der Informationsverarbeitung in den Vordergrund (vgl. Tuschen-Caffier & Werthmann, 2022).

Diese neueren Forschungsschwerpunkte decken sich mit den in der Körperbildtherapie leichter zugänglichen Aspekten: **empfindungsassoziierte Verhaltensweisen**, also Wahrnehmungsgewohnheiten, etwa das gewohnheitsmäßige abwertende Fokussieren als negativ bewerteter Körperteile. Dies geschieht in unserem Manual in den Kapiteln 6.19, 6.20, 6.21 bei der Arbeit vor dem Ganzkörperspiegel.

Die Fehler in der Informationsverarbeitung, die **empfindungsassoziierten Kognitionen** fokussieren wir in Kapitel 6.15 bei der Arbeit mit Wahrnehmungsverzerrungen. Hier überschneiden sich perzeptuelle Wahrnehmung (Empfindung) und kognitive Operationen der Wahrnehmung, sog. Interpretationsbias oder Denkfehler. Dies verdeutlicht jedoch nur einmal mehr, wie eng die Komponenten miteinander verwoben sind. In unseren TE haben wir versucht, die Komponenten möglichst alltagsnah zu bearbeiten. Dass hierbei definitorische Unschärfen entstehen, wird dabei bewusst in Kauf genommen.

Empfindungsassoziierte Emotionen sind bei der Körperbildstörung von Essstörungen von hoher Relevanz. So zeigt sich in Studien, dass von BN Betroffene besonders starke negative Emotionen im Rahmen ihrer Körperbildstörung ausbilden (Probst et al., 1995; Cash & Deagle, 1997). In ihrem Review kommen Mölbert et al. (2017a) dazu passend zu dem Ergebnis, dass die Störung der körperbezogenen Wahrnehmungsprozesse bei Stichproben mit BN stärker ist als bei Gruppen mit AN.

Im Vergleich zur BN ist die negative Emotionalität bei Betroffenen mit AN geringer ausgeprägt, was jedoch vermutlich auf die durch den Starvationszustand generell reduzierte Emotionalität dieser Patientinnengruppe zurückzuführen ist. Im Prozess der Gewichtszunahme kommt es bei diesen Patientinnen dann zu belastenden Phasen. Diese haben ihre Ursache zum einen in der Gewichtszunahme an sich, zum anderen in der sich mit einem gebesserten physiologischen Gesamtzustand verstärkenden Emotionalität.

Kognitive Komponente: Die kognitive Komponente der Reaktion beschreibt automatische Gedanken. Diese sind konzeptionell, inhaltlich und auch bezogen auf therapeutische Implikationen zu unterscheiden von kognitiven Grundannahmen, die als Teil der Organismusvariable im SORKC-Modell zu verstehen sind. Automatische Gedanken sind schnell, situativ gesteuert, also unmittelbar von einem Reiz ausgelöst. Klassischerweise beinhalten sie zahlreiche Wahrnehmungsverzerrungen (Kap. 6.15, z. B. „Ich mache alles falsch!“, „Mich findet niemand attraktiv!“). Es handelt sich klassischerweise um selbstabwertende Kognitionen, allgemeine oder konkrete negative Bewertungen des eigenen Körpers (z. B. „Du bist hässlich!“, „Du bist zu fett!“), häufig begleitet durch eine übersteigert interpretierte Wichtigkeit der Bewertung des Körpers (Kap. 6.25, z. B. „Alle sehen das!“, „Was sollen die denken!“, „Die finden mich blöd, weil ich so hässlich bin!“). Sie sind zumeist kombiniert mit strengen Handlungsanweisungen, die Gebote oder Verbote beinhalten (z. B. „Du darfst nichts mehr essen!“, „Du musst Dich bewegen!“).

Inhaltlich hängen sie mit den Grundannahmen zusammen, was sich im SORKC-Modell klar widerspiegelt: Nach einem Reiz wirkt die Organismusvariable, u.a. durch die biografisch bedingten Grundannahmen der Person, wodurch eine Reaktion entsteht. Teil der Reaktion sind dann die automatischen Gedanken. D.h., dass die den automatischen Gedanken zugrundeliegenden Grundannahmen therapeutisch hohe Relevanz haben. Cornelissen und Tovee (2021) konnten eine Verbesserung des Körperbildes durch ein Training automatischer kognitiver Prozesse nachweisen. Mölbert et al. (2017a, b) konnten für die Körperbildstörung den negativen Einfluss kognitiver Grundannahmen wie etwa einer Überidealisierung von niedrigem Körpergewicht sowie kognitive Schwierigkeiten beim Generieren eines kohärenten Körperbildes zeigen.

Therapieziel sollte demnach sein, die automatischen Gedanken zu erkennen, zu hinterfragen, zugrundeliegende Grundannahmen zu identifizieren, zu hinterfragen und auf Richtigkeit zu überprüfen. Häufige Grundannahmen, die automatische Gedanken auslösen, werden in Kapitel 6.6, 6.7 und 6.8 zum Thema Attraktivität thematisiert, kognitiv verankerte selbstgesteckte Regeln in Kapitel 6.12. Die in Kapitel 6.20 fokussierten Vergleichsprozesse beschreiben, wenn sie gezielt ausgeführt werden, zumeist kognitives Verhalten und bilden damit eine Schnittmenge aus kognitiver und behavioraler Komponente. Die kognitive und perzeptive Komponente werden in unserem Konzept in dem o.g. Kapitel 6.15 zu Wahrnehmungsverzerrungen verbindend betrachtet. In allen TE werden in Feedback- und Transferrunden automatische Gedanken identifiziert, auf Grundannahmen zurückgeführt und in Frage gestellt. Auch die Grundhaltungen des Improvisationstheaters beinhalten zahlreiche Prinzipien, die den Grundannahmen und den automatischen Gedanken vieler Patientinnen entgegengesetzt sind (Kap. 2.3.2 und 2.3.3).

Emotionale Komponente (manchmal auch: affektive Komponente): Je nach psychologischem Modell werden Emotionen unterschieden in Basisemotionen und sekundäre Emotionen. Zu den Basisemotionen zählt man kulturübergreifende, universelle Emotionen (Ekman, 1999): Freude, Wut, Ekel, Furcht, Traurigkeit und Überraschung. Initial werden in unserer praktischen Arbeit die körperbild-relevanten Basisemotionen durch den Kölner Körperbildtest erfasst (Kap. 3.2), der neben einem globalen Anspannungswert, Angst, Ärger, Trauer und Freude in der Begegnung mit dem eigenen Körper erhebt. Vocks et al. (2007) konnten nachweisen, dass Patientinnen bei der Konfrontation mit dem eigenen Körper verstärkt mit Angst, Ekel, Wut, Traurigkeit, Unsicherheit, Anspannung und Stress reagieren. Zusätzlich werden von Patientinnen häufig belastende sekundäre Emotionen wie Scham und Schuld genannt. Diese korrespondieren mit entsprechenden scham- bzw. schuldinduzierenden Kognitionen. Zu Scham und

Unwohlsein:
Schmerz
gekränkt
gestresst
Angst
peinlich / Scham
Unsicherheit
Minderwertigkeit
Verzweiflung
Enttäuschung
nutzlos
einsam
Schuldgefühl
Hoffnungslos
Traurig

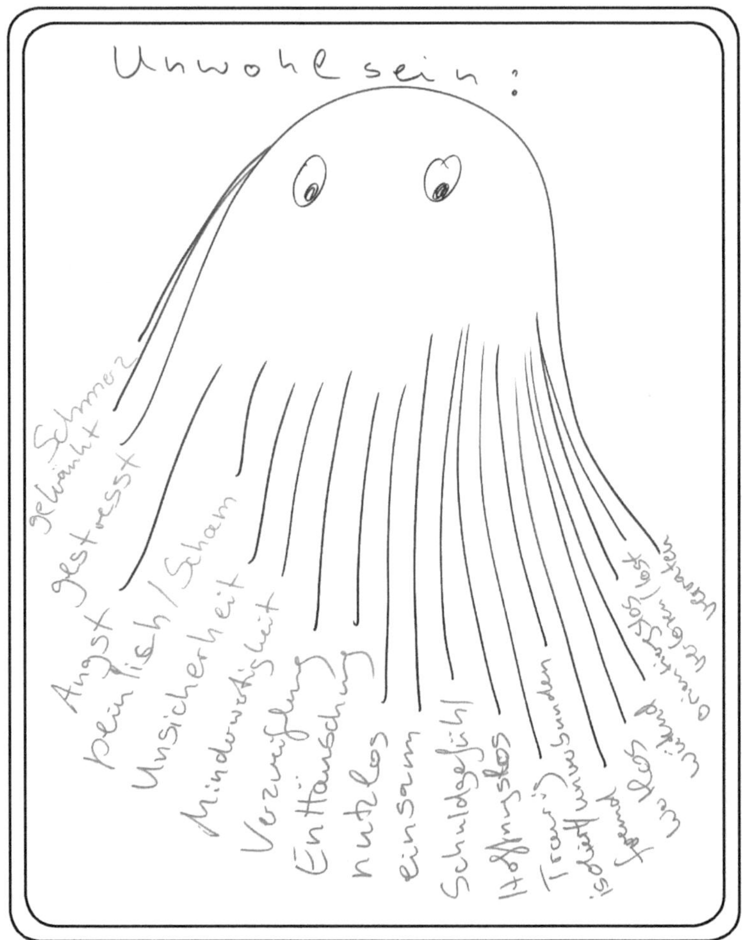

Abb. 1: Emotionsanalyse von Mischemotionen in Form einer „Emotionsqualle“

der induzierenden kognitiven Komponente der Over-evaluation of appearance bietet Kapitel 6.26 konkrete Interventionsideen.

Übermäßig bewertete körperliche Aspekte, wie etwa Taille und Hüfte, werden bei der Wahrnehmung des eigenen Körpers besonders stark negativ berücksichtigt (Mölbert et al., 2017a). Die als negativ bewerteten Emotionen haben im Teufelskreismodell eine wichtige Bedeutung, da sie die motivationale Grundlage für die symptomatischen Verhaltensweisen bilden, die dann nach Durchführung kurzfristig zu einer emotionalen Entlastung führen und langfristig damit zur Aufrechterhaltung der Symptomatik beitragen (Kap. 2.1.2 sowie Kap. 6.3 und Kap. 6.4). Interventionen auf emotionaler Ebene beinhalten somit zumeist das akzeptierende Aushalten von negativ erlebten Emotionen im Rahmen konfrontativer Situationen. In Kapitel 6.27 werden hierfür Skills erarbeitet, die die erforderliche Emotionsregulation unterstützen. Hierbei geht es darum, die negativ besetzten Emotionen nicht „auszuschalten", sondern einerseits jenseits der Vermeidung und Bewertung eine neutrale Wahrnehmung der Emotionen zu trainieren, andererseits so auch negativ erlebte Emotionen zuzulassen und zu durchleben. Hier profitiert unser Behandlungskonzept von der bewegungstherapeutischen Methodik sowie dem angewandten Improvisationstheater, die beide Emotionen ins Hier-und-Jetzt holen und den Patientinnen differenzierte Kompetenzen zur Emotionswahrnehmung unter Einbezug der perzeptuellen Ebene vermitteln (Kap. 2.2). Körper- und bewegungsorientierte Elemente, wie „Emotionssurfing" sind auch Bestandteil der Dialektisch-Behavioralen Therapie nach Linehan (1987). Weiterhin beinhalten die Grundhaltungen des Improvisationstheaters (Kap. 2.3.2) das offene, wertfreie Annehmen emotionaler Zustände.

Vor der Emotionsregulation ist ein wichtiges therapeutisches Ziel, Anspannung und Emotionen wahrzunehmen und zu identifizieren. Patientinnen mit Körperbildstörung beschreiben als emotionale Färbung ihrer Symptomatik zumeist ein „allgemeines Unwohlsein". Ein wichtiger therapeutischer Schritt ist es, diese Emotionalität genauer zu fassen. Meist handelt es sich um Mischemotionen, die explorierbar sind. Abb. 1 stellt exemplarisch eine spontan im Rahmen einer TE entstandene Emotionsanalyse dar.

Behaviorale Komponente: Symptomatische Verhaltensweisen, die bei Körperbildstörungen auftreten, dienen zumeist der Reduktion als negativ erlebter Zustände. Klassische Verhaltensweisen im Rahmen der Essstörung sind zunächst die Reduktion von Nahrung, die Selektion von Nahrung sowie verstärkte, zumeist zwanghafte Bewegung. Zusätzlich gibt es aber zahlreiche körpernahe symptomatische Verhaltensweisen, die häufig übersehen werden und die es zu explorieren und abzubauen gilt. Dabei gibt es sowohl Vermeidungsverhalten als auch überkompensatives Verhalten:

- das Vermeiden körperbetonter Kleidung oder selektiv gewählte körperbetonte Kleidung,
- häufiges Wiegen oder Vermeidung von Wiegen,
- häufige selbstabwertende Betrachtung des Körpers im Spiegel oder die gänzliche Vermeidung von Spiegeln,
- Checking-Verhalten zum Überprüfen der eigenen Figur (z. B. Umfassen von Körperteilen, Kneifen in Fettgewebe),
- Einnehmen bestimmter Körperpositionen (z. B. Übereinanderschlagen der Beine mit verhakten Füßen),

- Vermeidung von Foto-, Filmaufnahmen oder verstärktes, selektives Aufnehmen derselben,
- Vermeidung von Körperpflege oder übermäßige Pflege bestimmter Körperstellen (z. B. Meiden von Eincremen, zwanghaftes Stylen der Haare),
- Vermeiden von Orten (z. B. Badeseen, Schwimmbäder, Umkleidekabinen).

All diese beschriebenen Verhaltensweisen können sowohl bewusst als auch unbewusst, sowohl willentlich gesteuert als auch als nicht steuerbar erlebt werden. Therapeutisches Ziel ist (bezogen auf das Verhalten) im Rahmen gezielter Expositionen Vermeidungsverhalten ebenso abzubauen wie überkompensative Verhaltensweisen. Der erste therapeutische Schritt besteht darin, die Verhaltensweisen zu erkennen, zu explorieren und den Patientinnen als solche deutlich zu machen. Für unser Manual haben wir uns dafür entschieden, diese nicht explizit in einer TE zu thematisieren (Einheiten hierfür finden sich bei Vocks et al., 2018), sondern jeweils themenbezogen, da, wo diese auftreten, an ihnen zu arbeiten. Dies hat aus unserer Sicht den Vorteil, dass die Prinzipien der Exposition mit Reaktionsverhinderung jeweils wiederholt werden und somit ein nachhaltiger Transfer entsteht, der die Fähigkeiten zum Selbstmanagement schult und Selbstwirksamkeitserleben fördert. Die Arbeit an den konkreten Verhaltensweisen findet sich so in unseren TE jeweils beim Alltagstransfer zum Ende der Stunde (Kap. 5.4.3).

2.1.2 Entstehung und Aufrechterhaltung von Körperbildstörungen

Körperbildstörungen haben eine multifaktorielle Genese, d. h., dass sich jeweils individuelle biologische, psychologische und soziale Faktoren bei der Entstehung finden lassen.

Zu den **biologischen Faktoren** gehören allgemeine genetische Dispositionen zu Essstörungen, aber auch individuelle körperliche, häufig entwicklungsbezogene Gegebenheiten. Ein Beispiel hierfür ist etwa das frühe Einsetzen der Pubertät mit frühem Brust- und Fettgewebewachstum. Ein wichtiger, nicht zu vergessender biologischer Faktor ist der Ernährungszustand der Patientinnen: Im Starvationszustand ist das Körperbild vielfach beeinträchtigt. So sind die kognitive Flexibilität sowie emotionale Reagibilität bei schlechtem Ernährungszustand erheblich eingeschränkt.

Psychologische Faktoren betreffen individuelle, biografisch bedingte Muster aller vier Ebenen: Wahrnehmungsgewohnheiten, Wahrnehmungsverzerrungen, Grundannahmen, emotionale Reaktionsmuster, Emotionsregulationsprobleme sowie Verhaltensgewohnheiten können die Wahrscheinlichkeit für das Entstehen einer Essstörung und Körperbildsymptomatik verstärken. Häufig genannte psychologische Faktoren sind Perfektionismus, Zwanghaftigkeit, Ehrgeiz, Kontrollverlustängste, übermäßiger Hang zu Schamreaktionen, selbstabwertende Verarbeitung verunsichernder Situationen, allgemeine soziale Unsicherheit, mangelnde Impulskontrolle, übermäßige Impulskontrolle sowie geringes Selbstwertgefühl.

Soziale Faktoren, die die Entstehung von Körperbildproblemen mitbedingen, finden sich in unterschiedlichen sozialen Kontexten:

- Der übergreifende gesellschaftliche Kontext stellt durch ein perfektionistisches Körperbild hohe Anforderungen an die einzelne Person. In Werbung, Zeitschriften, im Fernsehen, vor allem aber in digitalen Medien begegnen wir bildhaftem Material mit normativem und appellativem Charakter.
- Die Gruppe der Gleichaltrigen bzw. der Freundeskreis setzt durch entsprechende Referenzen Maßstäbe und kann gleichzeitig durch Konflikte auch ein belastender Faktor sein. Dies gilt auch für Arbeitsplatz, Schule oder Studium.
- Auch die Familie als soziale Zelle kann belastende Einflüsse bedeuten. Zugleich kann auch hier eine Überbewertung der Themen Figur, Essen, Gewicht gelebt werden.

All diese Einflüsse wirken und wirkten in jeder Lebensphase auf die Patientinnen. Hinzu kommen zumeist auslösende, die Symptomatik aktivierende initiale Ereignisse wie etwa ein „unvorteilhaftes" Foto aus einem Urlaub oder ein abwertender Kommentar. Diese Auslöser werden häufig als „Ursache" der Probleme missverstanden. Im Störungsmodell stellen sie jedoch lediglich einen sehr kleinen Teil dar. Viel wichtiger sind zwei Fragen:

Erstens: Wie konnte das einzelne auslösende Ereignis unter den gegebenen spezifischen Bedingungen und bei dem speziellen Individuum zur Symptomatik führen?

Diese Frage lässt sich anhand der o.g. bio-psycho-sozialen Faktoren beantworten. In unserem Manual finden sich Interventionen hierzu in Kapitel 6.14 und 6.29, bei denen es sowohl biografisch als auch aktuell um eine Einordnung der Körperbildprobleme im individuellen sozialen Kontext geht. Außerdem finden sich in Kapitel 6.18 und 6.30 Ansätze zur Thematisierung der Effekte von und den Umgang mit sozialen Medien.

Zweitens: Wie konnten die dadurch entstandenen Verhaltensweisen aufrechterhalten und somit krankheitswertig, also „symptomatisch" werden?

Die Antwort hierauf liefert das auf dem SORKC-Modell (Kap. 2.1.1) basierende Teufelskreismodell, das in unserem Manual in Kapitel 6.3 und 6.4 für ein grundlegendes Verständnis explizit abgehandelt wird: Trigger, also Stimuli (S) führen vor dem Hintergrund der individuellen Person, also des Organismus, mit allen im bio-psycho-sozialen Modell genannten individuellen Faktoren (O) zu einer Reaktion mit den vier Komponenten des Körperbildes (R). Dies führt zunächst zu kurzfristigen, zumeist positiven Konsequenzen, typischerweise Erleichterung, also der Entlastung von als unangenehm empfundenen emotionalen Zuständen (K+; kurzfristig). Langfristig führt es jedoch zu negativen Konsequenzen wie der Verstärkung des Teufelskreises durch eine vermeintliche Bestätigung dysfunktionaler Grundannahmen und damit zunehmender Verstärkung der automatischen Gedanken und der damit verbundenen Reaktionsmuster (K-; langfristig). Bei den Konsequenzen finden sich häufig zusätzliche aufrechterhaltende Bedingungen in Form zunächst langfristig positiv anmutender Konsequenzen. Damit sind beispielsweise gemeint:

- Lob und soziale Anerkennung, die bei Gewichtsverlust häufig initial vom Umfeld geäußert werden,
- Wahrnehmung von sozialer Sicherheit oder Status im Umfeld,
- Erleben von Kontrolle oder auch Erfolg und Stolz durch Gewichtsverlust,
- Fürsorge, Schutz und Schonung durch die Krankenrolle,
- Unterdrücken unangenehm erlebter Emotionen im Starvationszustand,
- Emotionsregulation durch Heißhungerattacken oder Purgingverhalten.

Im Verlauf der Erkrankung entpuppen sich diese vermeintlich positiven langfristigen Konsequenzen entweder als negativ (z. B. bietet Gewichtsverlust keine echte Sicherheit in sozialen Kontexten) oder aber als nicht langfristig (z. B. lässt die Fürsorge von Bezugspersonen im Verlauf der Erkrankung nach). Um diese Aspekte der durch die Symptomatik erfüllten Grundbedürfnisse und sekundären Gewinn geht es in Kapitel 6.16. Ergänzend oder vorbereitend bietet sich zur individuellen Werteklärung Kapitel 6.8 Attraktivität und Werte an.

2.1.3 Interventionen

Es gibt bereits einige wirksame Interventionen zur Verbesserung des negativen Körperbildes (Bauer et al., 2013; Griffin et al., 2018; Vocks et al., 2018). Die wirksamste Technik stellen dabei laut des Reviews von Alleva et al. (2015) Körperkonfrontationen dar. Gerade die Technik der Spiegelexposition wird jedoch in der Praxis eher selten und sehr unterschiedlich durchgeführt. Die Frage nach Wirkmechanismen bleibt in der Forschung bislang unbeantwortet. Insbesondere bezüglich der Art der Verbalisationen, die bei der Exposition begleitend eingesetzt werden, gibt es große Differenzen und Unklarheit bezüglich der Wirksamkeit (Griffin et al., 2018). Für unser Manual haben wir uns daher für drei unterschiedliche Formen der Spiegelexposition entschieden: In Kapitel 6.19 erfolgt die Exposition mit neutralem, in Kapitel 6.20 mit positivem und in Kapitel 6.21 mit akzeptierendem Fokus. Unsere Idee ist es, dass Wahrnehmungsgewohnheiten am effektivsten verändert werden können, indem Vermeidungsverhalten sowohl in Bezug auf zu betrauernde als auch auf ignorierte positive körperliche Aspekte abgebaut und alternatives Verhalten aufgebaut wird. Durch die Kombination der verschiedenen Bewertungen werden unterschiedliche emotionale Färbungen aktiviert (vgl. emotionale Komponente in Kap. 2.1.1).

In der Praxis bekannt ist im deutschsprachigen Raum das verhaltenstherapeutische Behandlungsmanual von Vocks et al. (2018), welches in 3. Auflage das Erarbeiten eines Störungsmodells, kognitive Methoden, Körperkonfrontationen, Abbau von Vermeidungsverhalten, Aufbau von positiven körperbezogenen Tätigkeiten sowie Rückfallprophylaxe beinhaltet. Das daran angelehnte Selbsthilfebuch von Bauer et al. erschien 2005 und ist mittlerweile in der 2. Auflage von 2015 erhältlich. Ein recht aktuelles Selbsthilfebuch erschien kürzlich mit „BeYOUtiful – Wie du mit deinem Körper Freundschaft schließt“ (Preuss-van Viersen, 2023).

2.2 Bewegungstherapie und Körperbildtherapie

Essstörungen sind psychische Erkrankungen, für die es bezogen auf die störungsspezifische BWT mehrere die Effektivität belegende RCT-Studien (randomised controlled trial) gibt. Markser und Bär (2015) ordnen der BWT eine Evidenzklasse von Ib zu (Evidenz aufgrund von mindestens einer randomisierten, kontrollierten Studie). Auch bezogen auf den spezifischen Aspekt konnten etwa Dalhoff et al. (2019) die Wirksamkeit einer bewegungstherapeutischen Therapie kombiniert mit verbalen Interventionen auf Aspekte der Körperbildstörung nachweisen.

2.2.1 Definition und Historie

Aus der sport-/bewegungswissenschaftlichen Perspektive ist die Körperbildtherapie in der BWT bei psychischen Erkrankungen (Hölter, 2011) verortet. Die BWT bei psychischen Erkrankungen ist wie folgt definiert: „Gegenstand der klinischen Bewegungstherapie ist die Leiblichkeit und Bewegung des Menschen aus einer instrumentellen, sensiblen und symbolischen Perspektive. Als interdisziplinische Maßnahme besteht sie aus Diagnostik, Indikation, Intervention und Evaluation. Neben der klinischen Akutbehandlung umfasst sie auch Maßnahmen der Prävention und Gesundheitsförderung sowie Rehabilitation und Pflege.“ (Hölter, 2011, S. 72).

Die klassische Methodik der BWT weist Improvisation und Bühnenarbeit als Bestandteile der autonomen Methodik der BWT aus. Die autonome Methodik wird der therapeutischen Methodik, zu der die Psychotherapie zählt, gegenübergestellt. Wir verstehen angewandte Improvisation und Bühnenarbeit als Schnittstelle von Psychotherapie und BWT bei psychischen Erkrankungen:

- Aus gemeinsamem Erleben und Handeln entsteht eine erlebnisbezogene Reflexion.
- Aus dieser wird der Transfer zu den zu fokussierenden Aspekten abgeleitet.
- Rekursiv soll dann dieser Transfer wiederum konsolidierend erlebnisorientiert situativ und/oder im Alltag wiederholt und aktiviert werden.

Hiermit sind wichtige Vorteile verbunden:

- Das Vorgehen beinhaltet einen Zugang auf den verschiedenen Ebenen.
- Durch die Bottom-up-Methodik entsteht ein großes Ausmaß an Compliance zu Veränderungsprozessen.
- Durch Konsolidierung im anschließenden Embodiment und alltagsbezogene Transferprozesse entstehen nachhaltige Veränderung, Selbstwirksamkeitserleben und Selbstmanagementfertigkeiten.

In der BWT haben sich für die Behandlung unterschiedlicher Erkrankungen verschiedene Behandlungskonzepte entwickelt. Besonders ausgereift ist die BWT in der Depressionsbehandlung, die etwa in der S3-Leitlinie/Nationale Versorgungsleitlinie Unipolare Depression beschrieben ist und die über allgemeine positive Effekte von körperlicher Aktivität auf die Stimmung, den Selbstwert, die soziale Kompetenz u.a. wirkt (DGPPN et al., 2017). Die BWT bei Essstörungen hingegen fokussiert seit den 1980er Jahren die Behandlung der Körperbildstörung. Bezugnehmend auf theoretische Arbeiten von Bielefeld (1991) und Cash & Deagle (1997) wurden körper- und bewegungsorientierte störungsspezifische Behandlungskonzepte entwickelt und evaluiert (Alexandridis et al., 2007; Gathmann & Leiner, 2004; Probst et al., 1988; Sundgot-Borgen et al., 2002; Thien et al., 2000). Es verwundert nicht, dass ein körper- und bewegungsorientierter Ansatz bei der Behandlung von Essstörungen, zu deren Symptomen körper- und bewegungsbezogene Aspekte gehören, erfolgreich ist.

Bei einem im Theoriebezug der Psychotherapie gleichendem Verständnis der Körperbildstörung an sich zeigt die Körperbildtherapie der BWT in der therapeutischen Praxis neben den Überschneidungen mit der Psychotherapie auch ein eigenes Profil. Dies wird im Folgenden näher erläutert.

2.2.2 Körper- und bewegungsorientierte Körperbildtherapie

In der Körperbildtherapie werden non-verbale und verbale Behandlungskomponenten kombiniert. Der Methodik der BWT folgend beginnt eine Körperbildtherapieeinheit häufig mit dem gemeinsamen geleiteten oder kreativen Bewegen und/oder der körperlichen Ruhe und den damit verbundenen Empfindungen und Erfahrungen.

Dieses klassische bewegungstherapeutische Vorgehen wurde für unser Behandlungskonzept durchgehend in Form der Hinführungen übernommen und findet sich auch in den Kernphasen von Kapitel 6.7 bis 6.9 und Kapitel 6.11 bis 6.29 sowie im Embodiment und Transfer in der Hälfte der TE. Die Übungen aus der BWT und dem Improvisationstheater bilden die Grundlage für die therapeutische Gesprächsführung. Besprochen wird, was Patientinnen auf sensorischer, kognitiver und emotionaler Ebene erleben und welche Empfindungen und Erfahrungen über das Bewegungs- und Sozialverhalten gemacht wurden. Für die Patientinnen ist es wichtig, in den ersten Einheiten zunächst zurückhaltend mit kreativen Übungen zu sein sowie die psychoedukativen und Gesprächsanteile groß zu halten. Das Verbale ist Patientinnen mit Essstörungen zunächst zugänglicher. Bewegungen, Körpersprache bis hin zum improvisierten szenischen Spiel stellen aufgrund der Körperbildproblematik eine extreme Herausforderung dar. Die Patientinnen brauchen große Sicherheit über die Sinnhaftigkeit der Intervention und müssen gut auf ihren Umgang mit durch die Übungen hervorgerufenen negativen Gefühle vorbereitet werden (Kap. 6.1 bis 6.6).

Durch Eigenbewegung und das Bewegen in Gruppen, also in sozialer Interaktion, werden die vier Komponenten des Körperbildes aktiviert. Die BWT hält einen unerschöpflichen Pool an Achtsamkeits- und Körperwahrnehmungsübungen bereit. Etablierte bewegungstherapeutische Wege und Richtungen der Körperarbeit, aus denen Inhalte für die Körperbildtherapie entnommen werden, sind Atemtherapie nach Middendorf, integrative BWT, Tanztherapie, Yoga und Qi Gong. In der BWT sind für die Übungsauswahl die Selbsterfahrung und das Niveau der Performance der Anleitenden neben der Passung mit den Bedürfnissen der Zielgruppen mitbestimmend. Für die perzeptuelle Komponente der Körperbildstörung können Übungen aus Feldenkrais, Eutonie, Tanz u.a. genauso angezeigt sein wie die von uns gewählten bewegungs- und körperorientierten Inhalte.

Die Sporttherapie kann über Bewegungshandlungen sportartenspezifische Settings generieren, in denen die Körperbildproblematik über reale Sport-/Bewegungssituationen von Tanz bis Fußball aktualisiert wird. In unserem Behandlungskonzept wird dieser Ansatz in Form von Exkursionen, etwa in ein Schwimmbad und ein Fitnesscenter, umgesetzt. Aus bewegungstherapeutischer Sicht ist besonders zu beachten, dass sich Patientinnen mit Essstörungen i.d.R. nicht unbedarft auf freie Körper-/Bewegungserfahrung einlassen können. Es können unangenehme bis unaushaltbare Gedanken und Emotionen entstehen, so dass ein kleinschrittiges Vorgehen bei klarer Kommunikation der Zielsetzungen und der Wirkwege notwendig ist, um Patientinnen in die Körper-/Bewegungserfahrung zu bringen. Das sport-/bewegungswissenschaftliche Wissen der Trainingslehre und sportmedizinisches Wissen sind für die Körperbildtherapie darüber hinaus zur Minimierung von gesundheitlichen Risiken bereichernd. Bei dem vorliegenden Behandlungskonzept geht es unter diesem Aspekt darum, sorgfältig abzuschätzen, welche Bewegungsform in welcher Intensität für die körperlichen Voraussetzungen der Patientin aktuell angezeigt ist.

Zusammenfassend kann gesagt werden, dass die BWT durch das gemeinsame Bewegungshandeln Ressourcen und Herausforderungen unmittelbar auf eine körperliche Ebene bringt. Das Verhalten im Kontext von Körpererleben und Bewegungsverhalten im Therapieraum wird analysiert, reflektiert, ggfs. modellgebend modifiziert, um verändertes Erleben und Verhalten in allen Kontexten des Lebens zu ermöglichen. Der Wirkfaktor Problemaktivierung, welcher in der BWT durch das „Prinzip der realen Erfahrung" (vgl. Grawe, 1995) über verschiedenste Formen von Bewegung umgesetzt wird, setzt eine hohe Motivation und Risikobereitschaft voraus. Um Patientinnen in die Lage zu versetzen, sich auf kreative und spürsame Bewegungserfahrungen einzulassen, bedarf es vorbereitender Gespräche und nachgeschalteter Reflexion des Erlebten.

2.3 Improvisationstheater und Körperbildtherapie bei Essstörungen

„Improvisationstheater" meint Theaterformen, die ohne geschriebenen Dialog, ohne vorherbestimmte Handlung und ohne feststehende Inszenierung gespielt werden. International gewann das „applied improv", also das „angewandte Improvisationstheater" seit den 1990er Jahren zunehmend an Bedeutung. Im deutschsprachigen Kulturraum ist die Anwendung insbesondere im psychotherapeutischen Bereich noch recht neu (vgl. Stein & Schnell, 2024). Angewandtes Improvisationstheater für den Bereich der Essstörungsbehandlung zu nutzen, erscheint vielen Behandelnden zunächst befremdlich, da es scham- und damit risikobehaftet in der Anwendung ist. Gerade wegen der Aktivierung von Scham und dem Eingehen von Risiken erscheint es uns jedoch so sinnvoll und hilfreich. Es bietet die Möglichkeit, Scham und Unsicherheit gezielt zu aktivieren, gleichzeitig Freude zu entwickeln und Reflexionen dosiert zu gestalten. So können Transfer-Elemente wahlweise en passant emotionsaktiviert benannt werden oder intensiv besprochen und im Anschluss in verschiedenen Übungen immer wieder aktiviert werden.

Auch aus wissenschaftlicher Perspektive ist die Nutzung des angewandten Improvisationstheaters, gerade auch mit der Zielsetzung der Flexibilisierung von Erleben und Verhalten, ein begründet vielversprechender Ansatz: So konnten Studien mit Paradigmen zur Überprüfung der Fähigkeit, zwischen Problemlösekonfigurationen zu wechseln, sog. set-shifting-Paradigmen, zeigen, dass die kognitive Flexibilität essgestörter Patientinnen eingeschränkt ist (Metaanalysen hierzu finden sich bei Wu et al., 2014 und Lang et al., 2014). Für AN wurde vor diesem Hintergrund die Kognitive Remediationstherapie entwickelt. Diese soll durch kognitive Übungen neurokognitive Fähigkeiten wie Aufmerksamkeit, kognitive Flexibilität und Planung verbessern und so mittelbar psychosoziale Funktionen stärken sowie zu einer höheren allgemeinen Flexibilität im Handeln führen (für einen Überblick vgl. Brockmeyer, 2022). Ein empirischer Nachweis für diese Therapieform steht allerdings noch aus.

Das angewandte Improvisationstheater hat aus unserer Sicht zentrale Vorteile gegenüber der Kognitiven Remediationstherapie:

- Es stellt im Vergleich einen spielerischeren Ansatz dar.
- Es aktiviert alle Ebenen des Verhaltens und bietet somit eine breitere Basis für ganzheitliche individuelle Veränderungen.
- Es beinhaltet konfrontative Elemente, insbesondere das Erleben von Scham und Kontrollverlust.

- Die Grundhaltungen des Improvisationstheaters wirken methodenübergreifend in die Durchführung aller Therapiebausteine sowie der Beziehungsgestaltung hinein.

Eine berechtigte Überlegung zur Anwendung des Improvisationstheaters in der Therapie von Essstörungen ist, ob diese sich vorrangig für Essstörungspatientinnen mit restriktiver Symptomatik eignet. Natürlich sind die Vorteile für diese Patientinnengruppe unmittelbarer nachvollziehbar. Allerdings erleben wir im Alltag, dass das gezielte Aufgeben von Steuerung und Kontrolle auch für Patientinnen mit Impulskontrollschwächen und entsprechender Symptomatik, insbesondere mit Heißhungerattacken, durchaus sinnvoll ist. So können die Patientinnen den gesteuerten Wechsel zwischen den Modi „Kontrolle halten" (etwa in Reflexionsrunden) und „Kontrolle abgeben" (etwa in entsprechenden Übungen) erleben. Die Erlaubnis zu authentischem, impulsivem Handeln geben auch diese Patientinnen sich im Alltag häufig nicht, befinden sich also ebenfalls in einer übermäßigen Verhaltenssteuerung, die dann jedoch sehr plötzlich und ungewollt in der Symptomatik aufgegeben wird. Auch restriktive Patientinnen erleben ihr vordergründig übersteuertes Verhalten häufig wenig kontrollierbar und haben dennoch Angst vor Kontrollverlust. So bietet der Ansatz des gezielten Aufgebens von Kontrolle für beide Gruppen eine neue Erfahrung (Kap. 6.11).

Im Folgenden soll kurz der Werdegang des Improvisationstheaters dargestellt werden. Im Anschluss werden für die Körperbildtherapie relevante Grundhaltungen dargestellt.

2.3.1 Definition und Historie

Ursprünge des Improvisationstheaters finden sich bereits in der Theaterkultur des antiken Griechenland. Historisch finden sich Formen des „Stegreiftheaters" bis in das 18. Jahrhundert hinein. Dann überwog das rein literarische Theater und Improvisation wurde auf der Bühne nicht mehr geboten. Anfang des 20. Jahrhunderts kam es dann wieder zu ersten experimentellen Formen des Improvisationstheaters in Italien, Österreich und den USA.

Das Improvisationstheater, wie wir es heute kennen und anwenden, wurde seit Mitte des letzten Jahrhunderts von Viola Spolin (1906–1994) und Keith Johnstone (1933–2023) entwickelt (u. a. Spolin, 1999; Johnstone et al., 2002; Johnstone, 2012). Es beinhaltet Improvisationsspiele und -techniken, die sich bis heute in verschiedenen Kontexten stetig weiterentwickelt haben. Ein guter Einblick in die vielseitigen Spiele und Übungen findet sich bei https://www.improwiki.com.

Insbesondere im 21. Jahrhundert wurde das Improvisationstheater auch als Instrument zur Unterstützung von Veränderungsprozessen im beruflichen Kontext genutzt. Als „angewandte Improvisation (applied improv)" fand es Einzug in Beratung, Training und Lehre. Klassische Anwendungsgebiete sind Personalentwicklungsprozesse, Coaching, Change Managementprozesse oder Teambuilding.

Die Anwendung in psychotherapeutischen Settings ist im Vergleich dazu – insbesondere in Deutschland – noch relativ neu. Eine erste Tagung dazu fand 2019 in Berlin statt; 2023 wurde in Göttingen das Netzwerk für angewandte Improvisation in der Psychotherapie gegründet (https://www.improvintherapy.org). Wirkung verspricht man sich insbesondere bezüglich Flexibilisierungsprozessen, Abbau von Zwängen und Ängsten und Stimmungsverbesserung. Erste Studien sind diesbezüglich sehr ermutigend:

In einer ambulanten klinischen Stichprobe konnten Krueger et al. (2017) Verbesserung des Selbstwerts sowie Reduktion von Angstsymptomatik und Depressionen nachweisen. Schwenke et al. (2021) zeigten in ihrer Studie, dass eine sechswöchige Intervention mit angewandtem Improvisationstheater psychisches Wohlbefinden steigert. Stein et al. (in Vorbereitung) wiesen eine Verbesserung der depressiven Symptomatik bei depressiv Erkrankten nach.

Im kinder- und jugendpsychiatrischen Kontext fanden Baving et al. (2013) Hinweise auf Verbesserung von Stimmung, Spontaneität sowie Gruppenzusammenhalt. Felsman et al. (2019) konnten bei einem Schulprojekt nachweisen, dass eine Intervention mit angewandtem Improvisationstheater soziale Ängstlichkeit signifikant reduzierte.

Auf physiologischer Ebene belegten Seppänen et al. (2019), dass Lehrer nach einer siebenwöchigen Intervention mit Improvisationstheater eine größere Stresstoleranz zeigten. DeMichele und Kuenneke (2021) betrachteten in einem EEG-Experiment neurobiologische Prozesse bei adoleszenten traumatisierten Versuchspersonen. Sie fanden nach einer 20-minütigen Intervention Hinweise auf eine verbesserte funktionale Konnektivität.

Weitere Anwendungen finden sich in der Familientherapie oder bei der Arbeit in der Gerontopsychiatrie. Einen Überblick über die Anwendung des Improvisationstheaters im Bereich psychische Gesundheit und Psychotherapie bieten Andrášik und Krčmářová (2022).

2.3.2 Grundhaltungen und Anwendung

Neben den szenischen Techniken und Spielen bilden die Grundhaltungen das Kernstück des Improvisationstheaters. Tabelle 1 gibt einen Überblick über die aus unserer Sicht für die Körperbildtherapie relevantesten Grundhaltungen des

Tab. 1: Therapeutisch relevante Grundhaltungen des Improvisationstheaters und ihre Anwendung in der Körperbildtherapie

Grundhaltung	Kurzbeschreibung	Anwendung in der Körperbildtherapie
Raus aus dem Kopf!	– Gib Kontrolle auf! – Handle ohne Plan! – Vertraue dir, der Situation und deinen Impulsen! – Lasse Impulse zu, folge ihnen!	– Förderung von Handlungsorientierung – Flexibilisierung des Verhaltens – Abbau von Kontrollverhalten und Kontrollverlustängsten – Emotionsaktivierung, Förderung von Emotionsausdruck und Körperwahrnehmen – Aufbau authentischer Kontakte
Au ja! Yes ... and!	– Sage ja zu deinem Gegenüber! – Sage ja zu Ideen! Entwickele sie weiter!	– Reflexion von motivationalen Prozessen – Neubewertung symptomatischer Verhaltensweisen – Akzeptierendes Annehmen vom Gegenüber – Akzeptierendes Annehmen von sich selbst
Scheiter heiter!	– Lasse Fehler zu! – Gehe Risiken ein! – Freue dich über Fehler!	– Ermöglichung von Verhaltensexperimenten und Expositionen – Aufbau von Toleranz gegenüber Scham und Schuldgefühlen
Sei im Moment!	– Sei achtsam! – Sei konzentriert und fokussiert! – Sei im Hier und Jetzt! – Sei präsent!	– Schulung von wertfreier Wahrnehmung – Förderung von Achtsamkeit
Lass den anderen leuchten!	– Sorge dafür, dass es deinem Gegenüber gut geht! – Schätze dein Gegenüber wert! – Schätze die Ideen deines Gegenübers! – Schätze die Andersartigkeit deines Gegenübers!	– Steigerung des Selbstwertes – Förderung von Kontakt und authentischer Beziehung

Improvisationstheaters. Die Tabelle findet sich auch im Online-Material des Buches. Im Folgenden sind diese Grundhaltungen näher erläutert.

Raus aus dem Kopf! Folge deinen Impulsen! Handele ohne Plan!

Das Aufgeben von Plänen und somit die gezielte Reduktion überaktivierter Steuerungsmechanismen ist eine der wichtigsten Grundhaltungen des Improvisationstheaters. Dabei geht es um ein grundsätzliches Vertrauen in die Situation, in das Gegenüber, in sich selbst. Die Sicherheit, die dadurch entsteht, ist eine tiefere, da sie über die des geplanten Tuns hinausgeht: Gerade durch das Aufgeben von Kontrolle kommt es zu einer Sicherheit, dass es immer irgendwie weitergeht, dass Ideen und Handlungsimpulse entstehen werden. Dies lässt Kreativität und authentische Kommunikation entstehen – eine Erfahrung, die ein tiefes Sicherheitserleben im kommunikativen Miteinander im Alltag ermöglicht.

Handlungsorientierung wird gefördert, Lageorientierung gehemmt, was insbesondere bei Ambivalenzen und Entscheidungsschwierigkeiten hilfreich sein kann, vor allem aber bei Emotionsaktivierung im Alltag hilft. Da die Patientinnen sich in einem echten emotionalen Kontakt erleben, werden traditionelle Bewertungsmaßstäbe, auch bezogen auf Körperbildaspekte, obsolet. Individualität und Ganzheitlichkeit gegenseitiger Körperwahrnehmung kann so erlebt werden. Es zeigt sich außerdem, dass Kontroll- und Steuerungsbedürfnisse in den meisten Situationen, eben auch bezogen auf Kontrolle über körperliche Aspekte, unpassend, sogar kontraproduktiv sein können. Ursprünglich dadurch angezielte Grundbedürfnisse wie gesellschaftliche Anerkennung, Erfolg, Bindung werden allein durch übertriebene kognitive Kontrolle über den Körper nicht erreicht. Wird die kognitive Kontrolle abgegeben, werden die eigentlichen Bedürfnisse zugänglicher, greifbarer und dadurch letztlich leichter zu erfüllen. Dies hat zahlreiche Einflüsse, welche die aufrechterhaltenden Bedingungen von Essstörungs- und Körperbildsymptomatik reduzieren. Die Symptomatik verliert so störungsspezifische individuelle Funktionen und damit wird der sog. sekundäre Krankheitsgewinn, also die Vorteile, die eine psychische Krankheit impliziert und die damit Krankheit-aufrechterhaltend wirken, gemindert.

Au ja! Yes … and! Sag ja zu Vorschlägen, lass Dich ein! Sei offen und positiv in der Interaktion!

Dies ist keinesfalls gleichzusetzen mit Kritiklosigkeit, denn natürlich dürfen auch Vorschläge und Impulse abgelehnt werden, dies sollte dann dennoch in einer grundsätzlich positiven Grundhaltung geschehen. Im Englischen benennt sich diese Grundhaltung „Yes, and…", was es wohl besser trifft: „Ja, ich nehme deinen Impuls an und dann mache ich etwas für mich – und hoffentlich uns beide – Stimmiges daraus!"

Hierbei entsteht eine konsequente Aktivierung des Behavioural Activation Systems (BAS) und damit eine gezielte Schwächung des Behavioural Inhibition Systems (BIS). BAS und BIS beschreiben unterschiedliche hirnphysiologisch bedingte Reaktionsmuster. Das BAS hat aktivierende und motivationale Funktionen im Sinne eines „Hin zu", dient auch dem Ausdruck von Ärger und Wut und wird dopaminerg gesteuert. Das BIS hingegen dient im Sinne eines „weg von" der Hemmung von Impulsen und bereitet Flucht bzw. Totstellen vor. Es ist durch noradrenerg-cholinerg-serotonerge Neurotransmitter kontrolliert (Gray, 1990). Von Bedeutung ist dieses, da durch symptomatisches Verhalten, z.B. körperliche Aktivität nach Mahlzeiten, körperliche Ruhe vermieden wird (BIS), aber von Patientinnenseite wird das häufig als Spaziergang (BAS) erlebt und kommuniziert. Es soll ein zielgerichtetes „Hin zu" gefördert werden, mit dem bewussten In-Kauf-Nehmen potenzieller Fehler, schambehafteter Situationen und gefühlten Scheiterns. Dies soll das Prinzip des „Weg von" überlagern, letztlich überschreiben und damit dysfunktionale Vermeidungsprozesse unterbinden. Aus Vermeidungsverhalten bzw. depressiver, zwanghafter und ängstlicher Komorbidität wird so ein gezielt positives Handlungsprinzip. Auch bezogen auf Akzeptanz des eigenen Körpers lässt sich das übertragen: Ein akzeptierendes „Au ja" oder „Yes, and" gegenüber der eigenen körperlichen Ausstattung, der genetischen Veranlagung, dem Temperament (ob nun übermäßig kontrollierend oder impulsiv), kann den grundsätzlichen Blick auf sich selbst verändern und gesunde Akzeptanz-, Trauer- und Gestaltungsprozesse auslösen. Motivation zum Ausstieg aus körperbildbezogenen Teufelskreisen wird so entwickelt, da erfahren wird, dass alternatives Verhalten möglich ist.

Scheiter heiter! Lasse Fehler zu! Riskiere!

In der Praxis äußert sich diese Grundhaltung am deutlichsten in Spielen, die eine kognitive Überforderung anzielen, bei der dann Spaß an Fehlern erlebt werden kann. Geschieht ein Fehler, wird dieser traditionell mit einem freudigen „nochmal" begrüßt und die Aufgabe wiederholt. Diese Grundhaltung ist für viele Menschen im westlichen Kulturkreis äußerst ungewohnt, birgt jedoch eine große Entlastung.

Erst Fehler machen Lernen und Entwicklung möglich. Das gilt auch für die Entwicklung heraus aus der Symptomatik. Ohne Toleranz gegenüber Fehlern bei Übungen, Verhaltensexperimenten und Expositionen können diese nicht wirksam durchgeführt werden. Auch trägt diese Grundhaltung zum Abbau von Scham- und Schuldgefühlen bei, vor allem aber stellt sie das Gegenteil zu Leistungsorientierung und Perfektionismus dar.

Gerade die Kombination aus körperbezogenen Scham- und Schuldgefühlen auf der einen Seite und Perfektionismus und leistungsbezogenem Vergleichen auf der anderen Seite bestimmen zahlreiche dysfunktionale symptomatische Verhaltensweisen. Auch hier führt die gelebte Grundhaltung dazu, einen Ausstieg aus dieser Dynamik zu ermöglichen.

Sei im Moment! Sei bei Sinnen! Sei im Hier und Jetzt! Sei präsent!

Eine wichtige Voraussetzung für das spontane Spiel, das Befolgen von Impulsen, ist die Verankerung im Hier und Jetzt. Planlosigkeit bedeutet nicht, Konzentration zu verlieren. Im Gegenteil: Erst fokussierte Aufmerksamkeit, Achtsamkeit und intensives Erleben des Momentes machen authentische und situativ stimmige Reaktionen möglich.

Das Prinzip der Achtsamkeit ist eines, das im therapeutischen Alltag generell an Beachtung gewonnen hat. Zahlreiche Studien belegen den Einfluss auf Resilienz und psychische Gesundheit im Allgemeinen. Aber auch spezifisch bezogen auf Körperbildsymptomatik ist der Prozess der konzentrierten Kanalisierung von Empfindungs-, Wahrnehmungs- und Aufmerksamkeitsprozessen von hoher Relevanz. Die Patientinnen lernen, in der aktuellen Realität zu bleiben, einen „fairen Blick" sich selbst und dem Hier und Jetzt gegenüber auszuüben und symptomatische Wahrnehmungs- und Bewertungsprozesse entsprechend nicht handlungsleitend werden zu lassen.

Lass den anderen leuchten! Schätze dein Gegenüber wert!

Gerade auf der Bühne geht es beim Improvisationstheater nicht um Selbstdarstellung. Im Gegenteil geht es immer darum, den jeweils anderen Spielenden wertzuschätzen und das auch sichtbar zu machen. Dadurch entsteht eine Atmosphäre gegenseitiger Wertschätzung, die in massivem Gegensatz zu Missgunst und Konkurrenzverhalten steht. Da dies für alle Teilnehmenden gilt, erlebt so jede Spielende authentisch positives Feedback und damit letztlich eine Selbstwertsteigerung, die auf echtem wertschätzendem Miteinander beruht. Dies entsteht im gemeinsamen Spiel, im Tun und in der Kommunikation und nicht durch Leistungsorientierung und Perfektionismus.

Die Atmosphäre gegenseitiger Wertschätzung führt zu einer allseitigen Selbstwertsteigerung. Dies gilt auch bezogen auf gegenseitige Wahrnehmung körperbezogener Aspekte. Ferner wird deutlich, dass die Relevanz körperbezogener Bewertungen überbewertet wird, da im gemeinsamen Tun so viel mehr Ebenen gegenseitiger Wahrnehmung aktiviert werden. Die Patientinnen steigen aus symptomatischen Vergleichsprozessen aus, was zumeist als sehr entlastend erlebt wird.

Für die therapeutische Anwendung beinhalten die Grundhaltungen zudem, sich jederzeit ihrer bewusst zu sein und diese immer wieder deutlich zu machen, sei es im Handeln oder auch verbal erläuternd. Die von uns erarbeiteten praktischen Übungen enthalten fast alle zu einem gewissen Teil spielerische Elemente aus dem Improvisationstheater, definitiv aber sind alle mit einer improvisationsbezogenen Grundhaltung entwickelt worden. Das bedeutet, dass auch im Entstehungsprozess der Übungen all diese Prinzipien zur Geltung kamen, sich aber auch in der Art der Anwendung der Übungen zeigen sollten: Es darf und soll intuitiv gehandelt werden, gelingt dies nicht, gilt ein freundliches „Nochmal!". Ein grundsätzliches „Yes, and" und wertschätzende Grundhaltung zu allem, was geschieht, werden unterstützt durch eine fokussierte Aufmerksamkeit, auch auf Seiten der Therapeutinnen. Ebenso gilt, dass die TE nicht mit einem vorgefertigten Plan angeleitet werden sollte, sondern immer Abwandlungen und Änderungen möglich sein sollten.

3 Multidimensionale Diagnostik bei Körperbildstörungen

Die Berücksichtigung der Körperwahrnehmungsstörung in der DSM 5 und der ICD-11 bestätigt ihre Relevanz für die Diagnostik im Sinne einer Klassifikation der psychischen Erkrankung. Seit Schilder (1923) besteht ein mehrdimensionales Verständnis des Körperbildes. So entwickelten sich für den Bereich Essstörungen eine Vielzahl von Instrumenten, die Teilaspekte des Körperbildes erheben. Diese Untersuchungstechniken folgen nach Röhricht (2009) zwei relevanten Klassifizierungsmerkmalen (Tab. 2). Der Modus der Untersuchungstechnik fungiert als erstes Merkmal und umfasst projektive, verbale, perzeptive und beobachtende Verfahren. Als zweites Merkmal wird dem Messverfahren eine Dimension analog zu den vier Komponenten des Körperbildes zugeschrieben (perzeptive, kognitive, emotionale und behaviorale Komponente). Auch in Bezug auf Messverfahren werden unterschieden:

- die Perzeption als neurophysiologische Komponente,
- die psychologisch subjektive Komponente mit Gedanken und Einstellungen bezüglich des eigenen Körpers,
- die affektive Komponente mit den Körper betreffenden Emotionen,
- und als vierte Komponente die Psychomotorik mit Bewegungsmustern und Ausdrucksverhalten (vgl. Röhricht, 2009).

Im Folgenden werden zunächst zwei psychometrische Messverfahren dargestellt, die schwerpunktmäßig die kognitive Komponente erheben, bei denen aber auch emotionale, perzeptive und verhaltensbezogene Aspekte mit abgefragt werden. Diese haben sich in unserer therapeutischen Praxis bewährt. Im Anschluss daran stellen wir den Kölner Körperbildtest vor, dessen Stärke neben der multidimensionalen Erfassung der perzeptuellen, kognitiven und emotionalen Dimension ist, dass er umfangreiche, differenzierte Informationen für die Therapieplanung bietet.

Wichtig für unsere praktische Arbeit sind vor allem die Hinweise für die therapeutische Praxis, die die diagnostischen Ergebnisse beinhalten. Daher werden anschließend auch die jeweiligen indikativen Implikationen der Diagnostikinstrumente aufgeführt.

Tab. 2: Systematische Übersicht Operationalisierter Erfassungsmethoden des Körperbildes (aus Pasler, 2017, S.10, aufbauend auf Röhricht)

	Kognitiv		**Affektiv**	**Perzeptiv**	**Behavioral / Motorisch**
Erfassungsmodus	Einstellung zum Körper / kognitive Körperbewertung	Gedanken, Wissen, Konzepte	Körperzufriedenheit körperbezogene Ängste / Aufmerksamkeit für den Körper	Körpergrößeneinschätzungen / Körperempfinden	Körperliches Audrucksverhalten
Projektiv	Rorschach Formdeuteversuch	Draw-a-Person-Test (DAP-Test) Körperbildskulpturentest	Rorschach Formdeuteversuch Colour-a-Person-Dissatisfaction-Test (CAPT)	DAP-Test	Bewegungsanalyse
Verbal	Fragebogen zur Beurteilung des eigenen Körpers (BAT) Fragebogen zum Körperbild (FKB-20) Body Focus Questionnaire (BFQ) Body Prominence Scale (BPS)	Body Distortion Questionnaire (BDQ) Frankfurter Körperkonzeptskalen Body Image Automatic Thoughts Questionnaire Körper-Grid	Body Focus Questionnaire (BFQ) Body Prominence Score (BPS) Body Cathexis / Satisfaction Scale Body Attitude Test (BAT) Eating Disorder Inventory – Body Dissatisfaction Scale (EDI) FKB-20	BDQ Body Image Aberration Scale	Body Image Behavior Questionnaire Body Image Avoidance Questionnaire (BIAQ)
Perzeptiv			Digital Body Photo Test	Videoverzerrverfahren Spiegelverzerrtechnik Image Marking Verfahren (IMV) Body Image Screening Scale (BISS) Body Image Detection Device (BIDD) Kinaesthetic Size Estimation Apparatus (KSEA)	Physical Appearance Behavioral Avoidance Test
Deskriptivbeobachtend	Videoanalyse – Mimik, Gestik, Haltung und Motilität werden beschrieben Verhaltensbeobachtung				Bewegungsanalyse

Weiter sind Transparenz und Offenheit mit den Patientinnen grundlegend für unsere therapeutische Zusammenarbeit. Außer in Ausnahmefällen, etwa, wenn Patientinnen von Ergebnissen überfordert wären, werden die diagnostischen Erkenntnisse ebenso mit den Patientinnen besprochen wie die therapeutischen Implikationen. Das ermöglicht neben einer Verbesserung der Compliance eine Abschätzung von Motivation und Vermeidungstendenzen zu den einzelnen Themen.

3.1 Ausgewählte Fragebögen

Zur Diagnostik von Körperbildstörungen liegt eine Vielfalt an psychometrischen Methoden vor. Hierzu gehören Fragebögen und Interviewverfahren. Eine ausführliche Übersicht, aufgegliedert nach kognitiv-affektiven und behavioralen Komponenten, findet sich bei Vocks et al. (2018). In unserer klinischen Praxis hat sich die Nutzung zweier Fragebögen bewährt: Das Eating Disorder Inventory 2 (EDI-2, Deutsche Version Paul & Thiel, 2004) sowie der Body Attitude Test (BAT, Probst et al., 1995), in der deutschen Version Fragebogen zur Einstellung zum eigenen Körper (FEK, Probst et al., 1990).

Das **Eating Disorder Inventory** (EDI-2, Paul & Thiel, 2004) ist das internationale Standardverfahren zur mehrdimensionalen Beschreibung der spezifischen Psychopathologie von Patientinnen mit Essstörungen. Interne Konsistenz sowie Reliabilitäten sind hoch. Das EDI-2 bietet damit ein äußerst verlässliches Screening-Instrument. Es besteht aus insgesamt 91 Items, auf denen Patientinnen sich auf einer sechsstufigen Likert-Skala selbst einschätzen und erfasst sowohl die Primärsymptomatik der Essstörungen als auch ausgewählte möglicherweise assoziierte intrapsychische und interpersonelle Faktoren. Es bietet damit auf elf Skalen einen umfassenden Einblick in relevante Aspekte:

- Schlankheitsstreben
- Bulimie
- Unzufriedenheit mit dem Körper
- Ineffektivität
- Perfektionismus
- Misstrauen
- Interozeptive Wahrnehmung
- Angst vor dem Erwachsenwerden
- Askese
- Impulsregulation
- Soziale Unsicherheit

Für die Körperbildsymptomatik besonders relevant sind hiervon unmittelbar die Skalen „Schlankheitsstreben" sowie „Unzufriedenheit mit dem Körper". Bei hohen Werten auf diesen Skalen würden wir, parallel zu den Implikationen des Body Attitude Tests (s. u.), die sehr körpernahen TE empfehlen: Kapitel 6.19, Kapitel 6.20 und Kapitel 6.21 (TE mit Ganzkörperspiegel zu körperlicher Individualität) sowie Kapitel 6.23 und Kapitel 6.24 (TE zur Erstellung eines Körperumrisses). Mittelbar geben jedoch auch die anderen Skalen Aufschluss über Problembereiche, die mit dem Körperbild assoziiert sind. Das gilt etwa für die Skala „Angst vor dem Erwachsenwerden", wobei hohe Werte Hinweise auf Schwierigkeiten mit entwicklungsbedingten körperlichen Veränderungen geben können. Hier sind insbesondere Kapitel 6.9 (TE Intimität und partnerschaftlicher Kontakt), Kapitel 6.14 (TE Fotobiografie), Kapitel 6.18 (TE Körperbild und soziale Medien) sowie Kapitel 6.30 (TE persönliche Nutzung sozialer Medien) zu empfehlen. Hohe Werte auf der Skala „Soziale Unsicherheit" legen sozialphobische Tendenzen nahe, was im Bereich des Körperbildes mit einem großen Ausmaß an Over-evaluation of appearance sowie übermäßigen Angst- und Schamaffekten einhergeht. Wir empfehlen hierfür besonders Kapitel 6.10 (TE Selbstsichere Körpersprache), Kapitel 6.11 (TE Sicherheit durch Aufgeben von Kontrolle), Kapitel 6.25 (TE Scham) sowie Kapitel 6.29 (TE Sozialer Kontext als Herausforderung).

Der **Body Attitude Test** (BAT; Probst et al., 1995) wurde speziell für weibliche Patientinnen mit Essstörungen entwickelt, um die Einstellung zum eigenen Körper und die subjektive Körpererfahrung zu messen. Die Patientinnen bewerten sich auf 20 Items auf einer sechsstufigen Likert-Skala selbst. Damit ist es ein äußerst zeitsparendes Inventar, das für unsere Zwecke einen guten Überblick sowie inhaltliche Einstiege liefert. Im praktischen Alltag nutzen wir den Fragebogen zumeist als Einstieg in ein der Teilnahme an der Körperbildtherapie vorausgehendes Kennenlerngespräch. Auch zur evaluativen Verlaufskontrolle eignet sich der pragmatisch ausgerichtete, kurze Fragebogen gut. Das Instrument lässt sich aufteilen in vier Faktoren:

- Negative Einstellung zu Körperformen
- Mangelnde Vertrautheit mit dem eigenen Körper i.S.v. fehlendem Zugang zum eigenen Körper; Entfremdung vom eigenen Körper
- Generelle Unzufriedenheit mit dem eigenen Körper
- Sonstiges (Restfaktor)

Der BAT wird als konvergent valide beschrieben. Die Autoren geben einen Cut-Off-Wert von 36 zur Unterscheidung zwischen gesunden Personen und von Essstörungen Betroffenen an (Probst et al., 1995). Zusätzlich liefert auch der BAT Implikationen für therapeutisches Vorgehen (vgl. Tab. 3).

Tab. 3: Diagnostische Verfahren und therapeutische Implikationen

Fragebogen	Skala	Empfohlene Therapieeinheiten
EDI-2	„Schlankheitsstreben" „Unzufriedenheit mit dem Körper"	6.6, 6.7.: Attraktivität 6.19, 6.20, 6.21: Körperliche Individualität 6.23, 6.24: Körperumriss
BAT	Gesamtskala „Negative Einstellung zu Körperformen"	
EDI-2	„Ineffektivität"	6.5: Zielsetzung 6.13: Selbstwertquellen
EDI-2	„Perfektionismus"	6.11: Sicherheit durch Aufgeben von Kontrolle 6.12: Regeln aufgeben 6.17: Vergleichen als Symptom 6.18: Körperbild und Social Media 6.30: Persönliche Nutzung sozialer Medien
EDI-2	„Misstrauen"	6.16: Grundbedürfnisse und sekundärer Gewinn
EDI-2	„Interozeptive Wahrnehmung	6.2: Körperbezogene Achtsamkeit 6.28: Körperbezogene Selbstfürsorge
EDI-2	„Angst vor dem Erwachsenenwerden"	6.9: Intimität und partnerschaftlicher Kontakt 6.14: Fotobiografie 6.18: Körperbild und Social Media 6.30: Persönliche Nutzung sozialer Medien
EDI-2	„Askese"	6.8: Attraktivität und Werte 6.12: Regeln aufgeben 6.28: Körperbezogene Selbstfürsorge
EDI-2	„Impulsregulation"	6.27: Skills bei Körperbildproblemen
EDI-2	„Soziale Unsicherheit"	6.6, 6.7: Attraktivität 6.10: Selbstsichere Körpersprache 6.11: Sicherheit durch Aufgeben von Kontrolle 6.25: Scham und over-evaluation of appearance 6.29: Körperbild im sozialen Kontext
BAT	„Mangelnde Vertrautheit mit dem eigenen Körper"	6.19, 6.20, 6.21: Körperliche Individualität 6.23, 6.24: Körperumriss
BAT	„Generelle Unzufriedenheit mit dem eigenen Körper"	6.22: Umstyling

3.2 Kölner Körperbild Test

Der Kölner Körperbildtest KKT wurde in der Bewegungs- und Körperbildtherapie für Personen mit Essstörungen entwickelt, dient der Erfassung des Vorliegens, der Art und Ausprägung von Körperbildstörungen und berücksichtigt alle vier Komponenten des Körperbildes (Alexandridis, 2024 in Vorbereitung; Pasler, 2017). Die behaviorale Dimension wird über die von der Patientin im Testablauf gezeigten Handlungen (Sitz- und Stehhaltungen, Greifen des Materials und Umgang mit dem Seil, motorische Unruhe u. a.) erfasst. Auf ein direktes Einbeziehen der behavioralen Dimension über diese freie Beobachtung des Verhaltens hinaus wurde auf Grund der Testökonomie verzichtet. Die drei weiteren perzeptiven, kognitiven und affektiven Dimensionen eignen sich ausgesprochen gut für eine ganzheitliche Diagnostik im Sinne unseres Konzeptes. Er dient außerdem zum Beziehungsaufbau und bietet eine gute Möglichkeit zum therapeutischen Erstkontakt. Aus diesem Grund soll er hier ausführlicher dargestellt werden.

Als Operationalisierung für die perzeptive Dimension müssen die Personen Umfänge von Objekten bzw. Körperteilen schätzen, wobei die Abweichungen zwischen Schätzung und Realmaß in Zentimetern dokumentiert werden. Die kognitive Dimension wird durch die Operationalisierung der Identifikation mit der Testleitung bzw. dem Objekt und die affektive Dimension über die Operationalisierung der bestehenden Emotionen während der Körper- bzw. Objektkonfrontation ermittelt. Ziel bei der Entwicklung des Testverfahrens war es, ein Diagnoseinstrument für die Körperbildstörung bei Essstörungen zu entwerfen, das gleichzeitig zur Indikationsstellung für die Behandlung von essgestörten Personen, insbesondere in der Körperbildtherapie, dient. Durch die ausgeprägte Handlungsorientierung, die soziale Interaktion, den Fokus auf das Körpererleben und die Selbstwahrnehmung können mit diesem Test Effekte wahrgenommen werden, die sich durch Fragebögen oder Interviews nicht zeigen würden. Die Durchführung des Tests sowie die Erläuterung der Ergebnisse bilden durch den praktischen Ansatz und die Vielfältigkeit des Austausches selbst eine erste Intervention. Gleichzeitig sind sie eine gute Grundlage für weiterführende Interventionen.

3.2.1 Ablauf der KKT-Testung

Zu Beginn werden die Testpersonen nach ihrem aktuellen Befinden befragt, wobei sie dieses selbst auf einer Analogskala (0 = außerordentlich schlecht bis 10 = außerordentlich gut) eintragen. Um Extremangaben zu vermeiden, wird durch die Testleitung verbal darauf hingewiesen, dass beim Zustand einer 0 eine Teilnahme an der Testung für die Testperson nicht möglich gewesen wäre, und dass eine 10 einem außerordentlichen Glückszustand (wie einem Lottogewinn oder dem glücklichsten Moment des Lebens) zugeordnet würde. Beide Zustände seien im Rahmen im Kontext der Testung nicht zu erwarten. Zudem wird als Testzeitpunkt vermerkt, welche Mahlzeit (Frühstück, Mittagessen, Zwischenmahlzeit oder Abendessen) zuletzt eingenommen wurde und wie lange diese zurückliegt. Da das Körperbild bei Essstörungen über den Tagesverlauf in Abhängigkeit zu Mahlzeiten und damit verbundenem Völlegefühl wechselnd ist, werden somit wichtige Kontrollvariablen erfasst. Die klinische Erfahrung weist darauf hin, dass eine Testung vor dem Frühstück positiv und eine Testung nach einer Hauptmahlzeit die Ergebnisse negativ verzerren würde. Im Anschluss wird der Testablauf erläutert. Die gesamte Testung ist in drei Testteile mit jeweils zwei Schätzaufgaben unterteilt. Zu jeder Schätzaufgabe erhält die Testperson drei Versuche.

Zuerst müssen die Testpersonen Objekte (Testteil 1) einschätzen, danach Körperteile der Testleitung (Testteil 2) und zuletzt Teile ihres eigenen Körpers (Testteil 3). Es werden insgesamt die Umfänge von sechs verschiedenen Objekten/Körperteilen eingeschätzt, also pro Testteil zwei. Es wird bei jeder Schätzung von der Testleitung mündlich darauf hingewiesen, das Objekt bzw. das Körperteil visuell, aber auch mit geschlossenen Augen taktil und am eigenen Körper ebenfalls kinästhetisch zu erfassen. Gerade bei der Schätzung an der Testleitung ist es den Testpersonen freigestellt, ob sie auch auf die taktile Erfassung zurückgreifen. Bei jedem Objekt/Körperteil wird wie folgt vorgegangen:

1. Jede Schätzung wird dreimal wiederholt, um eine Adaptionsfähigkeit bei wiederholter Schätzung zu erfassen.
2. Zu jedem Objekt/Körperteil wird die emotionale Aktivierung während der drei Schätzversuche erfragt und wie sich diese Emotionalität auf die vier Emotionen Trauer, Angst, Freude und Ärger aufteilt.
3. Es wird erfragt, inwieweit sich die Testpersonen mit den einzuschätzenden Objekten/Körpern identifizieren.

Im ersten Testteil werden die Umfänge von zwei neutralen Objekten in Form von unterschiedlich großen Zylindern eingeschätzt (kleiner Zylinder, Umfang = 22 cm; großer Zylinder, Umfang = 73 cm). Für den kleinen Umfang können haushaltsübliche Dosen oder Flaschen genutzt werden. Für den großen Umfang eignet sich etwa ein Schirmständer o.ä.. Wichtig ist, dass die Gegenstände einfarbig sind und eine glatte Oberfläche haben. Die Objekte werden von den Testpersonen visuell und taktil erfasst. Anschließend werden die Objekte aus dem Blickfeld entfernt und die Testpersonen legen die Umfänge der Objekte mithilfe eines Seils auf einem Tisch nach. Gemeinsam messen Testleitung und Testperson die Differenz zwischen dem geschätzten Umfang und dem Realmaß (Schätzfehler) und notieren diesen in Zentimetern (negativ oder positiv) auf dem Testbogen.

Im zweiten Testteil werden statt der Objekte das Fußgelenk sowie die Hüfte der testleitenden Person eingeschätzt. Dafür wird das Fußgelenk oberhalb des oberen Sprunggelenkes (Articulation talocruralis) und die Hüfte auf Höhe des Darmbeins (Spina iliaca anterior superior) visuell und gegebenenfalls taktil erfasst und im Anschluss die geschätzten Umfänge mit einem Seil nachgelegt. Es werden erneut gemeinsam die Schätzfehler überprüft und notiert.

Im dritten Testteil werden das Fußgelenk und die Hüfte der Patientinnen erfasst und nachgelegt. In diesem Durchgang wird zusätzlich zur visuellen und taktilen Erfassung die kinästhetische Wahrnehmung des eigenen Körpers miteinbezogen. Wie in den Durchgängen zuvor werden die Schätzungen gemeinsam auf Schätzfehler überprüft und diese notiert. Dieses Einschätzen von Objekten und Körperteilen dient der Erfassung der perzeptiven Dimension einer Körperbildstörung.

Jeweils nach der Einschätzung einer Objekt-/Körperteilgröße, also immer nach drei Schätzversuchen, wird die emotionale Aktivierung, die durch diese Objekt- bzw. Körperkonfrontation hervorgerufen wurde, mithilfe einer Analogskala (0 = keine emotionale Aktivierung bis 10 = enorme emotionale Aktivierung) erfragt. Für die darauf folgende Abfrage der Emotionen ergibt die Höhe der subjektiven emotionalen Aktivierung einen Skalenwert von 100% und soll von den Testpersonen prozentual auf die vier Grundgefühle Freude, Trauer, Angst und Ärger aufgeteilt werden. Durch diese Aufgaben wird die affektive Dimension der Körperbildstörung erfasst. Zum Abschluss wird der Grad der Identifikation der Testperson mit dem jeweiligen Objekt/Körperteil mithilfe einer Analogskala (0 = keine Identifikation bis 10 = vollständige Identifikation) erfragt. Beim Objekt und dem Körper der Testleitung ist eine geringe Identifikation positiv zu bewerten. Beim eigenen Körper hingegen ist eine geringe Identifikation ein Zeichen der Entfremdung vom eigenen Körper. Dieser Schritt dient der Erfassung der kognitiven Dimension der Körperbildstörung.

Die Durchführungsobjektivität des KKT wird durch ein standardisiertes und schriftlich festgehaltenes Testprotokoll gesichert. Die Auswertungs- und Interpretationsobjektivität kann durch die numerische Auswertung der Angaben in Zentimetern, als Prozentzahl oder auf einer Analogskala als gegeben betrachtet werden (Pasler, 2017). Die Konvergenzvalidität wurde durch Korrelationsbestätigungen mit den Skalen des BAT bestätigt und gilt als moderat bis stark (Pasler, 2017; Haas, 2020).

Der KKT kam in den vergangenen Jahren standardmäßig in Verbindung mit unserem Behandlungskonzept zum Einsatz. Zur Illustration werden im Folgenden zwei Testauswertungen und die Auswirkungen auf die konkrete Therapieplanung der Körperbildtherapie vorgestellt.

3.2.2 Auswertungsbeispiele des KKT

Auch wenn sich in Mittelwertsvergleichen signifikante Unterschiede zwischen Gesunden und von Essstörungen Betroffenen bzgl. der Einschätzfähigkeit von Körperformen nachweisen lassen, so zeigt sich in der Betrachtung von Einzelfällen eine Heterogenität. Zur Illustration und zum Aufzeigen der Implikationen für die therapeutische Praxis werden hier zwei Auswertungsbeispiele präsentiert, welche unserer Erfahrung nach für in der klinischen Praxis wiederholt vorkommende Typen steht (ohne einen Anspruch auf eine wissenschaftlich gestützte Typisierung zu erheben).

Patientin A: Die Patientin schätzt das kleine und große Objekt (Testteil 1) und Fußgelenk und Hüftumfang der Testleitung (Testteil 2) über die jeweils drei Versuche realistisch ein. Die Patientin kommt bei jedem Objekt/Körperteil dem Realumfang vom ersten bis dritten Versuch schrittweise näher. Das heißt, bezogen auf jede Aufgabe, kleines Objekt, großes Objekt, Fußgelenk und Hüftumfang, ist der zweite Versuch besser als der erste und der dritte besser als der zweite ist. Am eigenen Körper, dem Testteil 3, gelingt das Einschätzen des Fußgelenkumfangs im ersten Versuch bis auf 4 cm. Der zweite und dritte Versuch bringt keine Verbesserung des Schätzergebnisses (erstens 4 cm, zweitens 4 cm, drittens 4 cm). Das Muster der Annäherung an das Realmaß über die drei Versuche (s. o.), welches sich in Testteil 1 am kleinen Objekt zeigte, kann in Bezug auf den eigenen Körper nicht abgerufen werden. Bei den drei Versuchen zum Hüftumfang nähert sich die Patientin im zweiten Versuch, nach der Erfahrung im ersten Versuch von + 25, bis auf + 18 cm an das Realmaß. Im dritten Versuch liegt sie mit + 27 über dem geschätzten Umfangswert des ersten Versuchs. Der Wert der emotionalen Aktivierung liegt auf der Skala bei 6. Die Anspannung liegt bei 9,9 und die Identifikation bei 5 (Abb. 2). Die Abfrage der Emotionen zeigt die Abwesenheit von Freude und die Anwesenheit von Angst (50 %), Trauer (30 %) sowie Ärger (20 %). Das ergibt eine negative Emotionalität bei mittlerer emotionaler Aktivierung. Diese Werte weisen für den Testteil 3 auf eine deutlich negativere Emotionalität bei höherer emotionaler Aktivierung als in den Testteilen 1 und 2 hin. Die Testung gibt einen Hinweis auf eine starke Rigidität und auf eine hohe Belastung, die über Vermeidung (in Form einer geringen Identifikation) reguliert wird. Bezogen auf den eigenen Körper wäre eine Identifikation von 10 anzunehmen. Die Patientin ist in ihrem eigenen Wertesystem „gefangen". Für die Körperbildtherapie kann mit der Patientin über ihre gute Wahrnehmungsfähigkeit gesprochen werden. Es kann in Vorbereitung auf die Gruppe ein Interesse geweckt werden, für sich herauszufinden, welche Faktoren diese Wahrnehmungsstärke verzerren, wenn es um den eigenen Körper geht. Die negative emotionale Aktivierung in der Begegnung mit dem eigenen Körper zu bearbeiten sollte in den Fokus der Behandlung gerückt werden. In der Körperbildtherapie sind folgende Kapitel angezeigt: Kapitel 6.1 und 6.2 zur Psychoedukation, Kapitel 6.3 und 6.4 zum Abbau von Vermeidungsverhalten und die identitätsfördernden Kapitel 6.6, 6.7, 6.8, 6.11, 6.12 und 6.15 zur Stärkung der Identität. Bei der Gewichtszunahme wird die Patientin viel Unterstützung und einen stufenweisen Abbau des Vermeidungsverhaltens benötigen. Der maximale Anspannungswert von 9,9 besteht bei einer Identifikation von nur 5. Das zeigt, dass die Patientin sich nicht in der Lage fühlt, sich aktuell wertfrei mit sich auseinanderzusetzen. Aus unserer Erfahrung handelt es sich bei Patientin A um ein für den restriktiven Typ von AN häufiges Bild.

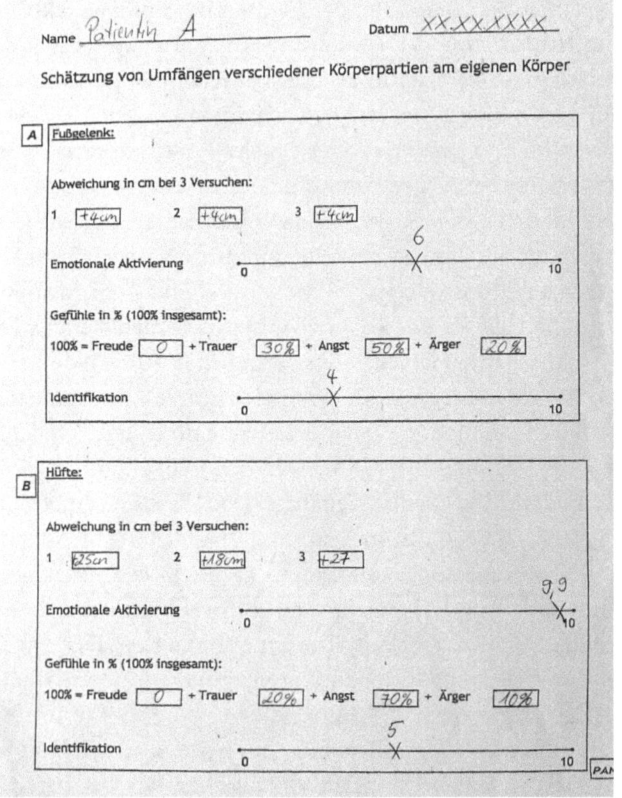

Name Patientin A Datum XX.XX.XXXX

Schätzung von Umfängen verschiedener Körperpartien am eigenen Körper

A Fußgelenk:

Abweichung in cm bei 3 Versuchen:

1 +4cm 2 +4cm 3 +4cm

Emotionale Aktivierung 0 — 10: 6

Gefühle in % (100% insgesamt):

100% = Freude 0 + Trauer 30% + Angst 50% + Ärger 20%

Identifikation 0 — 10: 4

B Hüfte:

Abweichung in cm bei 3 Versuchen:

1 +25cm 2 +18cm 3 +27

Emotionale Aktivierung 0 — 10: 9,9

Gefühle in % (100% insgesamt):

100% = Freude 0 + Trauer 20% + Angst 70% + Ärger 10%

Identifikation 0 — 10: 5

Abb. 2: Ausschnitt KKT Testprotokoll Patientin A

Patientin B: Im Testteil 1 schätzt die Patientin sowohl den kleinen als auch den großen Zylinder im zweiten und dritten Versuch ohne Abweichung ein. Die geringe emotionale Aktivierung erklärt sie durch Freude (80 %) und Angst (20 %). Die Patientin identifiziert sich nicht mit den Objekten. In Testteil 2 steigt die emotionale Aktivierung auf 7 und die Identifikation mit der Testleitung gibt die Patientin mit 6 an. Die Körperteile der Testleiterin werden durchgehend über alle Schätzversuche größer als das Realmaß eingeschätzt (vgl. Testprotokoll KKT Patientin B, Abb. 3). Auch in Testteil 3 (am eigenen Körper) schätzt die Patientin in hoher emotionaler Aktivierung. Fußgelenke und Hüfte werden ohne wesentliche Anpassung über die jeweils drei Versuche deutlicher als in Testteil 2 bezüglicher der Umfänge überschätzt.

Für die Körperbildtherapie wird die Testung zunächst dazu genutzt, um die Patientin zu bestärken, generell auf ihre Wahrnehmung im rein perzeptuellen Sinne vertrauen zu können und zu besprechen, dass die negative emotionale

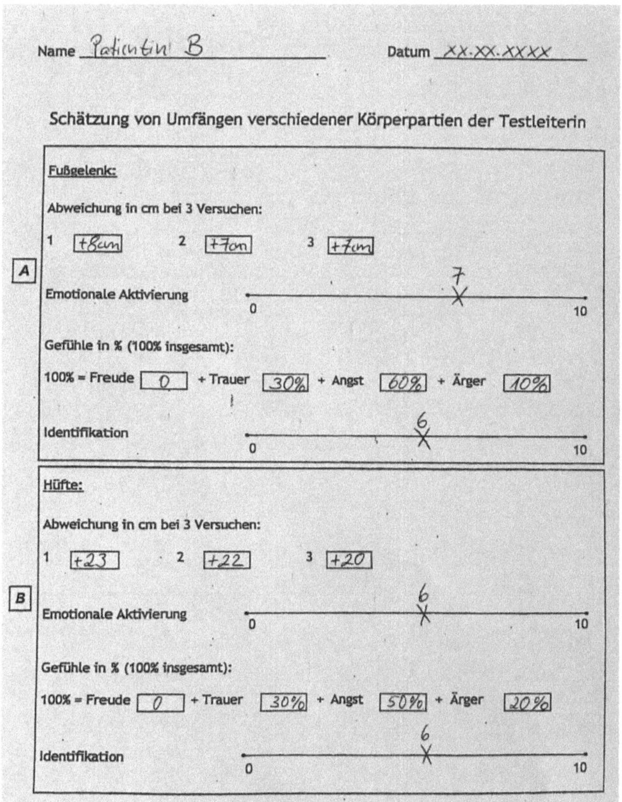

Name Patientin B　　Datum XX.XX.XXXX

Schätzung von Umfängen verschiedener Körperpartien der Testleiterin

A

Fußgelenk:

Abweichung in cm bei 3 Versuchen:

1 +8cm　2 +7cm　3 +7cm

Emotionale Aktivierung 0 — 10 (markiert: 7)

Gefühle in % (100% insgesamt):

100% = Freude 0 + Trauer 30% + Angst 60% + Ärger 10%

Identifikation 0 — 10 (markiert: 6)

B

Hüfte:

Abweichung in cm bei 3 Versuchen:

1 +23　2 +22　3 +20

Emotionale Aktivierung 0 — 10 (markiert: 6)

Gefühle in % (100% insgesamt):

100% = Freude 0 + Trauer 30% + Angst 50% + Ärger 20%

Identifikation 0 — 10 (markiert: 6)

Abb. 3: Ausschnitt KKT Testprotokoll Patientin B

Aktivierung die Wahrnehmung beeinflusst. In Hinblick auf die Testleitung weist der Wert der Identifikation darauf hin, dass die Patientin sich mit anderen Personen vergleicht und die eigene Thematik auf andere Personen überträgt. In der Körperbildtherapie sind die psychoedukativen TE in Kapitel 6.1 und 6.2, die TE zur Attraktivität in Kapitel 6.6, 6.7, 6.8 und insbesondere die TE zu sozialen Themen des Körperbildes in Kapitel 6.17, 6.18, 6.26, 6.29 und 6.30 angezeigt. Die Patientin wird zunächst Unterstützung in der Selbstwertsteigerung benötigen, um dann über Abgrenzung und Selbstregulation im Kontakt mit anderen zu einer gesunden Einstellung zum eigenen Körper zu kommen. Aus unserer Erfahrung sind Patientinnen mit BN oder mit AN vom aktiven Typ eher von einer derartigen Körperbildstörung betroffen als Patientinnen vom restriktiven Typ.

4 Ziele, Methoden und Techniken der Interventionen

Dieses Kapitel gibt einen Überblick über spezifische Ziele, die häufigsten Methoden und in der Praxis bewährte Techniken. Diese sind ausführlich und mit besonderem Blick auf die herausfordernden Krankheitsbilder der Essstörungen dargestellt. Die Psychopathologie der AN hemmt Patientinnen in einem Ausmaß, in dem selbstwirksames und kreatives Arbeiten deutlich unterstützt werden muss. Dies wird zusätzlich durch häufig vorhandene Komorbiditäten wie sozialen Ängsten, Depressionen oder Zwangsstörungen erschwert. In der Körperbildtherapie bei BN und BED hingegen erschwert die emotionale Instabilität die Behandlung und erfordert ein großes Ausmaß an Sicherheit und Struktur. Allen Essstörungen gemeinsam ist die ambivalente Einstellung gegenüber der Behandlung. Gerade für die direkte Arbeit am Körper bedarf es an die Bedürfnisse der Patientinnen angepasste Methoden und Techniken, um größtmögliche Compliance zu erreichen. Hierzu gehört auch der offene Austausch über die ambivalenten motivationalen Zustände und eine Enttabuisierung von therapieschädigendem Verhalten, insbesondere fehlender Offenheit bezüglich oder Geheimhaltung von Symptomatik. Motivation zur Veränderung zu fördern ist dabei ein Ziel der Therapie (Kap. 4.1.3).

4.1 Ziele

Das übergeordnete Ziel der Körperbildtherapie ist es zu einer andauernden, konstanten und tragfähigen Beziehung zum eigenen Körper zu kommen. Das Körperbild bestimmt als Teil des Selbstbildes das Selbstkonzept und ist damit unbedingte Voraussetzung für ein hohes psychisches Funktionsniveau.

Die Ziele der Interventionen sind auf allen vier Ebenen des Körperbildes anvisiert, die sich auch in der folgenden Gliederung wiederfinden. Die Aufteilung beinhaltet die entsprechend angelehnten vier Kategorien, die sich auch in der praktischen therapeutischen Arbeit bewährt haben. Die Ziele sind dabei nicht nacheinander, sondern parallel zueinander zu verstehen. D. h. in eine TE wird zwar ggfs. schwerpunktmäßig an einem Ziel gearbeitet, die anderen

Zielbereiche werden dabei jedoch stets mit betrachtet. Eine lineare Zielerreichung ist bei der Körperbildarbeit nicht zu erwarten. Hier einige Gründe dafür:

- Patientinnen können sich selbst über Vermeidungsverhalten gut stabilisiert und Körperbildprobleme in ihre Identität integriert haben. Mit zunehmendem Bewusstsein über die Symptomatik und dem negativen Selbstbild widersprechenden Informationen kann im Verlauf des therapeutischen Prozesses großer Leidensdruck entstehen.
- Patientinnen können sich im Untergewicht attraktiv fühlen, so dass im Verlauf der Gewichtszunahme eine Anpassung der Ideale stattfinden muss.
- Starke Gewichtszunahme führt vorübergehend zu einer unnatürlichen Körperfettverteilung. Diese ist stamm- und gesichtsbetont.
- Nicht untergewichtige Patientinnen müssen sich von gewichtsreduzierten Idealen verabschieden und Gewichtszunahmen im Rahmen des Normalgewichtes akzeptieren.

Im therapeutischen Kontakt gilt es, dies zu validieren (Kap. 4.2.25) und mit realistischer Erwartung transparent zu machen.

4.1.1 Selbstwahrnehmung und Entwicklung körperbezogener Achtsamkeit

Dieser Zielbereich fokussiert die wahrnehmungsbezogene Komponente des Körperbildes, die Empfindung. Hier geht es darum, die intensive negative selektive Körperwahrnehmung zunächst als eine wertfreie Begegnung möglich zu machen. Die wertfreie Begegnung mit dem Körper lässt sich unter Achtsamkeitstherapie einordnen. In der Arbeit mit Essstörungspatientinnen ist ein spezifisches Vorgehen erforderlich: Jede Hinlenkung auf den Körper beinhaltet für Patientinnen mit Körperbildproblemen eine Exposition und ist damit ein Auslöser für nur schwer steuerbare negative und selbstabwertende Reaktionen. Die wertfreie Aufmerksamkeitslenkung lässt sich hierbei zunächst über Übungen zur äußeren Achtsamkeit und erst anschließend über die Hinlenkung zur Wahrnehmung des eigenen Körpers (innere Achtsamkeit) erarbeiten.

Alle Expositionen sollten in gestuften Schwierigkeitsgraden, aufeinander aufbauend und gerahmt durch reflexive Vor- und Nachbereitung stattfinden. Wichtig ist weiter eine realistische Zielsetzung. Z. B. kann ein Bodyscan je nach Patientin bis zum Becken eine wertfreie Körperreise ermöglichen, die Wahrnehmung von Bauch und Oberschenkelbereichen aber eine Überforderung darstellen. Realistisches Ziel kann hierbei etwa sein, die wertfreie Wahrnehmung so lange wie möglich aufrechtzuerhalten und selbst zu unterbrechen, wenn selbstabwertende Prozesse einsetzen.

4.1.2 Selbstreflexion, Neubewertung und Akzeptanz des Körpers

In diesem Zielbereich wird die kognitive Komponente des Körperbildes fokussiert. Es geht darum, dass Patientinnen körperbezogene kognitive Bewertungsprozesse meta-kognitiv reflektieren. Diese Reflexionsprozesse sind die Grundlage für eine akzeptierende Neubewertung. Hierbei geht es unter anderem darum, symptomatische Bewertungsmuster offenzulegen, Bewertungsmaßstäbe zu hinterfragen und das eigene Mindset als unrealistisch und veränderbar zu begreifen. Akzeptanz kann als attraktives Ziel angenommen werden, wenn Patientinnen die mit der Essstörung einhergehende Ambivalenz bezüglich der Selbstfürsorge überwinden und zunächst im Kognitiven einen gesunden Umgang mit sich anstreben können. Somit erlauben sie sich positive Entwicklungen. Insgesamt umfasst der Zielbereich sowohl kognitive automatisierte Prozesse als auch zugrunde liegende Grundannahmen.

4.1.3 Abbau von Scham, Schuldgefühlen durch Aufbau von Offenheit über körperbezogene Symptome

Der Zielbereich Abbau von Scham- und Schuldgefühlen ist der emotionalen Komponente des Körperbildes zuzuordnen. Patientinnen leiden unter negativen Gefühlen bezogen auf ihr eigenes Körperbild. Besonders prägnant sind hierbei Scham- und Schuldgefühle. Hierbei handelt es sich um Sekundärgefühle, die auf den Primärgefühlen Angst, Ärger, Ekel und Trauer aufbauen. Der offene Umgang mit körperbezogenen Scham- und Schuldgefühlen ist hierbei als Exposition zu begreifen. Erst mit der Reduktion der Scham- und Schuldgefühle werden die Primärgefühle wahrnehmbar und regulierbar. Fernziel der Körperbildtherapie bei Essstörungen kann der Aufbau von Freude am eigenen Körper sein.

4.1.4 Flexibilisierung des Verhaltens und Abbau von Symptomverhalten innerhalb der Therapie und im Alltag

Die vierte Ebene des Körperbildes, auf die abgezielt wird, ist die des Verhaltens. Dabei geht es darum, symptomatisches körperbildbezogenes Verhalten konkret abzubauen. Das gilt innerhalb der Therapie, in der Patientinnen lernen,

Symptomverhalten zu unterbrechen, und zwar möglichst selbstständig (alternativ auch von Behandelnden geleitet). Dies sollte über das Therapiesetting hinaus in den Alltag hinein Transfer finden.

Darüber hinaus gilt es, die Konsequenzen eigenen Verhaltens für das eigene Selbst- und Körperbild zu antizipieren und das Verhalten danach auszurichten. Das bedeutet, dass symptomaufrechterhaltende Verhaltensweisen abzubauen sind und selbstfürsorgliches Verhalten aufzubauen ist. Hierfür ist Voraussetzung, sich auf der Verhaltensebene aus der passiven, vermeidenden Krankenrolle in ein aktives zielorientiertes Selbstmanagement zu gelangen.

Der Zielbereich eröffnet bei erfolgreicher Umsetzung neue Erfahrungen und damit neue Entwicklungsmöglichkeiten. Gerade Therapieerfolge, die sich auf der Verhaltensebene zeigen, sind dadurch sehr nachhaltig. Das ist insbesondere bei der Therapie von Essstörungen von großer Bedeutung, da sich diese häufig durch ein sehr geringes Ausmaß an Handlungsorientierung und Offenheit gegenüber neuen Erfahrungen auszeichnen.

4.2 Methoden und Techniken

Im folgenden Kapitel möchten wir die wichtigsten und häufigsten von uns angewandten Techniken und Methoden darstellen, um einen Einblick in unsere praktische Arbeit zu bieten. Dabei haben wir uns für eine alphabetisch geordnete Reihenfolge und eine Zusammenschau von Methoden und Techniken entschieden. Sowohl in der Psychotherapie als auch in der BWT gibt es eine ausführliche Diskussion bezüglich der definitorischen Trennung der Begriffe Methoden und Techniken, bei der es immer wieder zur Schlussfolgerung kommt, dass die Begriffe wenig trennscharf sind und sich überschneiden (z. B. Hölter, 2011). Auch auf eine Trennung in bewegungstherapeutische und psychotherapeutische Techniken und Methoden wurde verzichtet, da sich diese in der näheren Betrachtung nicht unterteilen lassen. Im Kern finden sich alle Methoden und Techniken in beiden Therapieformen.

4.2.1 Achtsamkeit

Die Nutzung des Prinzips der Achtsamkeit hat im therapeutischen Rahmen lange Tradition: Die zeitgenössische BWT hat in Bezug auf die Achtsamkeitsarbeit ihre Wurzeln in zahlreichen Bewegungs-, Atem-, Tanz- und Gymnastikschulen, die vor allem in den USA, Frankreich und Deutschland Ende des 19. Jahrhunderts entstanden. Diese beeinflussten sich gegenseitig und sprachen der „gleichschwebenden Aufmerksamkeit" – gleichbedeutend einer achtsamen Haltung – eine große Relevanz für ganzheitliche Entwicklungsprozesse zu (Huppertz, 2015).

In der Psychotherapie gewann das Konzept der Achtsamkeit vor allem durch die „Therapien der 3. Welle", insbesondere durch die Dialektisch-Behaviorale Therapie (Linehan, 1987) an Bedeutung. Hierbei wird die ursprünglich buddhistische Form der Achtsamkeit genutzt, um emotionale Regulationsprozesse zu unterstützen. Auch in der Resilienzforschung wird Achtsamkeit als protektiver Faktor bei der Prävention der Entstehung psychischer Erkrankungen identifiziert (Pscherer, 2019). Somit findet sich das Konzept der Achtsamkeit mittlerweile in vielen Ansätzen zur Förderung psychischer Gesundheit.

In unserem Behandlungsansatz gibt es zum einen eine grundlegende, explizite TE zum Thema der körperbezogenen Achtsamkeit (Kap. 6.2), in der Achtsamkeit psychoedukativ vermittelt wird. Inhaltlich wird dann in den folgenden TE immer wieder rekursiv hierauf Bezug genommen. Dies gilt sowohl inhaltlich als auch auf der praktischen Ebene: Alle im Folgenden aufgelisteten Methoden und Techniken werden dem Prinzip Achtsamkeit folgend umgesetzt. Zum anderen wird Achtsamkeit durch eine wertfreie, fokussierte, situationsbezogene, wache Grundhaltung in allen therapeutischen Bereichen gelebt und findet sich explizit in den Grundhaltungen des Improvisationstheaters (Kap. 2.3.2) wieder.

4.2.2 Arbeitsblätter

Unsere Arbeitsblätter dienen durch die Verschriftlichung der therapeutischen Inhalte zahlreichen Funktionen: Strukturgebung bei gleichzeitiger Anregung, Motivation, Herabsetzen von Kommunikationshürden, nachhaltige Konsolidierung von Inhalten und Themenkonsistenz.

Bei der Nutzung der Arbeitsblätter sollte während der TE so viel an „Schul-/Büroatmosphäre" entstehen, dass die Patientinnen in Handlung kommen können. Gleichzeitig sollten Eigenverantwortung, Spontaneität, Kreativität und Ergebnisoffenheit unterstützt werden. Ganz praktisch bedeutet dies, dass die Patientinnen sich Arbeitsblätter selbst holen, positionieren, lochen, abheften, aus einer großen Auswahl von Stiften selbst wählen, zuschneiden …

Zahlreiche unserer Arbeitsblätter können als „Hausaufgabe" eingesetzt werden. Diese dienen als Anregung und Unterstützung, sind häufig parallelisiert und aufeinander aufbauend tabellarisch gestaltet und mit Beispielen versehen. Die Tabellen bauen dabei entweder auf dem Teufelskreismodell auf (Kap. 2.1.2 sowie Kap. 6.3 und 6.4), auf dem SMART-Modell (Kap. 6.5) oder auf einem an das SMART-Modell angelehntes Top-down-Modell (Kap. 6.8). Dabei sind die Beispiele der jeweiligen Arbeitsblätter bewusst ressourcen- und lösungsorientiert und nicht defizitorientiert gewählt. Diese Art der Protokollierung im Alltag soll neben der Strukturierung vor allem durch die Wiederholung der Modelle auf unterschiedlichen Gebieten einen konsolidierenden Effekt haben. Der Wechsel zwischen den Formen der Tabelle soll das weitere Verständnis für Transferoptionen vertiefen. Selbstverständlich können Patientinnen sich bei allen Themen auch für eine alternative Dokumentationsform entscheiden.

Auch hier sollten die Patientinnen aktiv mitentscheiden, ob und wie sie diese bearbeiten wollen und ob sie dies allein oder in Kontakt mit Bezugspersonen machen. D.h., Therapeutin und Patientin sollten gut reflektieren, ob und in welcher Form diese genutzt werden sollten. Dabei reichen die Möglichkeiten von Gedächtnisstütze zu täglich strukturierendem Element. Insbesondere bei perfektionistischen Patientinnen ist hier Vorsicht geboten, da diesen durch zu starke Fokussierung auf Tabellen das Erleben mit Emotionsaktivierung häufig eher erschwert wird. Insbesondere zum Ende der TE werden Arbeitsblätter als optionale Hausaufgabe ausgegeben (Kap. 5.4.3).

Allgemein sollen diese Arbeitsblätter für den Alltag helfen, den therapeutischen Prozess konsolidierend zu begleiten. Die Rückmeldebögen, die nach einigen Stunden interaktiv mit Bezugspersonen ausgefüllt werden sollen, stellen in sich eine Exposition dar, was mit den Patientinnen offen besprochen werden sollte. Hier sollte gewährleistet sein, dass Zeit und Raum für eine ausführliche Nachbesprechung vorhanden ist.

4.2.3 Aufmerksames Begleiten

Die Therapeutinnen begleiten die Patientinnen in den handlungsorientierten Inhalten in einer achtsamen Grundhaltung, sowohl motorisch als auch verbal. Das bedeutet:

- Bei kreativen Bewegungsspielen, Reaktionsspielen oder Übungen aus dem Improvisationstheater begeben sich die Therapeutinnen unterstützend in räumliche Nähe zu den Patientinnen.
- Die Eigenimpulse der Patientin werden sensibel in der Handlung wahrgenommen und durch motorisches Spiegeln, übertriebenes motorisches Spiegeln, Verbalisieren, Zusammenfassen, Umdeuten unterstützt.
- Durch motorisches Begleiten werden neue Impulse zugefügt, die sich in Veränderungen der Bewegungsabläufe oder der Verbalisierung zeigen.

- Bei Gesprächsanteilen werden die Beiträge körpersprachlich und durch aktives Zuhören, Nachfragen, zusätzliche Beispiele und Zusammenfassungen begleitet.

4.2.4 Brainstorming

Brainstorming ist eine Kreativmethode zur Ideenfindung, die sich durch vier Grundregeln kennzeichnen lässt:

- Beiträge werden nicht kommentiert.
- Alle Ideen sind erwünscht.
- Quantität geht vor Qualität.
- Gedanken von anderen dürfen als Inspiration genutzt werden.

Aufgrund der Ergebnisoffenheit und Lebendigkeit eignet sich das Brainstorming für unseren Ansatz hervorragend. Die Ergebnisse werden zumeist auf einer Flipchart festgehalten (Kap. 4.2.10).

4.2.5 Einsatz von Musik

Musik hat auf das menschliche Erleben und Verhalten massiven Einfluss: emotionales Erleben wird induziert und intensiviert, Kreativität gefördert.

Bei uns wird Musik rezeptiv in Form von angebotener Hintergrundmusik vorrangig zur Inhibitionsbewältigung genutzt. Ziel ist dabei auch ein bewusster Transfer in den Alltag, also Musik zur Aktivierung und Emotionsregulierung bewusst nutzen zu lernen. Zum Einsatz von Musik ein paar Praxistipps:

- Die grundsätzliche Entscheidung, ob Musik genutzt werden soll, wird von den Patientinnen getroffen. Das Angebot wird immer wieder neu von den Therapeutinnen gemacht.
- Patientinnen wählen die Art der Musik selbst. Dabei wird offen nach Vorschlägen gefragt und entsprechend ein Genre oder einzelne Musikstücke genutzt.
- Patientinnen sollten möglichst die Entscheidungen selbst umsetzen, etwa Bluetooth-Box einschalten, ggfs. auf dem eigenen Handy die Musikstücke anspielen, Listen erstellen und Lautstärke wählen.
- Bewährte Musikstücke können auf einer Playlist zusammengestellt werden. Diese kann öffentlich gestellt oder individualisiert gestaltet werden.

- Musikalische Aspekte wie die Geschwindigkeit und emotionale Intensität sollten ggfs. thematisiert werden.
- Spiele und Übungen können mit unterschiedlicher Musik wiederholt und im Effekt verglichen werden.
- Intensität und Bewegungsgeschwindigkeit können über die Auswahl von Musik gezielt verändert werden und das Bewegungsspektrum erweitern. Dies sollte an den körperlichen Zustand und Entwicklungsstand der Patientin angepasst gewählt werden.

4.2.6 Emotionsaktivierung

Um nachhaltige Veränderungsprozesse anzustoßen, braucht es Impulse für alle vier Ebenen des Körperbildes. Patientinnen mit AN zeichnen sich besonders häufig durch Emotionsvermeidung aus. Patientinnen mit BED und BN imponieren im Gegensatz dazu zumeist mit überschießenden Emotionen. D.h. in Bezug auf Emotionsregulationsstörungen zeichnen sich Patientinnen in der Körperbildtherapie typischerweise durch Vermeidung oder Überkompensation aus. Emotionen in Echtzeit hervorzurufen, stellt sicher, dass individuelle Strategien zur Emotionsregulation innerhalb eines gesicherten Raumes erarbeitet werden können. Im Kontext der Körbildtherapie hat jede Übung und jedes Spiel einen starken emotionsauslösenden Effekt, insbesondere in Bezug auf Angst, Scham, Schuld, Trauer, Ärger und Ekel. Über Übungen und Spiele werden vielfältige emotionale Prozesse geweckt. Wenn die Konfrontation mit dem eigenen Körper dabei sicher und reduziert gehalten wird, sind ein positives Erleben und gesunde Erfüllung von Grundbedürfnissen möglich: Durch das Spielerische lassen sich auch für Patientinnen mit Essstörungen positive Gefühle aktivieren, durch Wettspiele (Geschicklichkeit, Herausforderungen im kreativen und feinmotorischen Bereich) lässt sich ein positives Erfolgserleben induzieren, durch gemeinsames Erleben wird das Bindungsbedürfnis befriedigt. Hierdurch werden Auseinandersetzung mit selbstbezogenen Emotionen, Steigerung im Selbstwirksamkeitserleben und ein positiveres Selbstbild ermöglicht.

Bei der Auswahl von Übungen und Spielen sollte die Auswahl sicherstellen, dass die Therapeutin sich mit den praktischen Anteilen selbst wohlfühlt und so Modell in Bezug auf das Aushalten von Emotionen und das Entstehen von Freude sein kann.

4.2.7 Exposition

Exposition stellt eine wichtige verhaltenstherapeutische Methode dar. Durch gezieltes Erleben angst- und schambesetzter Situationen werden Habituationseffekte sowie das Erlernen neuer Verhaltensweisen angestrebt. Bei uns findet Exposition auf drei Ebenen statt: Erstens durch konfrontative Übungen, zweitens durch explizit thematisierte Ziele und vorbereitete Expositionen (Kap. 7) und drittens als Alltagstransfer im Sinne von gezielter Anwendung der Inhalte im Alltag (Kap. 5.4.3). Zusätzlich sollte jeder Therapeutin aber auch bewusst sein, dass die Teilnahme an der Therapie, zumal mit dem Schwerpunkt der Körperbildthematik an sich, bereits eine Exposition darstellt. Das impliziert auch, dass Nachfragen, Äußerungen über persönliche Inhalte, Teilnahme an Übungen jeweils als Partizipation an einer Exposition zu verstehen sind und theoretische sowie praktische Inhalte demzufolge auch dem jeweiligen Schwierigkeitsgrad angemessen gestaltet werden sollten. Das bedeutet immer ein „raus aus der Komfortzone, aber keine Überforderung". Dass die Auseinandersetzung mit dem eigenen Körper zu unmittelbar belastenden Gefühlen führt, ist damit ein erwünschter therapeutischer Effekt, was mit den Patientinnen offen, explizit und wiederholt thematisiert werden sollte.

4.2.8 Exploration

Exploration beinhaltet einerseits, dass die Patientinnen ein Setting zur Selbst-Erkundung bereitgestellt bekommen. Andererseits beinhaltet es das Herausarbeiten von Inhalten durch die Therapeutinnen. Dabei findet Exploration jeweils sowohl auf der verbalen als auch auf der nonverbalen Ebene statt. Es entsteht ein 4-Felder-Schema der Exploration mit dem gemeinsamen Ziel der Erkundung des Körpererlebens der Patientin:

- Auf einer nonverbalen Ebene werden den Patientinnen zur Erkundung frei Material oder komplexe Bewegungslandschaften zur Verfügung gestellt, die von den Patientinnen vielfältig erprobt und gestaltet werden.
- Zur verbalen Selbst-Erkundung dienen vor allem die Arbeitsblätter (Kap. 4.2.2).
- Aufbauend auf dem von der Patientin Gezeigten regt die Therapeutin durch Impulse zu neuen Bewegungsabläufen oder Materialnutzungen das Explorationsverhalten der Patientinnen an.
- Durch vertiefende Rückfragen werden Inhalte detaillierter betrachtet. Das geschieht im Einzelkontakt, in der Gruppe zumeist im Rahmen von Feedbackrunden (Kap. 4.2.9).

Insgesamt entsteht so ein ergebnisoffenes, gemeinsames, ganzheitliches Erkunden des Körpererlebens und der Inhalte der jeweiligen TE.

4.2.9 Feedbackrunde

In Feedbackrunden verbalisieren die Patientinnen Erlebtes und reflektieren die Bedeutung des Erlebten für ihre therapeutischen Entwicklungsziele. Bei der Gestaltung von Feedbackrunden gilt es, das Kommunikationsverhalten und die Auswirkungen der Psychopathologie zu berücksichtigen. In der Körperbildtherapie gibt es dabei verschiedene klassische Herausforderungen: Soziale Ängste und depressive Symptomatik können die Äußerungen, insbesondere von eigenen Meinungen, erschweren, soziale Erwünschtheit führt zu fehlender emotionaler Aktivierung und Authentizität, die emotionale Bedürftigkeit in Bezug auf Aufmerksamkeit für eigene Inhalte führt bei einigen Patientinnen zu unangemessenen Verhaltensweisen. In Exposition Erlebtes, stark emotional Besetztes, ist zudem häufig schwer in der unmittelbaren Situation verbalisierbar. In der Körperbildtherapie haben sich neben dem Schaffen einer angenehmen Atmosphäre konkrete Interventionen bewährt:

- Patientinnen können direkt angesprochen werden. Die Feedbackrunde beginnt mit einer klaren, direkten, konkreten Frage. Es wird also induktiv vom Spezifischen zum Allgemeinen gefragt, da offene, allgemeine Fragen eine zusätzliche Hemmung durch Überforderung bedeuten können.
- Feedbackrunden können durch Elemente aus dem Improvisationstheater aufgelockert werden (Kap. 4.2.24).
- Bei sozial erwünschten Antworten können diese als solche benannt und etikettiert und individualisiert nachgefragt werden („Ja, das ist jetzt das, was man erwünschterweise sagen würde. Wie sehen Sie das denn?").
- Ergibt sich kein Wortbeitrag, kann die Stille aufgelöst werden. Dafür gibt es verschiedene Möglichkeiten:
  - direkte interpretative Ansprache: „Ganz schön lange schon still in unserer Feedbackrunde ... Je länger es dauert, umso schwerer wird es etwas zu sagen, oder?"
  - direkte spezifische Ansprache und Frage wie zu Beginn der Feedbackrunde: „Sie haben noch nichts dazu gesagt ..."
  - Verbalisieren des Körperausdrucks in der Feedbacksituation selbst oder in der Rückschau auf Beobachtungen während der Übung: „Nicken Sie, wenn Sie sich verstanden fühlen: Die Übung war ermüdend / verwirrend,

Sie sehen angespannt aus…"; „Sie wirkten zwiegespalten: zunächst sehr skeptisch, dann lockerer"
  - Nennen von Beispielen: „Einige Patientinnen erleben die Übung…Wem ist das so oder so ähnlich gegangen?"
- Unangemessen selbstdarstellerische Wortbeiträge werden diplomatisch eingegrenzt durch eine wertschätzende, aber recht emotionslose Zusammenfassung und Umdeutung des Gesagten in ein konstruktives Thema zur weiteren Besprechung. Bei extremem Ausmaß des Verhaltens im Einzelkontakt bietet sich eine Unterbrechung an, um die Verhaltensweisen auf einer Metaebene anzusprechen. Bei Gruppen sollte der Einzelkontakt im Anschluss an die Gruppenstunde eingeplant werden.
- Die Feedbackrunde in der Gruppe kann auf kleinere Untergruppen aufgeteilt werden. In der Einzeltherapie können verschiedene Perspektiven räumlich durch Positionen oder Stühle eingenommen werden.

4.2.10 Flipchart

Die Verwendung von Flipcharts ist in unserer Arbeit zentral. Sie ähneln in vielen Funktionen und Anwendungsprinzipien der Nutzung von Arbeitsblättern (Kap. 4.2). Im Folgenden möchten wir unsere Erfahrungen teilen, wie Patientinnen durch kleine Impulse in aktive, kreative Flipchart-Gestaltung einbezogen werden können:

- Explizit empfehlen wir die Arbeit mit Flipcharts auch für die Einzeltherapie. Hierbei sollte jedoch keine verschulte Atmosphäre entstehen. Deshalb kann es sinnvoll sein, die Flipchart auf den Boden zu legen und dort oder im Stehen gemeinsam daran zu arbeiten. Wichtig ist, dass auch die Patientinnen einen Flipchart-Stift erhalten sollten und jederzeit auf „ihrer Flipchart" ergänzen kann.
- Es sollte ausreichend Material vorhanden sein (Farben, Blätter, dicke Stifte zur Verhinderung von „Mikrographie").
- Patientinnen werden motorisch aktiv und holen selbst die Flipchart, blättern um, wählen die Stifte und schreiben möglichst selbst. Die Flipcharts sollten selbstständig vorgestellt werden. Falls Patientinnen hierbei besonders leise sprechen, sollten sie zu lauterem Sprechen angeregt werden. Alternativ können die Inhalte von der Therapeutin als „Megaphon" verstärkt werden.
- Ein wichtiger Aspekt ist, immer wieder „anti-perfektionistisch" zu arbeiten, also zu betonen, dass keine Ansprüche an Schriftbild und Orthografie ge-

stellt werden. Insbesondere in Gruppen sollte eine „Rollenvergabe als Schriftführerin, weil Schönschreiberin" vermieden werden.
- Schneller lässt sich die Sammlung erstellen, indem die Therapeutin an der Flipchart schreibt und bereits währenddessen nach Komponenten sortiert sowie Überschriften zu den Komponenten hinzufügt.
- Hilfreich zur Aktivierung ist es, den Patientinnen Stifte in die Hand zu geben mit dem Auftrag, einen Aspekt zu schreiben und den Stift dann weiterzugeben.
- Aktive Flipchart-Abfrage: zwei bis vier dicke Stifte werden in verschiedenen Farben geöffnet an die Patientinnen verteilt. Die Patientinnen werden gebeten, parallel an der Flipchart zu arbeiten und die Stifte an Mitpatientinnen weiterzugeben. Sinnvoll ist es, eine Mindestbuchstabengröße vorzugeben sowie die Anweisung, dass durcheinander geschrieben werden sollte.
- Musik kann die aktive Gestaltung von Flipcharts unterstützen (Kap. 4.2.5).
- Im Anschluss an eine TE werden die Flipcharts im Sinne eines Ergebnisprotokolls abfotografiert und in der nächsten TE ausgedruckt ausgeteilt.

Diese Vorgehensweisen möchten wir in unserem Buch bei den Flipchart-Abbildungen der TE in Kapitel 6 verdeutlichen: Bewusst haben wir auch für unser Buch originale, in TE entstandene Flipcharts ausgewählt, also auf grafisch professionell gestaltete Nachbildungen verzichtet. Das Abdrucken von Flipchart-Abfragen, die von Patientinnen selbst gestaltet sind, ist aus rechtlichen Gründen schwierig, weshalb sich eher „klassische" Flipcharts finden. Wir möchten aber nochmal explizit ermutigen, die Patientinnen selbst „ihre Flipcharts" (mit)gestalten zu lassen.

Ein Video dazu befindet sich hier: https://www.oberbergkliniken.de/fachkliniken/konraderhof/koerperbildgruppe#flipchartanalyse.

4.2.11 Freies Gestalten von Bewegungslandschaften

Therapeutische Inhalte auf unterschiedlichen Wegen auszudrücken, unterstützt die nachhaltige Verarbeitung. Wir arbeiten daher häufig mit erfahrbaren Materialien und der kreativen Gestaltung von Bewegungsstationen mit Symbolcharakter. Am deutlichsten wird dies in Kapitel 6.13 (TE Selbstwertquellen), kreatives Gestalten kann jedoch grundsätzlich zu jedem Inhalt improvisiert angewandt werden. Gestaltet werden können dabei alle Themenbereiche zu Ich-Erfahrung, Bewegungserfahrung und sozialer Erfahrung.

4.2.12 Gesprächsführung

Ziele der Gesprächsführung bei der Körperbildarbeit sind besonders Mut zu Fehlern, Aushalten von Dissonanzen, Vorbereitung und Initiierung von Handlungen, Flexibilisierung von Denkmustern, Stärkung der Selbstwirksamkeit und Veränderungszuversicht. Unsere Gesprächsführung ist von den Grundhaltungen des Improvisationstheaters beeinflusst (Kap. 2.3.2). Zusätzlich wählten wir aus gängigen therapeutischen Gesprächstechniken, u.a. aus dem *Motivational Interviewing* bei Essstörungen (Treasure & Schmidt, 2008), Einzeltechniken aus, die der o.g. Zielerreichung dienlich sind. In der Arbeit mit den Patientinnen haben sich besonders bewährt:

- Beiseitereden: Unter Beiseitereden verstehen wir, dass die Therapeutin Aussagen für die Patientinnen antizipierend verbalisiert. Dieses geschieht immer nach eingeholtem Einverständnis und klaren Absprachen, wie die Patientin Fehldeutungen korrigieren kann (z.B. erlebt sich eine Patientin in einer Übung und hat Probleme, das Erlebte zu verbalisieren. Hier könnte die Therapeutin etwa vorschlagend formulieren: „XY hat die Übung als unangenehm erlebt und ist sich unsicher, welche Gefühle eine Rolle spielen …").
- Umdeuten/Reframing: Aussagen der Patientin werden in einen anderen Kontext gesetzt. So wird die Bedeutung für die Emotionalität verändert und es entsteht Irritation durch eine neue Perspektive (z.B. „Ah, die Übung war unangenehm, das ist ja toll, dann war es ja eine Herausforderung im Sinne der Therapie. Was ist denn dadurch deutlich geworden?").
- Advocatus diaboli: Es wird bewusst eine Gegenargumentation ausgesprochen und so die Perspektive auf ein Thema erweitert (z.B. „Jetzt würde ich mich ja fragen, was diese lächerliche Übung mir denn bitte bringen soll").
- Bottom-up: Detaillierte, spezifische Aspekte werden in einer Fülle von wertfreien Beschreibungen gesammelt und auf ein höheres Abstraktionsniveau gebracht (z.B. „Jedes kleine Detail kann wichtig sein, zählen Sie einfach mal auf").
- Kognitive Umstrukturierung: Hierbei geht es übergreifend um Veränderung von automatisierten dysfunktionalen Gedankengängen, vor allem von Katastrophisierung und Generalisierung. Vertiefend wird diese Technik unter Kapitel 4.2.16 beschrieben.
- Gegenseitiges Feedback: Die Patientinnen werden im Gruppenkontext aufgefordert, sich gegenseitig Rückmeldungen zu geben. Durch das Teilen von Erfahrungen und Meinungen kann es so zur Veränderung von Grundhaltungen kommen (z.B. „Beschreiben Sie doch mal, was Sie dazu schon ausprobiert haben").

4.2.13 Gruppen aufteilen

Bei der Durchführung der Körperbildtherapie im Gruppensetting ist es immer wieder erforderlich, die Großgruppe in Kleingruppen aufzuteilen. Hierbei gilt wieder eine ergebnisoffene Grundhaltung von Seiten der Therapeutinnen. In erster Linie sollten die Patientinnen sich eigenverantwortlich selbstständig in Kleingruppen einteilen. Gelingt dies nicht oder ist aus therapeutischer Perspektive nicht indiziert, können Gruppeneinteilungen über Zufallsprinzipien erfolgen. Diese wählen wir zumeist spielerisch und aktivierend:

- Nach deskriptiven Charakteristika (Größe, Geburtsdatum, Alphabet, Geburtsort, Vorlieben wie Urlaubsorte, Lieblingstiere etc.) erfolgt eine Aufstellung im Raum. Über spontane Clusterbildung entstehen dann Gruppen.
- Gruppenfindung erfolgt über Lose, etwa Quartette oder Memory-Karten.
- Gruppenfindung über „Flaschendrehen" mit einem Stift.
- Gruppenfindung erfolgt über Gruppeneinteilungsspiele. Besonders bewährt hat sich hier als niederschwelliges, körperbezogenes Spiel der Händesalat: Die Patientinnen stellen sich mit geschlossenen Augen im Kreis, bewegen ihre Hände in der Mitte durcheinander und greifen ein bis zwei Hände anderer Personen.

4.2.14 Handlungsorientierung

In psychotherapeutischen Settings gibt es eine Tradition zu den Schwerpunkten Gespräch und gedanklichen thematischen Zugängen („office-therapy"). Unser Konzept wählt bewusst ein ganzheitliches Herangehen und legt den Fokus auf Handlung. Bei allen Themen und in allen TE sollen die vier Komponenten des Körperbildes aktiviert werden. Aufgrund der o.g. Tendenz zur starren psychotherapeutischen situativen Gestaltung legen wir besonderen Wert auf das In-Handlung-bringen der Patientinnen. Gerade bei Patientinnen mit Essstörungen, die häufig zu Lageorientierung, also der Vermeidung von Entscheidungen, spontanen Handlungen und Flexibilität erfordernden Situationen, neigen, hat dies hohe Relevanz. Umgesetzt wird die Handlungsorientierung in unserem Ansatz einerseits durch die expliziten praktischen Anteile (vgl. Übungsanleitungen Kap. 6). Zusätzlich sollte die Form der Interaktion lebendig gestaltet werden und wann immer ein Zustand der Deaktivierung spürbar ist, dieser durch aktivierende Bewegung aufgelöst werden. So wird eine ganzheitliche Mitarbeit in der Situation wieder möglich. Das kann durch ein zusätzliches, auflockerndes Bewegungsspiel geschehen, aber auch durch kleine Aufgaben und

Handlungsabläufe, die in die theoretische Arbeit integriert werden (z. B. aktive Flipchartabfrage in Kap. 4.2.10).

4.2.15 Interaktionsaktivierung

Interaktion führt zu einer Erweiterung von Perspektiven: Erlebnisse werden geteilt, Fragen inspirieren gegenseitig, Situationen werden im Miteinander leichter klärbar, Realitätstestungen ermöglicht und ein Gefühl der Einsamkeit mit der Symptomatik gemindert. Die Begegnung mit dem eigenen Körper findet in der Essstörung meist nur innerhalb der Symptomatik statt, sei es durch Ausleben der Symptomatik bei Kleidungswahl, vor dem Spiegel, in den sozialen Medien oder im Checking-Verhalten, also in ritualisierten körperbezogenen überprüfenden Verhaltensweisen (z. B. Umfang des Handgelenkes durch Umfassen messen oder Menge an Fettgewebe an bestimmten Stellen durch Kneifen überprüfen). Diese Selbstverständlichkeit aufzubrechen, ist ein Ziel der Interaktionsaktivierung. Zusätzlich geht es um Bindungserfahrungen, Abbau sozialer Ängste und das Ermöglichen positiver gemeinsamer Erlebnisse.

Für die Einzeltherapie bedeutet dies, dass neben der direkten Kommunikation mit der Therapeutin über Hausaufgaben die Interaktion mit Peers, Geschwistern, Eltern oder anderen Betroffenen angeregt werden sollte. So können bearbeitete Themen gezielt mit anderen nachbesprochen und deren Perspektive eingeholt werden. Im Gruppensetting sind die entsprechenden Möglichkeiten vor Ort, d. h. die Patientinnen sollten angeregt werden, sich konstruktiv auszutauschen, gegenseitig zu coachen, Interessengemeinschaften zur Symptombekämpfung zu gründen. Methodisch geschieht dies durch Bildung von Kleingruppen zur Bearbeitung therapeutischer Aufgaben oder bei Aufgaben zur Raum- und Materialgestaltung. Auch die Technik des Pair share, also dem Teilen von Informationen im Zwei-Personen- oder Kleingruppen-Setting nutzen wir häufig. Ergänzt wird dies zumeist durch eine gemeinsame oder gegenseitige Vorstellung der besprochenen Inhalte. Dies ermöglicht einen sehr effektiven Realitätsabgleich, da interaktive Feedbackprozesse zeitgleich geschehen und bei Bedarf vertieft werden („Waren Sie überrascht, dass das berichtet wurde? Was denken Sie darüber?").

In Gruppen eignet sich auch die „Murmelgruppe" als „Wellenbrecher" von Feedbackrunden. In dieser sprechen alle Beteiligten gleichzeitig für eine abgestoppte Zeit, etwa 30 Sekunden oder eine Minute, Inhalte vor sich hin. Anschließend werden die Inhalte gesammelt. Dies kann entweder im Gespräch oder an der Flipchart (Kap. 4.2.10) geschehen.

Bei der Generierung von Situationen zur Interaktionserfahrung sollte viel Eigenverantwortung auf die Patientinnen übertragen werden, damit möglichst viel aus Initiative der Patientinnen selbst entstehen kann. In Gruppen können sich die Patientinnen bei der Erstellung von Expositionen häufig sehr fantasievoll und konstruktiv gegenseitig coachen.

4.2.16 Kognitive Umstrukturierung

Kognitive Umstrukturierung geht in der therapeutischen Tradition vor allem zurück auf Aaron T. Beck, der maßgeblich kognitive Therapie zur Behandlung von Depressionen entwickelte (Beck, 1979). Grundsätzlich ist das Ziel, mit Hilfe des „sokratischen Dialogs" Denkfehler deutlich zu machen und aufzuheben. Explizit werden Denkfehler in unserem Konzept in der TE Wahrnehmungsverzerrungen (Kap. 6.15) thematisiert. Folgende „Faustregeln" beherzigen wir aber häufig im Alltag:

- Sätze mit „immer", „nie", „keine", „alle" sollten hinterfragt oder umformuliert werden (z.B. „Immer? Vielleicht sind Sie aktuell mit Ihrem Bauch unzufrieden und es fällt Ihnen schwer, eine positive Veränderung zu erwarten").
- Sätze mit „muss" und „darf nicht" sollten relativiert oder umformuliert werden („Sie müssen? Vielleicht gibt es Situationen, in denen Sie weniger streng sein können?").
- Feststellende Komparative mit „zu ..." sollten hinterfragt oder umformuliert werden („Was bedeutet zu dick für Sie konkret ...?").
- Hilfreich ist eine Individualisierung des Gesagten, etwa durch das Ersetzen von „Ich" statt „Man".

4.2.17 Konzepte der Verhaltensanalyse

Die Verhaltensanalyse geht zurück auf das SORKC-Modell von Kanfer und Saslow (1965). Grundsätzlich befähigt die Verhaltensanalyse Menschen zu einem schnellen Blick auf Reaktionsabläufe, insbesondere auch auf Auslöser, individuelle Variablen und aufrechterhaltende Bedingungen. Die Verhaltensanalyse wird den Patientinnen in den TE zum Teufelskreismodell (Kap. 6.3 und 6.4) psychoedukativ und anhand von persönlichen Beispielen nahegebracht. Zusätzlich bietet die Verhaltensanalyse in den TE ganz allgemein ein Modell, auf das die Therapeutinnen implizit oder explizit zurückgreifen können:

- Mögliche Trigger können dosiert werden, etwa können Übungen zum Spiegel hin oder vom Spiegel weg durchgeführt werden.

- Dysfunktionales Verhalten von Patientinnen kann interaktiv reduziert werden, funktionales verstärkt. So können sozial ängstliche Patientinnen für Wortbeiträge dezidiert und betont gelobt werden.
- Auf alltägliche Situationen, die Teufelskreismechanismen antreiben, wird hingewiesen und diese werden nach und nach antizipiert. Trigger und symptomatische Reaktionen sollen Vorstellungsbilder erzeugen und es soll überlegt werden, was an gesundem Verhalten Ziel sein könnte (z.B. „Ich habe nächste Woche zum ersten Mal wieder Schulsport, ich weiß, dass ich mich mit XY vergleichen werde. Ich achte in der Umkleide darauf, dass ich mich woanders hinsetze oder auch auf andere achte").
- Bei der Planung vom Alltagstransfer lassen sich mögliche Hindernisse wie Anspannungszustände bei Expositionen antizipieren und positiv bewerten. So wird den Patientinnen für ihren Alltag klar, dass kurzfristig unangenehme Gefühle für eine langfristige Veränderung unumgänglich sind und somit jede kurzfristige expositionsbezogene Anspannung ein Schritt in die richtige Richtung ist (z.B. „Ich fühle mich schlecht, wenn ich die enge Hose trage, aber ich weiß, dass mich das weiterbringt").

4.2.18 Modelllernen

Modelllernen ist einer der wichtigsten menschlichen Lernmechanismen (z.B. Bandura et al., 1979) und wird in der Therapie vielseitig genutzt. Es beinhaltet sowohl Prozesse der Aneignung (Wahrnehmung und Gedächtniskonsolidierung) als auch der Ausführung (Umsetzung und Motivation). D.h. die Patientin lernt, Verhaltensweisen nachzuahmen. In der Körperbildtherapie ist die Therapeutin Modell im Umgang mit ihrem Körper und sollte sich dessen bewusst sein und das Modelllernen systematisch einsetzen:

- Körperhaltung und Kleidung sollten einen selbstfürsorglichen und selbstbewussten Umgang mit dem Körper zum Ausdruck bringen. Dabei sollte Individualität und Authentizität gelebt werden.
- Die eigene Körperbiografie sollte integriert und reflektiert sein. Das gilt für alle Entwicklungsphasen und -herausforderungen, insbesondere für die Entwicklungsaufgaben der Adoleszenz (z.B. Umgang mit Peers, körperliche Veränderungen in der Pubertät, erste romantische Beziehungen).
- In den TE können auch persönliche Beispiele zu den einzelnen Themenbereichen eingebracht werden. Dabei sollten herausfordernde biografische Erlebnisse sowie Copingstrategien geteilt werden (z.B. abwertende Kommentare und persönlichen Umgang damit berichten, Akzeptanzprobleme bezüglich individueller körperlicher Merkmale und deren Integration ins Selbstbild).

4.2.19 Psychoedukation

Psychoedukation beinhaltet die gezielte Vermittlung von therapeutisch relevanten Informationen an die Patientinnen. Sie kann geplant in Form von längeren Erklärungen mit Arbeitsblättern ausgestaltet werden, aber auch in Form kurzer Einschübe innerhalb der TE geschehen. Wichtig dabei ist, dass die Informationen wiederholt gegeben werden und sich die Informationsgabe dabei situativ nach den Bedürfnissen der Patientinnen richtet. Dabei sollten möglichst viele Bezüge zwischen den einzelnen Themen entstehen. Die Verarbeitung der Informationen sollte durch Rückfragen, insbesondere nach persönlichen Beispielen, gesichert werden. Erfahrungsgemäß sind relevante, wiederkehrende Informationen:

- vier Komponenten des Körperbildes
- Teufelskreismodell
- Elemente der Achtsamkeit
- Wahrnehmungsverzerrungen
- Konzept der Over-evaluation of appearance
- aktivierende und hemmende Gehirnsysteme
- Grundbedürfnisse, Werte und Emotionen

4.2.20 Reihenfolgen bilden

Reihenfolgen bilden ist ein Thema für Gruppensettings. Für Wort- oder Handlungsbeiträge gilt es, Reihenfolgen zu finden. In der Körperbildtherapie ist es klassischerweise der Erstbeitrag, der besonders schwerfällt, auch im weiteren Verlauf gibt es jedoch durch Scham und Angst begründetes Vermeidungsverhalten im sozialen Kontext. Auch entstehen in Gruppen häufig soziale Rollen („Eisbrecherin", „Streberin", „Stille", „Expertin"). Ziel der Reihenfolge sollte also sein, jeder Teilnehmerin durch ihre Beteiligung den bestmöglichen Behandlungserfolg zu ermöglichen. In unserem Konzept wählen wir häufig spielerische Zugänge:

- Nutzen des Zufallsprinzips (z.B. Nummern ziehen, Flaschendrehen, Brautstraußwerfen, inhaltlich unabhängige Reihenfolgen wie alphabetisch, nach Geburtsdatum, Alter, Größe …)
- Unterstützung des Startens durch eine motorische Handlung (z.B. Ball werfen, Wollknäuel werfen, …)
- Reihenfolge auffordernd bestimmen (z.B. Körpersignale ansprechen „Sie haben da doch einen Gedanken …", „Wer zuckt, hat auch was zu sagen")

4.2.21 Rollenspiel

Im Rahmen der VT bezeichnet das Rollenspiel eine Technik, die vor allem dem Ziel des Perspektivwechsels dient. In unserem Konzept finden sich situative Rollenspiele als kurze vorstrukturierte Szenen (z. B. Kap. 6.26). Zusätzlich werden kurze Rollenspiele spontan eingesetzt mit den Zielen der Exploration, Problemaktivierung, Problemlösung, Üben von Verhaltensweisen, Auflockerung. Wichtig ist uns der spielerische Charakter sowie ein kreativer Prozess. D. h. unsere Form des Rollenspiels ist dem angewandten Improvisationstheater (Kap. 4.2.24) näher als dem Rollenspiel in der klassischen VT.

4.2.22 Selbstmanagement

Aufbauend auf dem SORKC-Modell (Kap. 4.2.17) entstand die Selbstmanagement-Therapie (Kanfer et al., 2012), die in sieben Phasen Menschen zur eigenverantwortlichen Verhaltenssteuerung unterstützt: Schaffung günstiger Ausgangsbedingungen, Aufbau von Änderungsmotivation, Verhaltensanalyse, Klären und Vereinbaren therapeutischer Ziele, Planung und Durchführung von ausgewählten Verhaltensweisen, Evaluation, Abschluss. Das Modell bietet damit einen übergreifenden Ansatz, der sich in vielen unserer Themen, Methoden und Techniken unseres Manuals wiederfindet. Es ist damit als umfassender therapeutischer Hintergrund zu verstehen, auf den insbesondere bei Störungen der Atmosphäre zurückgegriffen wird. Dabei sind die Phasen keinesfalls als linear aufeinander aufbauend zu verstehen, sondern eignen sich situativ für ein schnelles, besseres Verständnis. Beispiele für die Umsetzung in unserem Konzept sind:

- Die Übung beginnen, wenn die Patientin bereit ist.
- Nachfragen, wenn es atmosphärische Störungen gibt. Dafür sorgen, dass sich alle einigermaßen wohlfühlen können (z. B. durch Musik, Bewegung, Änderung der Themen …).
- Auch bei einer so defizitären Thematik wie dem Körperbild die Aufmerksamkeit auf die Stärken der Patientinnen legen und körperliche Stärken erleben lassen.
- Detailliert und individuell explorieren, um besser unterstützen zu können.
- Immer wieder die mittel- und langfristigen Ziele der Körperbildarbeit aktivieren (z. B. „Wozu ist das wichtig für Sie? Ach, ja Sie wollten ja mal wieder mit dem Partner in Urlaub …“).

- Kleine, machbare Fortschritte mit den Patientinnen genießen, sich offen darüber freuen.
- Rückfallprophylaxe im Auge behalten („Wie kann das auch in einem Jahr noch so klappen?").
- Eine beratende Rolle akzeptieren, sich die Patientinnen selbst entwickeln lassen.

4.2.23 Üben und Trainieren

Bei Veränderungen sind Training und Übung wichtige Erfolgsprädiktoren. Patientinnen sollten begreifen, dass Veränderungen nicht von jetzt auf gleich entstehen (quasi wie ein „umgelegter Hebel"), sondern strukturiertes, zielgerichtetes Vorgehen bedürfen. Dauer und Frequenz sowie Intensität müssen den Zielen und Voraussetzungen der Patientinnen angepasst werden. Am deutlichsten findet sich dies bei uns im Transfer in den Alltag wieder. Die Patientinnen werden in jeder TE dazu eingeladen, sich ihre individuellen Trainingspläne zu gestalten. Unterstützt werden sie dabei durch die TherapeutInnen und ggfs. Mitpatientinnen. Hochrelevant ist dann auch die gemeinsame Evaluation der Erfolge sowie Hürden. Insgesamt versteht sich unser gesamtes Konzept als Anleitung zu Übung und insofern als Trainingsprogramm. Aus diesem Grund kann das Konzept nur bei regelmäßiger aktiver Teilnahme funktionieren.

4.2.24 Übungen aus dem Improvisationstheater

Das angewandte Improvisationstheater ist unter Kapitel 2.3 ausführlicher beschrieben. Hauptziele der Übungen aus diesem Bereich sind Spontaneität, Gestaltung der Atmosphäre und Flexibilisierung des Verhaltens. Die Übungen finden sich in den einzelnen TE beschrieben. Welche Übungen aus dem Improvisationstheater stammen oder entsprechenden szenischen Charakter haben, ist Tabelle 4 zu entnehmen. Situativ können zur Auflockerung zusätzliche Spiele eingesetzt werden. Diese können, müssen aber nicht immer thematischen Bezug zum therapeutischen Inhalt haben. Ein großer Fundus hierfür findet sich in der Literatur (z.B. Johnstone et al., 2002; Nees, 2019; Nees, 2021). Bewährte Beispielübungen hierzu sind:

- Texte/Gespräche in Alphabetform bringen: Inhalte sollen so besprochen werden, dass der jeweils nächste Satz mit dem jeweils nächsten Buchstaben aus dem Alphabet beginnt. So lassen sich auch Dialoge gestalten. Auch

Feedbackrunden oder Brainstormings lassen sich so in Alphabetform kreativ gestalten.

- Texte mit dem gleichen Anfangsbuchstaben: Zur Gestaltung inhaltlicher Aussagen dürfen nur Worte mit identischem Anfangsbuchstaben gewählt werden. Auch hier ist es möglich, inhaltliche Wortbeiträge mit dieser Technik kreativ aufzulockern.
- „Fünf Dinge, die…“: Mit der Anweisung „Nenne fünf Dinge, die…“ kann ebenfalls eine Feedbackrunde oder ein Brainstorming eingeleitet werden. Es geht bei der dann folgenden Aufzählung nicht um inhaltliche Konsistenz, sondern vielmehr um eine assoziativ gelockerte Aufzählung. Die „Fünf Dinge“ können auch zum Ende einer Einheit zusammenfassend und resümierend eingesetzt werden.
- Texte/Gespräche in „Gromolo“ sprechen: Es wird eine fremde Sprache „erfunden“, um Inhalte auszudrücken. So wird gesprochen und das Gesagte gleichzeitig auf nonverbale Aspekte reduziert.
- „Au ja“-Satzanfänge: Hierbei werden alle Sätze mit „Au ja, und dann…“ begonnen. Auch diese Technik aus dem Improvisationstheater soll primär einen kreativen, assoziativen Redefluss herstellen sowie eine positive, konstruktive Grundstimmung schaffen.

4.2.25 Validierung

Bei der Validierung geht es darum, die Emotionen des Gegenübers für „gültig“ zu erklären. Es geht also darum, die Gefühle des anderen wahrzunehmen, zu benennen und sinnhaft einzuordnen. Besonders bekannt geworden ist Validierung durch die Dialektisch-Behaviorale Therapie nach Linehan (1987). Im Zusammenhang mit der Behandlung von Essstörungen finden sich klassischerweise zu validierende Situationen, die erfordern, dass gleichzeitig symptomatische Emotionen validiert werden und dabei dennoch die gesunde Seite gestärkt wird. Es geht dabei nicht darum, verzerrtes Erleben als sinnhaft zu validieren, sondern im Rahmen der Erkrankung einzuordnen und als solches anzunehmen:

- Ängste: „Ihre Erkrankung sagt jetzt, dass das gefährlich sein könnte und Unsicherheit entsteht. Das ist ganz normal, so ist ja die Erfahrung. Und es ist ja auch unbekanntes Terrain. Das ist okay.“
- Scham: „Sie haben jetzt Sorge, sich zu blamieren, etwas falsch zu machen, oder? Ihnen ist das ja auch besonders wichtig.“
- Ärger: „Da ist jetzt ein Bedürfnis verletzt, klar macht das ärgerlich.“

- Stolz: „Das darf jetzt auch mal stolz machen!"
- Symptombedingtes Unwohlfühlen: „Das ist jetzt richtig unangenehm!? Ein krasses, schwer auszuhaltendes Gefühl? Und dabei wissen Sie genau, dass es für die Außenwelt nicht logisch ist."
- Mischgefühle: „Das ist wahrscheinlich ein unangenehmer Gefühlscocktail ... Vielleicht sind Sie auch neugierig, welche Gefühle das genau sind?"
- Anspannung bei Exposition: „Das zieht jetzt wie ein Gummiband, oder?"
- Ambivalenz: „Da schlagen jetzt aber auch zwei Herzen in der Brust?"

5 Rahmenbedingungen

Essstörungen sind charakterisiert durch eine multidimensionale Symptomatik. Diese Symptomatik kann durch Rahmenbedingungen maßgeblich beeinflusst werden: dazu gehören personelle, räumliche, zeitliche und materielle Rahmenbedingungen sowie ein bestimmter Therapieablauf und Regeln. Im Folgenden werden die Symptome dargestellt, die von den Rahmenbedingungen beeinflusst werden:

- Zur Essstörungssymptomatik gehören klassischerweise motivationale Aspekte in Form von Ambivalenz gegenüber der Genese.
- Essstörungen beinhalten Angstsymptome, die sich in Vermeidungsverhalten bezogen auf den eigenen Körper und körpernahe Aspekte äußern.
- Bei Unterversorgung des Körpers mit Nährstoffen entstehen u.a. körperliche Symptome (geschwollene Lymphknoten, Lanugo-Behaarung, Hautbildveränderungen, Haarausfall), die die Begegnung mit dem Körper zusätzlich erschweren.
- Bei der Behandlung der AN kommt hinzu, dass durch die notwendige Gewichtszunahme Veränderungen am Körper entstehen. Übergangsweise lagern sich Fettdepots häufig stamm- und gesichtsbetont an.
- Hirnphysiologische Veränderungen reduzieren die Möglichkeiten zur Handlungsorientierung und Flexibilisierung.
- Aufgrund von möglichen körperlichen Einschränkungen (etwa Osteoporose, Bradykardie) müssen Aktivitäten adäquat in Intensität und Dauer dosiert werden, um gesundheitliche Risiken auszuschließen.
- Die Behandlung kann verkompliziert werden durch Komorbiditäten wie Depressionen, Posttraumatische Belastungsstörungen, Persönlichkeitsstörungen, Angst- und Zwangsstörungen.

Wegen dieser Komplexität der Erkrankung ist bei der Behandlung von Essstörungen die Gestaltung der Rahmenbedingungen von besonderer Relevanz. Dargestellt werden sollen hier sowohl personelle als auch strukturelle Rahmenbedingungen, außerdem Gruppenregeln sowie einzelne Bausteine einer TE.

5.1 Personelle Rahmenbedingungen

Beim Themenbereich Körper/Körperbild stellt sowohl die behandelnde als auch die behandelte Person einen wichtigen Einflussfaktor dar. Wirkung haben hierbei sowohl äußere Erscheinungsbilder als auch Grundhaltungen, Erfahrungen und Erwartungen bezogen auf die Thematik. Die folgenden Abschnitte untergliedern sich in die Wirkfaktoren Patientinnen, Gruppe, Therapeutinnen und Team.

Alle beteiligten Personen sollten reflektieren und berücksichtigen, dass die Zeit, in der jemand aufgewachsen ist, und auch aktuelle Strömungen die jeweilige Person beeinflussen. Dazu gehören aktuelle Mode (z.B. Kleidung, Figur, Umgang mit dem Äußeren) und Wahrnehmungsgewohnheiten (z.B. die Nutzung sozialer Medien), politische Strömungen (z.B. die partielle Öffnung der Gesellschaft gegenüber non-binären bzw. diversen Geschlechtsidentitäten) sowie interkulturelle Aspekte.

5.1.1 Wirkfaktor Patientin

Gerade durch die oben geschilderten verkomplizierenden Aspekte der Erkrankung werden Patientinnen häufig als „schwer zu behandeln“ erlebt. In der Vergangenheit manifestierte sich dies sogar im diagnostischen Konzept in Verantwortungs- und Schuldzuschreibungen wie etwa der „Weigerung zum Gewichtsaufbau“. In unserem Ansatz wird die Patientin als Ressource und Wirkfaktor für ihre eigene Behandlung begriffen. Das bedeutet etwa, die symptomatische Ambivalenz zu akzeptieren, zu reflektieren und veränderungsorientiert zu nutzen. Das heißt auch, dass es für die Teilnahme an den TE kaum Kontraindikationen gibt: Es gibt keinerlei motivationale Voraussetzungen für die Teilnahme an den TEs. Selbst Patientinnen, die nicht eigeninitiativ zur Behandlung erscheinen, sollten aktiv aufgesucht werden. Das Setting der TE ist entsprechend anzupassen. Auch hierbei gilt das Prinzip des Flexibilisierens und der Risikobereitschaft: So können Patientinnen aktiv zu Hause aufgesucht werden, angerufen, per Zoom konsultiert werden.

Einzige Kontraindikationen sind – bezogen auf eine Therapiegruppe – schädigende Symptomatik wie offene Fremd- und Eigenaggressivität oder aktive Wahnsymptomatik.

Diversitäten (kulturelle Zugehörigkeiten, sexuelle Orientierungen, körperliche Besonderheiten, Genderfluidität) werden wertfrei akzeptierend und in großer Selbstverständlichkeit angenommen. Thematisiert werden sie ebenso selbstverständlich, wenn es thematisch therapieunterstützend ist.

Auch hier findet sich die ergebnisoffene Grundhaltung des „Yes, and“ des Improvisationstheaters wieder: Die Patientin wird wahrgenommen, sie wird im Hier und Jetzt in ihrer Ganzheitlichkeit als Beziehungsangebot angenommen. Darauf basierend werden gemeinsam Entwicklungsschritte initiiert und begleitet. Hierdurch wird die Patientin selbst zum Wirkfaktor.

5.1.2 Wirkfaktor Gruppe

Das Manual eignet sich gut für die Anwendung im Gruppenkontext. Hierbei ist auf Gruppenzusammensetzung, Anzahl der Teilnehmenden und Behandelnden zu achten. Das oben beschriebene, an Patientinnen orientierte Vorgehen lässt sich auf den Wirkfaktor Gruppe übertragen. Dabei sind die Patientinnen ebenso ganzheitlich und wertfrei zu betrachten wie in der Einzeltherapie. Auch Gruppengröße und -zusammensetzung können – mit Limitationen – variieren und die Therapie so mitbeeinflussen. Grenzen liegen erfahrungsgemäß bei einem 1:5-Schlüssel von Behandelnden zu Patientinnen. Ein Therapeutinnen-Team ist zu bevorzugen. Optimal ist eine Gruppengröße von 6–10 Patientinnen mit einem interdisziplinären Behandlungsteam. Diversitäten der Behandelnden in Bezug auf Geschlechtsidentität und Lebensalter sind nach Erfahrungen der Therapeutinnen bereichernd.

Erfahrungsgemäß sollte die Gruppe als offene Gruppe angeboten werden. Nur so können neue von erfahrenen Patientinnen profitieren und die konstruktive Gruppenatmosphäre kann sich weitertragen. Typischerweise kommen Patientinnen mit den beschriebenen Ambivalenzen, Ängsten und entsprechender Skepsis. Erfahrungsberichte von Mitpatientinnen ermöglichen dann zumeist ausgesprochen effektiv eine Wirksamkeitserwartung an das Setting.

Für die Gruppendynamik hat es sich als relevant erwiesen, sie durch Aufnahme- und Abschiedsrituale für die einzelnen Patientinnen zu rahmen. Die Aufnahme in die Gruppe erfolgt bei uns durch eine Begrüßung und Vorstellungsrunde der Patientinnen sowie der Darlegung der Gruppenregeln (Kap. 5.3) von Seiten der erfahrenen Patientinnen. Die Verabschiedung beinhaltet eine Abschiedsrunde mit entwicklungsbezogenen Rückmeldungen von Patientinnen und Therapeutinnen. Zusätzlich können ritualisierte kleine Erinnerungsgeschenke, wie etwa Karten mit individuell ausgewählten Sinnsprüchen, kleine Edelsteine o. ä. genutzt werden. Die Rituale sind selbstverständlich auch anders gestaltbar. Wichtig ist jedoch, dass durch solche Rituale die Gruppe als Wirkfaktor gezielt aufgegriffen wird.

Der Wirkfaktor Gruppe lässt sich in verschiedene Unterfaktoren gliedern:

- Oben beschrieben wurde das Lernen am Modell, das sich nicht nur bei der Aufnahme in die Gruppe, sondern kontinuierlich immer wieder findet.
- Durch die Erfahrung, mit der Symptomatik nicht allein zu sein, erfolgt eine gegenseitige Entlastung. Die gemeinsame Einordnung der Symptome kann zudem eine Distanzierung und Metaperspektive ermöglichen.
- Ziel- und problemfokussierte Rückmeldungen sind von Mitpatientinnen leichter anzunehmen, ebenso Lösungsvorschläge. Oft bilden sich auch Untergruppen, die gemeinsam an spezifischen Zielen weiterarbeiten. Hierbei ist es von Vorteil, dass sie sich gegenseitig empathisch unterstützen können und einen unmittelbaren Zugang zu den krankheitsassoziierten Zielen finden können.
- Die über Inhalte des Improvisationstheaters und der BWT durchgängige Interaktionsaktivierung führt in diesem Konzept zu einer starken Gruppenkohäsion und Steigerung der sozialen Kompetenz.
- Last but not least kann die Gruppe Bindungs- und Spaßbedürfnisse erfüllen.

Eine wichtige, wiederkehrende Frage bei der Gruppenzusammenstellung ist die der Diagnosespezifität. In unserem Alltag mischen wir alle Essstörungsdiagnosen in der Gruppe. In Einzelfällen können auch Patientinnen mit anderen Diagnosen mit Körperbildproblemen teilnehmen. Typischerweise sind dies Patientinnen mit sozialen Ängsten oder depressiver Symptomatik. Aus unserer Erfahrung sind diese Mischungen machbar und können sehr konstruktiv sein. Bei bestimmten Themen erleben jedoch die Patientinnen mit BN oder BED Minderwertigkeit durch das Fehlen von Untergewicht in Vergangenheit oder Gegenwart. Es sollte offen thematisiert werden, wie paradox diese Aufwertung von gewichtsbezogener Symptomatik ist. Diese Logik wohnt der Essstörung inne und ist somit selbst symptomatisch zu bewerten. Zudem sollte jedoch offen besprochen werden, ob die Gruppen bei bestimmten TE nicht nach Diagnose unterteilt werden sollten. Aus unserer Sicht kann dies vor allem die TE der Kapitel 6.17 bis 6.24 betreffen.

5.1.3 Wirkfaktor Therapeutinnen

Neben einer störungsspezifischen Qualifikation haben die therapeutische Grundhaltung und die Persönlichkeit der Therapeutinnen zentrale Bedeutung:

- Basis ist eine wertfreie, neugierige Haltung gegenüber den Patientinnen mit ihrer individuell ausgestalteten Symptomatik und ihren krankheitsunabhängigen Persönlichkeitsaspekten.

- Die Therapeutinnen sollten sich selbst, ihrer Kompetenzen und biografischen Erfahrungen bewusst sein. Dabei sollte hinterfragt werden, was therapiefördernd einsetzbar bzw. hindernd ist. Hilfreich sind dabei auch kollegialer Austausch bis hin zu Supervision.
- Auch Transferaspekte hängen von Biografie, Eigenschaften etc. der Therapeutin mit ab. Das sollte ihr bewusst sein. Eine ausführliche, das Körperbild einbeziehende Selbsterfahrung kann hierfür sinnvoll sein.
- Übungen sollten nur durchgeführt werden, wenn die Therapeutinnen Sinnhaftigkeit und Art der Übungen nachvollziehen können und selbst dabei ins Erleben kommen können.
- Den Therapeutinnen sollte es gelingen, durch eine reduzierte Menge an Vorgaben, größtmögliche Spontaneität und Individualität zu ermöglichen. Sie sollten Modell sein bezüglich der Aspekte „Kontrolle abgeben" und „Fehler zulassen". Das erfordert Reflexion bezüglich der eigenen perfektionistischen Züge (z.B. müssen Flipcharts nicht perfekt sein) sowie ggfs. Training der eigenen Spontaneität oder Impulskontrolle.
- Hilfreich für die Durchführung der TE ist ein hohes Ausmaß an Authentizität. Therapeutinnen dürfen und sollen als Modell fungieren, sich selbst einbringen. Das erhält Motivation, hilft beim Beziehungsaufbau und macht Therapeutinnen glaubwürdig. Maßstab für die Menge an persönlichem Einbringen sollte vor allem auch sein, dass sich jede Therapeutin sicher und wohlfühlen sollte in ihrer Rolle.
- Zum Wirkfaktor der Therapeutinnen gehört auch deren Körper, was das Gewicht beinhaltet. Je nach Gewicht der Therapeutin werden unterschiedliche Reaktionen (Gedanken, Gefühle, Empfindungen, Verhalten) bei den Patientinnen ausgelöst. Das beinhaltet Wahrnehmungsprozesse wie interindividuelle Vergleiche, die Symptomatik triggern können. Ein offener, authentischer Umgang mit der eigenen Körperlichkeit und solcher Reaktionen ist hier für Patientinnen hilfreich. Hypothetisch angenommene, mögliche Reaktionen der Patientinnen sollten offen angesprochen werden, ebenso die eigene Körperlichkeit. Dabei sollte selbstverständlich die eigene Gesundheit belegt werden können. Therapeutinnen, die selbst unter einer akuten Essstörung leiden, sollten aus unserer Sicht keine Essstörungspatientinnen behandeln.

  - Bezogen auf Untergewicht (BMI unter 18,5 kg/m²) kann bei Patientinnen ein Krankheitsverdacht und dadurch fehlende Glaubwürdigkeit entstehen, auch Neidgefühle, Erwartung an weniger Druck für die eigene Gewichtszunahme, Minderwertigkeitserleben usw. sind denkbar.
  - Im Gegensatz dazu kann Normalgewicht bis leichtes Übergewicht (BMI 18,5–27 kg/m²) zu skeptischem Hinterfragen führen, ob ein zufriedenes

Leben bei intuitivem Essverhalten im normalgewichtigen Bereich möglich sei. Wenn die Therapeutin dies authentisch vorlebt, kann es zu einer positiven Erwartungshaltung in Bezug auf Körperakzeptanz beim Set Point, also dem genetisch zu erwartenden Körpergewicht, kommen.
- Übergewicht (BMI über 27 kg/m²), vor allem starkes Übergewicht (BMI über 30 kg/m²) verunsichert zumeist bezüglich der Ursachen des Übergewichtes, es kann Ängste auslösen, dass ein höheres Körpergewicht erwartet werde, es können aggressive Impulse seitens der Therapeutin unterstellt oder ihre berufliche Motivation hinterfragt werden. Weiter können Probleme entstehen, Respekt und Anerkennung für die Therapeutin aufzubringen, da diese im persönlichen Werteschema schlecht abschneidet.

- Bei einem Krankheitsbild, das stark beeinflusst ist von gesellschaftlichen Maßstäben, ist es wichtig, zeitgeschichtliche Strömungen, Moden, digitale Welten u.ä. erfahrungsorientiert zu kennen. Das bedeutet, dass die aktuelle Mode bekannt sein sollte, testweise entsprechende Apps genutzt und kulturelle Strömungen reflektiert werden sollten.

5.1.4 Wirkfaktor Team

Das Team beinhaltet zunächst die behandelnden Therapeutinnen. Führt man das Konzept als Gruppe durch, sollten diese sich interdisziplinär oder mit verschiedenen Blickwinkeln gegenseitig ergänzen. Dabei sollte möglichst ausreichend Wissen zu den Themenbereichen Körper- und Bewegungsorientierung sowie VT vorliegen. Das gilt selbstverständlich auch für das einzeltherapeutische Setting. D. h. ggfs. sind entsprechende Fortbildungen hilfreich.

Zusätzlich ist der Blick auf etwaige Mitbehandelnde notwendig: Im stationären Kontext beinhaltet dies das entsprechende Stationsteam. Wichtig ist es hierbei, dass relevante Informationen aus der Körperbildtherapie zeitnah Mitbehandelnde erreichen und umgekehrt.

5.2 Strukturelle Rahmenbedingungen

Das Konzept ist als Einzel- oder Gruppentherapie durchführbar. Soweit sie von approbierten Therapeutinnen durchgeführt wird, handelt es sich um eine Versicherungsleistung. Möglich sind auch Finanzierungen durch Stiftungen, Jugendämter, staatliche Gesundheitsfonds oder selbst finanziert. Grundsätzlich ist es wichtig, dass Strukturen professionelles Arbeiten ermöglichen, also ausreichend Platz, Zeit und Material zur Verfügung stehen.

5.2.1 Räumliche Rahmenbedingungen

Die räumlichen Gegebenheiten sollten so geschaffen sein, dass sie eine kreative Nutzung ermöglichen. Die handlungs- und erfahrungsorientierten Inhalte sollten umsetzbar sein, etwa das Erstellen einer Bühne oder Umhergehen im Raum möglich. Das bedeutet für die Einzeltherapie eine ca. 12 qm große freiräumbare Fläche. Sollte dies nicht möglich sein, können entsprechende Inhalte bei adäquatem Wetter nach draußen verlegt werden. Auch hier gilt wieder die Möglichkeit der flexiblen, spontanen Abwandlung. Für die Gruppentherapie ist für bis zu acht Teilnehmenden ein Minimum von 60 qm erforderlich. Will man die bewährte Raumeinteilung von Theorieraum und Aktionsraum, benötigt man mindestens 100 qm. Die Räumlichkeiten sollten von außen nicht einsehbar sein und über einen rutschfesten Untergrund verfügen. Besonders geeignet sind Räume mit Tageslicht und hoher Decke. Als Sitzgelegenheiten eignen sich für ein entspanntes Sitzen Matten oder Sitzkissen. Herkömmliche Stühle oder Sessel provozieren häufig einen verspannten Sitz auf der Stuhlkante.

Eine wichtige Überlegung ist die der Raumnutzung. Für Improvisations-Übungen sollte durchaus eine explizite Bühne gestaltet werden. Diese sollte räumlich kenntlich gemacht werden durch beispielsweise eine dicke Turnmatte, sichtbare Abgrenzung oder auch die Definition einer freigeräumten Raumseite in kleineren Räumen.

5.2.2 Zeitliche Rahmenbedingungen

Zumeist orientieren sich die TE an den bei Abrechnungen im Gesundheitswesen gängigen 50 Minuten. Unsere TE sind innerhalb dieser 50 Minuten durchführbar. Um Inhalte ausführlich vertiefend behandeln zu können, sind 100 Minuten optimal.

Bezüglich der Tageszeit ist erfahrungsgemäß ein mittleres Expositionsniveau optimal, d.h. eine Gruppenzeit unmittelbar nach einer Hauptmahlzeit ist eher ungünstig. Als hilfreich hat es sich erwiesen, zu einer 50-minütigen Einheit zumindest eine zusätzliche etwa 20-minütige Einstimmungsphase in Form von Selbstfürsorge mit Elementen aus dem Yoga voranzustellen. In diesem Rahmen kann dann häufig bereits eine Hinführung ins Thema umgesetzt werden.

Zur Umsetzung von alltagsorientierten Übungen eignen sich kurze Feedback-Kontakte zwischen den TE, etwa per Mail oder Textnachricht. Dies hilft, die Veränderungsmotivation zu stärken und die Wahrscheinlichkeit von Veränderungen im Alltag zu erhöhen. Auch hier gilt: Flexibilisierung des Behandlungssettings erhöht die Wahrscheinlichkeit der Flexibilisierung des Verhaltens bei den Patientinnen.

5.2.3 Material

Zur Durchführung von Körperbildtherapie ist die Nutzbarkeit eines Ganzkörperspiegels hilfreich. Dieser muss nicht, kann aber durchgängig sichtbar und zugänglich sein. Wichtig ist hier, dass er, falls sichtbar, mit einer großen Selbstverständlichkeit Teil des Raumes ist. Ergänzend kann Videofeedback genutzt werden.

An Materialien, die standardgemäß eingesetzt werden, sind Flipchart mit Flipchart-Markern und Musik bei zahlreichen TE erforderlich. Ergänzt werden diese durch TE-bezogene Arbeitsblätter und Stifte.

Zusätzlich sollte ein breites Arsenal an Kleinmaterialien vorliegen, das vielseitig und kreativ eingesetzt werden kann. Möglich sind etwa Bälle in verschiedenen Größen, ein Schwungtuch, Naturmaterialien, Tiere oder Figuren aus Kunststoff, Tücher, Luftballons, Seile usw. Wiederum geht es nicht um spezifische Vorgaben, sondern um Flexibilität und Nutzung dessen, was gegeben ist.

5.3 Gruppenregeln

Die Gruppenregeln sind nur dann relevant, wenn das Konzept als Gruppenformat durchgeführt wird. Ziel der Gruppenregeln ist die Gestaltung einer stimmigen, offenen Gruppenatmosphäre, in der man hinterfragen und kritisieren sowie offen und authentisch sein darf. Da sind gegenseitige Wertschätzung und Respekt selbstverständlich Voraussetzung. Die Psychopathologie der Essstörung impliziert teilweise die Notwendigkeit von paradoxen Regeln und Ausnahmen von Regeln.

5.3.1 Pünktlichkeit

Für eine gelingende Gruppe ist ein gemeinsamer Start wünschenswert, insofern sollte Pünktlichkeit gemeinsames Ziel aller Teilnehmenden sein. Sinnvoll kann es sein, Räumlichkeiten und Material vorab zugänglich zu machen und so eine zielorientierte Einstimmung zu ermöglichen. Pünktlichkeit ist also sinnvoll, übertriebenes Pünktlichkeitsverlangen kann aber auch Hinweis auf noch bestehende Psychopathologie sein. Für überstrukturierte, ggfs. zwanghafte Patientinnen kann eine bedürfnisorientierte, selbstfürsorgliche Flexibilisierung ein Entwicklungsziel sein. Ein Zu-spät-Kommen kann andererseits aber auch ein Hinweis auf fortbestehende Symptomatik sein. Beispiele hierfür sind etwa Ausüben zwanghaften Bewegungsverhaltens, langsames Essverhalten, vermehrte Toilettengänge etc. Dies sollte diagnostisch aufgenommen und ggfs. offen zum Thema gemacht werden.

5.3.2 Schweigepflicht

Um eine vertrauensvolle Atmosphäre in der Gruppe zu gewährleisten, ist eine Sicherheit im Umgang mit intimen Informationen erforderlich. Das bedeutet, dass alles, was innerhalb der Gruppe geschieht, nicht nach außen getragen wird. Dies gilt explizit sowohl für verbalisierte Informationen als auch für nonverbale Inhalte der Gruppe wie Reaktionen in praktischen Übungen. Erwünscht ist im Gegensatz dazu, dass die Patientinnen der Gruppe miteinander zwischen den einzelnen TE an den Inhalten weiterarbeiten, nach Absprache gerade auch miteinander. Zum Teil macht dies auch das Einbeziehen von Bezugspersonen wie Angehörige, Partner:innen oder Freund:innen erforderlich. Von der jeweiligen Patientin thematisiert werden dann selbstverständlich die eigenen Erfahrungen und Themen, nicht die der Mitpatientinnen.

5.3.3 Umgang mit körperlicher Unruhe

Ein häufiger Störfaktor für die Gruppenatmosphäre ist körperliche Unruhe einzelner Patientinnen. Das kann sich in hohem Bewegungsdrang, großer körperlicher Anspannung oder stereotypen Bewegungsfolgen äußern. Das häufigste Bewegungssymptom ist dabei Zittern mit Beinen und Füßen. Die Unruhe wird dann schnell auf die Gruppe übertragen. Die Symptomatik wird von den Therapeutinnen offen angesprochen. Dabei werden die Patientinnen aufgefordert, die dysfunktionalen Bewegungsabläufe zu unterbrechen, etwa durch gezielte, beruhigende Gegenbewegungen.

5.3.4 Individuelle Abwandlung der Übungen

Die im Manual vorgeschlagenen Übungen sind für ein mittleres Schwierigkeitsniveau beschrieben. Für viele Teilnehmerinnen sind sie abzuwandeln. Ziel ist es, jede Patientin aus der Komfortzone in Exposition zu bringen, dies aber ohne Überforderung. Die Patientinnen werden von der Begrüßung an eingeladen, sich individuelle Anpassungen der Übungen einzufordern. Dabei ist sowohl eine Reduktion als auch eine Intensivierung der Expositionsgrade möglich.

Methodisch geschehen diese Abwandlungen durch Differenzierung und Individualisierung der Übungen. Die häufigsten Varianten sind dabei bei den Übungen der einzelnen TE beschrieben. Zusätzlich sind aber jederzeit weitere Variationen möglich und teilweise auch notwendig. Beispiele für zu variierende Charakteristika sind:

- Geschwindigkeit wird gesenkt oder erhöht
- Struktur wird vermehrt gegeben oder reduziert
- Mit oder ohne Musiknutzung
- Blickrichtung zum Spiegel oder in den Raum
- Mit oder ohne Stimmeinsatz, Lautstärke
- Mit oder ohne Bühnensetting, als Teil der Gruppe oder vor der Gruppe

Dabei wird den Patientinnen erläutert, dass es bei der Anpassung der Übungen nicht um Leistungsaspekte geht, sondern damit einzig eine Wirksamkeit für jede Patientin erreicht werden soll. Die Patientinnen haben also eine Mitverantwortung dafür, Rückmeldungen über die Passung der jeweiligen Variante zu geben.

5.3.5 Therapeutische Hausaufgaben

Therapie findet nicht nur während der TE statt, sondern vor allem auch in der Zeit dazwischen. Diese ist maßgeblich durch therapeutische Hausaufgaben gestaltet. Die TE beinhalten Basisinformationen zur Gestaltung von Zielen. Darauf aufbauend sollten die Patientinnen sich zu jeder TE eigenverantwortlich Ziele setzen, die sie über selbstständiges Üben im Alltag erreichen können. Um die Motivation zu erhöhen, ist eine selbstverpflichtende Vor- und Nachbesprechung hilfreich. Da hier ein möglichst großer Alltagsbezug hergestellt werden soll, bieten sich als Unterstützung neben den therapeutischen Bezugspersonen gerade auch Mitpatientinnen, Familienmitglieder oder Freund:innen an. Die meisten TE beinhalten im Abschnitt Embodiment konkrete Hinweise auf mögliche therapeutische Hausaufgaben.

5.3.6 Einzelzuwendung

Die therapeutische Arbeit außerhalb der Komfortzone bringt regelmäßig Krisen mit sich. Damit bei Krisen einzelner Patientinnen Mitpatientinnen nicht in ihrer Therapie gestört werden, hat sich eine Einzelzuwendung außerhalb des Therapieraums bewährt. Diese Maßnahme ist vorab für alle Patientinnen vorbesprochen und kann sowohl von den Therapeutinnen als auch von den Patientinnen initiiert werden. In einem geschützten Raum oder bei einem Kurzspaziergang wird die Situation von der Patientin unmittelbar in der Situation beschrieben und im Gespräch mit der Therapeutin besprochen, mit Ziel wieder für die Gruppe handlungsfähig zu werden. Das bedeutet, dass die Gruppe zeitgleich zum klärenden Gespräch weiterlaufen kann.

Methoden zur Stabilisierung ergeben sich aus Techniken der Triggerdiskriminierung, der Akzeptanz von Gefühlen und Anwendung von Skills sowie aus vorbesprochenen Abwandlungen der Übung/Situation, durch die die Krise ausgelöst wurde.

5.3.7 Fehler Willkommen

Perfektionismus ist eine bei Patientinnen mit Essstörungen häufig berichtete Eigenschaft. Daher versuchen Patientinnen mit Essstörungen in der Regel Fehler zu vermeiden. Gelingt dies nicht, entstehen übermäßige Scham- und Schuldgefühle, die die Symptomatik aufrechterhalten. Für die Gruppenatmosphäre ist daher eine positive Fehlerkultur Voraussetzung. Auch in den Grundhaltungen des Improvisationstheaters findet sich das „Scheiter heiter" explizit wieder. In unseren Bausteinen ist diesem Thema inhaltlich eine TE gewidmet (Kap. 6.11). Grundsätzlich gilt die Maxime von „Scheiter heiter" aber bei allen Inhalten. Das sollte sich einerseits in der Grundhaltung der Therapeutinnen zeigen, andererseits durch die Übungen aus dem Improvisationstheater hochfrequent aktiviert werden. Zusätzlich wird von Beginn an deutlich gemacht, dass verhaltensbezogene Risiken eingegangen werden sollten und dabei logischerweise Fehler entstehen. Fehler sollten willkommen sein.

5.4 Ablauf einer Therapieeinheit

Die Teile der TE werden dabei mit unterschiedlichen Techniken und Methoden ausgeführt (Kap. 4.2) und nehmen je nach Thema verschieden viel Raum ein. Über die TE ergibt sich so ein Spannungsbogen, der in der Kernphase seinen Höhepunkt findet.

5.4.1 Begrüßung und Hinführung

Die Begrüßungssituation ist in der Regel im Sitzen, bei Gruppen im Kreis. Initial wird validierend die Therapiesituation positiv konnotiert (z. B. „Schön, dass Sie heute da sind, wir nehmen uns heute Zeit für …"; „Wir sind heute eine große Gruppe, XY fehlt noch, weiß jemand etwas darüber?").

Ziel der Hinführung ist es, die Patientin biopsychosozial auf die Kernphase der TE vorzubereiten. Dabei ist es zudem wichtig, dass größtmögliche Compliance zur Bearbeitung der therapeutischen Inhalte entsteht und damit auch Bereitschaft zur Exposition. Je nach TE erfolgt daher eine Hinführung entweder durch explizite Nennung des aktuellen Themas oder der Einstieg über eine Handlungsaktivierung und anschließender Reflexion, die in einem Transfer mit Bezug zur TE mündet. Möglich ist auch eine Kombination aus beidem.

5.4.2 Kernphase

Die Kernphase nimmt die längste Zeit der TE ein. In ihr werden die therapeutischen Inhalte intensiv mit unterschiedlichen Methoden und Techniken (Kap. 4.2) umgesetzt. Die jeweilige Zielsetzung der TE richtet sich dabei nach dem Thema und ist zu Beginn jeder TE dargestellt (Kap. 6). Am Ende der Kernphase liegt idealerweise der Höhepunkt des Spannungsbogens mit der höchsten psychosozialen Aktivierung. Dies kann beispielsweise in einer intensiven, komplexeren Übung, etwa einem Rollenspiel, bestehen, aus gegenseitigem Vorstellen des Erarbeiteten oder dem Teilen persönlicher Inhalte.

5.4.3 Embodiment und Transfer in den Alltag

Ziel von Embodiment und Transfer in den Alltag ist eine möglichst nachhaltige Konsolidierung der erarbeiteten therapeutischen Inhalte. Hierbei sollen abschließend auf den vier Ebenen des Körperbildes möglichst intensive

Konsolidierungsprozesse sichergestellt werden. Das kann durch eine große Vielfalt an Embodiment-Übungen und Techniken des Transfers geschehen. Embodiment steht dabei für die gezielte Intensivierung von Informationen durch Verkörperung. Beispiele für Embodiment-Übungen sind symbolische Bewegungsabläufe als Reminder zu etablieren, kurze intensive themenbezogene Erlebnisse oder inhaltlich verwandte kurze spielerische Wiederholung der Inhalte.

Transfer in den Alltag geschieht klassischerweise durch therapeutische Hausaufgaben wie Selbstbeobachtungen, der weiterführenden Bearbeitung von Arbeitsblättern oder dem Umsetzen selbstgesteckter Ziele im Alltag. Hierfür enthält unser Manual zahlreiche ergänzende Arbeitsblätter (AB) für den Alltag, zumeist tabellarisch aufgebaut und mit Beispielen versehen, die online auf der Verlagshomepage abgerufen werden können. Diese Arbeitsblätter sind als Anregung und als strukturierende Unterstützung zu verstehen. Insbesondere bei sehr perfektionistischen Patientinnen kann das Nutzen solcher strukturiert gestalteter Arbeitsblätter zu einer Aktivierung von perfektionistischem, zwanghaftem Verhalten führen und damit eine tatsächliche Verhaltensveränderung mit Emotionsaktivierung und neuen Erfahrungen verhindern. Gerade für eher impulsive Patientinnen kann die Ergänzung jedoch sehr sinnvoll sein. Allgemein sollen die Arbeitsblätter für den Alltag helfen, den therapeutischen Prozess konsolidierend zu begleiten.

Ein zusätzlicher sehr wirksamer Impuls, der einen wirksamen Alltagstransfer erleichtern kann, ist das Einbeziehen von Bezugspersonen. Das können einerseits Mitpatientinnen sein, die Entwicklungsprozesse und damit verbundene konkrete Ziele durch Rückmeldung oder aber gemeinsames Verfolgen der Ziele kennen und unterstützen. Andererseits können aber auch andere Personen des Vertrauens, wie Familienangehörige oder enge Freund:innen, entsprechende Aufgaben übernehmen oder zur Realitätsüberprüfung, bezogen auf spezifische Aspekte, befragt werden. Teilweise gibt es auch explizite Rückmeldebögen als optionale Hausaufgaben, die das Einholen von Rückmeldungen im Sinne einer Exposition und Realitätsüberprüfung beinhalten.

Wichtig ist, dass jede Patientin zum Ende der TE ein individuell stimmiges, sehr konkretes (SMARTes, Kap. 6.5), bis zur nächsten TE umsetzbares Ziel mit angemessenem Schwierigkeitsgrad findet. Optimalerweise sollte dann in der nächsten TE davon berichtet werden. Dabei ist den Patientinnen freigestellt, ob sie das strukturierende Arbeitsblatt nutzen oder frei berichten möchten.

Je nach zeitlichen Ressourcen können Embodiment und Transfer einzeln oder ergänzend zusammen durchgeführt werden.

6 Die 30 Therapieeinheiten (TE)

Die therapeutischen Ideen wurden in einzelne TE gefasst, die es im therapeutischen Alltag ermöglichen, für die Patientinnen individuell stimmige Ideen zu generieren und in die Praxis umzusetzen. Die Einheiten bauen teilweise thematisch aufeinander auf, größtenteils sind sie aber als eigenständige Einheiten in Einzel- und Gruppentherapie anwendbar. Die Kapitel untergliedern sich in jeweils drei Abschnitte (Kap. 5.4): Begrüßung / Hinführung, dann Kernphase und schließlich Embodiment / Transfer in den Alltag. Die theoretischen und praktischen Anteile finden sich dabei jeweils in unterschiedlichen Bereichen, je nach Schwerpunkt und Thema der TE. Die Interventionen sind dabei als Gerüst und Inspirationen gedacht, können und sollen individuell bedürfnisorientiert abgewandelt werden.

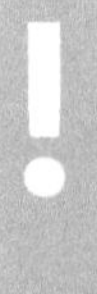

Im Anhang sowie im Online-Material finden sich Übersichten über die Übungen (Tab. 4) sowie über die Arbeitsblätter (Tab. 5). Die online zur Verfügung gestellten Arbeitsblätter finden sich jeweils in Du- als auch in Sie-Form, wählbar nach Zielgruppe der Patientinnen.

6.1 Die vier Komponenten des Körperbildes

Ziel dieser Einheit ist es, die Perspektive auf das Körperbild zu erweitern und zu differenzieren. Damit soll eine erste wichtige Grundlage für die Arbeit an der Körperbildstörung geschaffen werden (Kap. 2.1.1). Die Patientinnen sollen lernen, sich gegenseitig beeinflussende Aspekte des Körperbildes zu erkennen, diese distanzierter und objektiver zu beschreiben und sich so eine Metaebene zu erarbeiten. Außerdem soll es bereits hier um Einflussmöglichkeiten auf das Körperbild durch Veränderung von Mustern gehen. Es soll deutlich werden, dass die Patientinnen sich nicht hilflos ihren automatischen Gedanken, Empfindungen, Gefühlen und Verhalten ausgeliefert sehen müssen, sondern dass sie etwa durch Veränderung von Verhalten oder Empfindungen Zugriff auf automatisierte Wahrnehmungs- und Verarbeitungsprozesse haben und langfristige

Entwicklungsprozesse aktiv und bewusst mitgestalten können. In Kapitel 2.1 findet sich zusätzlicher theoretischer Inhalt zu dieser TE.

→ Material: Flipchart, dicke Flipchart-Stifte, AB 1 „Vier Komponenten des Körperbildes im Alltag"

6.1.1 Begrüßung und Hinführung

Die TE beginnt mit einer Begrüßung, der Nennung des Themas und einer Einstimmung. Für die erste TE wurde hierfür ein Bodyscan gewählt.

„Wertfreie Körperreise"
Art: Achtsamkeitsübung
Kontext zur Köperbildtherapie: Selbstwahrnehmung, Achtsamkeit, Akzeptanz
Bewegungsform: Liegen, Sitzen oder Gehen
Anzahl Teilnehmende: 1–12
Anleitung: Die Patientinnen können individuell wählen, ob sie den Bodyscan im Liegen, Sitzen oder Gehen durchgeführt haben möchten. Die Position bzw. Bewegungsform kann während der Übung gewechselt werden. Hierbei werden verschiedene Ausführungen zeitgleich parallel angeleitet. Während des Bodyscans werden verbale Reflexionen zur Gefühls-, Gedanken-, Empfindungs- und Verhaltensebene eingestreut.
Beispielhafte verbale Anleitung zum Bodyscan:
„Wählen Sie eine Lage oder einen Sitz oder das langsame Gehen für den Bodyscan! Richten Sie Ihre Aufmerksamkeit auf die Füße. Beobachten Sie, wann Sie in einen wertenden Umgang mit ihnen kommen. Versuchen Sie, sich zu einem wertfreien Erleben zurückzusteuern. Ist dieses nicht möglich, überspringen Sie die triggernde Körperregion und lenken Sie die Aufmerksamkeit auf eine Region, die Ihnen wertfreies Erleben ermöglicht".
→ *Tipps für das Wording: Körpermitte statt Bauch, tiefe Muskulatur um den Oberschenkelknochen statt Oberschenkel usw.*

An einer Flipchart wird dann gesammelt, was die Patientinnen zum Thema Körperbild assoziieren. Dazu wird ein leeres Flipchart mit der offenen Frage „Was gehört zum Körperbild?" versehen. Die Gruppe erhält die Aufgabe, die Flipchart assoziativ zu füllen. Dies kann auch gut in Form einer Flipchart-Abfrage gestaltet werden (Kap. 4.2.10). Im Anschluss werden mit der Gruppe die Aspekte des Körperbildes sortiert, so dass die vier Komponenten Gedanken, Gefühle, Empfindungen und Verhalten entstehen (Abb. 4). Gerade beim Benennen der Emotionen haben viele Patientinnen Schwierigkeiten und verspüren bei der Verbalisierung ein „allgemeines Unwohlsein". Hier sollten zunächst propriozeptive Komponenten benannt werden, d. h. auf die Lage und Bewegung des Körpers bezogene Empfindungen (z. B. „Ich erlebe meine Oberschenkel von innen heraus dick und fettig", „Ich fühle von innen, wie mein Bauch wächst") und von emotionalen Inhalten getrennt. In einem zweiten Schritt können dann die Emotionen differenziert benannt werden (vgl. Abb. 1 in Kap. 2.1.1).

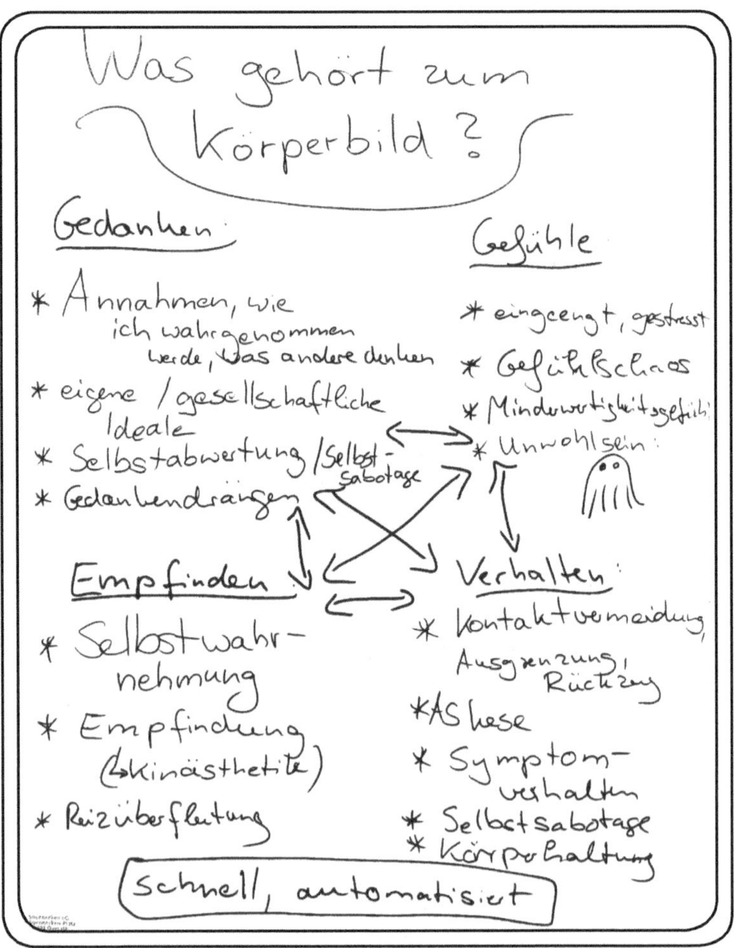

Abb. 4: Flipchart-Beispiel: „Die vier Komponenten des Körperbildes"

6.1.2 Kernphase

Anhand der Flipchart werden nun mit den Patientinnen Beispielsituationen auf die vier Komponenten hin differenziert. Beispiele hierzu können von den Patientinnen gesammelt oder vorgegeben werden (z. B. vor dem Spiegel stehen, Probestunde im Fitnessstudio, Angehörige treffen, Familienfeier, Essen im Restaurant, beim Tanzkurs berührt werden, Kleidung aussuchen …). Es soll gezeigt werden, dass viele Komponenten in ganz unterschiedlichen Situationen auftreten, insbesondere Gedanken, Gefühle und Empfindungen nach automatisierten Mustern ablaufen. Es wird erläutert, dass sich dies auch in Netzwerken der Synapsen im Gehirn wiederfinden lässt, es also darum geht, langfristig diese Netzwerke zu verändern. Auch die Verhaltensimpulse und kompensatorischen Verhaltensweisen ähneln sich häufig in sehr unterschiedlichen Situationen.

Im nächsten Schritt werden die Wechselwirkungen, die es zwischen allen Komponenten in beide Richtungen gibt, erläutert (vgl. Vocks et al., 2018). Viele Zusammenhänge sind den Patientinnen sehr klar, z. B. dass Gedanken Gefühle beeinflussen und Gefühle Gedanken. Andere Zusammenhänge sind eher nicht klar, z. B. dass Verhalten, was etwa auch für Körperhaltung gilt, Gefühle beeinflusst und Empfindungen sowie (Fehl-)Wahrnehmungen die Gedanken. Wenn etwas unklar ist, sollen Beispiele gesammelt werden.

6.1.3 Embodiment und Transfer in den Alltag

Als Embodiment und zur weiterführenden inhaltlichen Auseinandersetzung mit den thematischen Aspekten werden die vier Komponenten als Skulptur dargestellt:

„Körperbild-Skulptur“
Art: Improvisationstheaterübung / kreative Bewegungsübung
Kontext zur Köperbildtherapie: Skulpturen stellen Komponenten des Körperbildes dar
Bewegungsform: Gehen, Stehen, Liegen, Knien etc.
Anzahl Teilnehmende: 1–12
Anleitung: Die Patientinnen werden aufgefordert, eine klassische Triggersituation für negatives Körperbild als Statue darzustellen. Falls das schwerfällt, können die Situationen auch zunächst auf einer Flipchart gesammelt werden.

Die Situationen werden dann physisch nachgebildet.
→ *Variante (einfacher): Bei einer eher passiven Gruppe oder initial, auch in der Einzeltherapie, kann die Skulptur ebenso von einer Therapeutin gestellt werden. Ein Beispiel hierfür finden sich in* Abb. 5.
→ *Variante (Impro): Hilfreich für die Beschreibung der vier Ebenen können auch Techniken der angewandten Improvisation sein, z.B. „Fünf Dinge, die man in dieser Situation fühlt, denkt, tun will …"*
Es werden nun Aspekte zu allen vier Komponenten des Körperbildes gesammelt. Anschließend löst die Skulptur auf, ob sie sich auf allen vier Ebenen gesehen fühlt.
Die Übung kann dann in vertauschten Rollen oder auch in Kleingruppen wiederholt und geübt werden.
Ein Video dazu befindet sich hier: https://www.oberbergkliniken.de/fachkliniken/konraderhof/koerperbildgruppe#koerperbildskulptur.

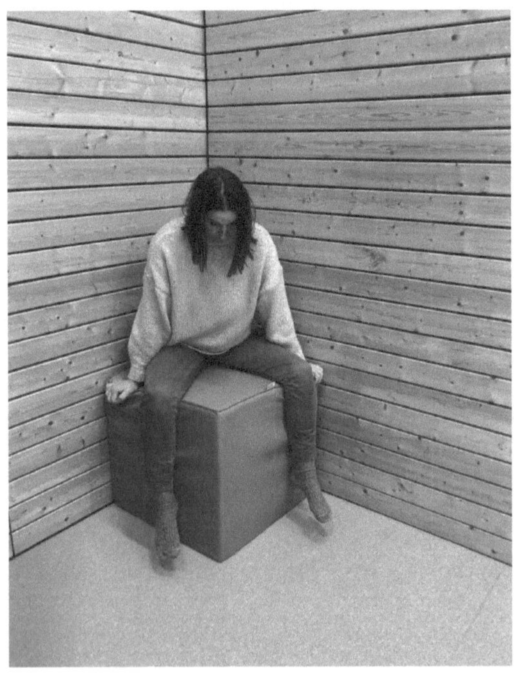

Abb. 5: Arbeitsbeispiel „Skulptur sitzend auf Oberschenkeln schauen"

Die Aufgabe für die nächste Woche besteht darin, Alltagssituationen auf die vier Komponenten des Körperbildes hin zu beobachten und Bespielsituationen zu sammeln.

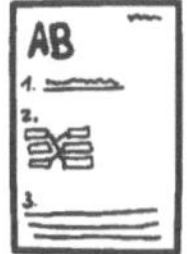

Hilfestellung hierfür kann AB 1 „Vier Komponenten des Körperbildes im Alltag“ sein. Ziel ist also, sich in triggernden Alltagssituationen (z. B. beim Blick in den Spiegel, beim Wiegen, beim Essen …) auf automatische Gedanken hin zu beobachten, möglichst präzise zu differenzieren, welche Emotionen dabei entstehen, perzeptive und propriozeptive Empfindens- und Wahrnehmungsphänomene zu reflektieren sowie dysfunktionale Verhaltensimpulse wahrzunehmen.

6.2 Körperbildbezogene Achtsamkeit

Nach der ersten, eher theoretischen TE bietet sich mit dieser TE eine erlebnisorientierte Thematik als Ergänzung und Kontrast an. Ziel der TE ist es, den Patientinnen das Konzept der Achtsamkeit und insbesondere das der auf den eigenen Körper bezogenen Achtsamkeit näher zu bringen und erfahrbar zu machen. Patientinnen haben im Rahmen von Psychotherapie häufig Kontakt mit dem Konzept der Achtsamkeit. Da Achtsamkeit die Basis der bewusst lenkbaren Empfindung und Wahrnehmung bildet, soll es in der TE um die Anwendung im für die Patientinnen schwierigen Bereich der inneren Achtsamkeit bzw. der Körperwahrnehmung des eigenen Körpers gehen.

→ Material: Flipchart, Stifte, Musik

6.2.1 Begrüßung und Hinführung

Nach einer kurzen Einführung und Erfahrungsabfrage zum Thema Achtsamkeit soll diese emotionsaktivierend erfahrbar gemacht werden.

„Achtsames Gehen“
Art: Achtsamkeitsübung
Kontext zur Köperbildtherapie: Achtsamkeit, Selbstwahrnehmung
Bewegungsform: Gehen
Anzahl Teilnehmende: 1–12
Anleitung: Die Patientinnen werden angeleitet, langsam und achtsam durch den Raum zu gehen und ihre Körperhaltung sowie den Krafteinsatz bei Bewegung, Bewegungsweiten, -richtungen, -geschwindigkeiten und Empfindungen bezogen auf alle Körperteile wertfrei zu beobachten. Nach und nach erhalten sie unterschiedliche Anweisungen wie etwa: „Achten Sie genau auf

die Abrollbewegungen Ihrer Fußsohlen. Nun achten Sie auf Ihre Knie, wie weit beugen, strecken, heben, senken sie sich in der Gehbewegung. Wo spüren Sie hart, weich, glatt, rau, hoch, flach, usw.".

An dieser Stelle erfolgt bewusst kein Transfer, da die achtsame Stimmung als solche weiterwirken soll und in die Kernphase hinein übertragen werden soll.

6.2.2 Kernphase

In der Kernphase folgt unmittelbar die nächste erlebnisorientierte Achtsamkeitsübung, diesmal mit dem Fokus des achtsamen Kontaktes in nonverbaler Interaktion.

„Menschlicher Spiegel"
Art: Achtsamkeitsübung
Kontext zur Köperbildtherapie: Achtsamkeit, Selbstwahrnehmung, Fremdwahrnehmung, Kontakt
Bewegungsform: Stehen, langsames Bewegen
Anzahl Teilnehmende: 1–12
Anleitung: Die Patientinnen werden in Zweiergruppen eingeteilt und gebeten, sich gegenüberzustellen. Die eine Patientin beginnt mit der Führung, die andere folgt als Spiegelbild den Bewegungen.
Hilfreich hierbei ist Musik. Die Rollen werden im Verlauf gewechselt. Manchmal sind Anweisungen erforderlich wie „Lassen Sie sich ganz auf die Bewegungen Ihres Gegenübers ein" oder „Gestalten Sie die Bewegungen so langsam, dass Ihr Gegenüber gut folgen kann" (Abb. 6).
→ *Variante (Einzeltherapie): Die Übung lässt sich auch in der Einzeltherapie durchführen.*
→ *Variante (schwieriger): Die beiden Personen wechseln die Rollen ohne verbale Absprache hin und her.*

Im Anschluss an die Übungen erfolgt ein kurzes Gespräch, wie die Übung erlebt wurde. Häufig wird hier Erleben benannt wie „ungewohnt, aber eigentlich dann irgendwann ganz schön". Es sollte herausgearbeitet werden, dass das Erleben stimmiger wird, wenn eine solche Übung in „Achtsamkeit" geschieht.

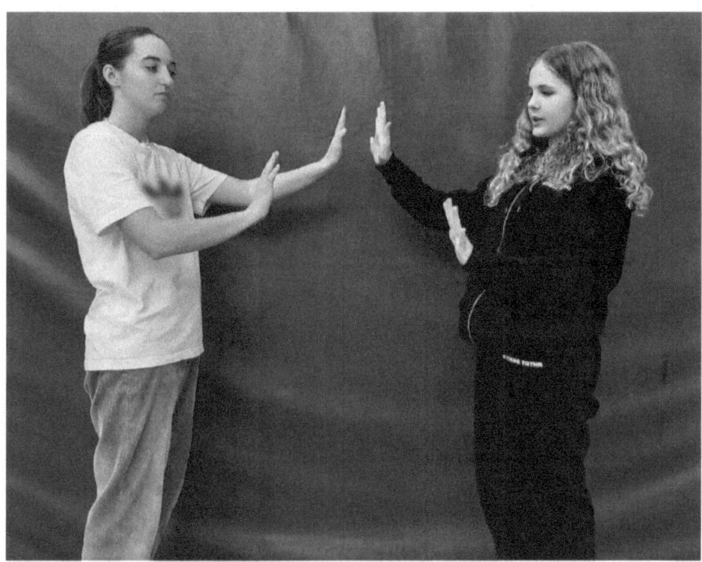

Abb. 6: Arbeitsbeispiel „Menschlicher Spiegel"

Achtsamkeit ist ein Konzept, das vielen Patientinnen aus Alltag und Therapie bekannt ist.

Es folgt ein Brainstorming zum Thema Achtsamkeit. Hier kann auch Bezug genommen werden auf die Beispielsituationen zu den vier Komponenten des Körperbildes, die die Patientinnen in der Woche sammeln und beobachten sollten. Dieses wird an der Flipchart gesammelt, was auch in Form einer Flipchart-Abfrage erfolgen kann (Kap. 4.2.10; Abb. 7).

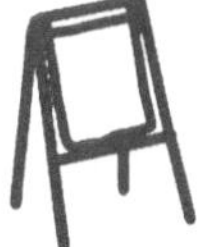

Die Aspekte werden dann nach den drei Säulen der Achtsamkeit sortiert:

- wertfrei/akzeptierend
- im Hier und Jetzt
- bei Sinnen

Als Reflexion und Transfer erfolgen anregende Fragen, etwa:

- Was hat das mit dem Körperbild zu tun?
- Was kennen Sie aus eigener Erfahrung?
- Was bedeutet körperbezogene Achtsamkeit?

- Was bedeutet das auf die vier Ebenen des Körperbildes bezogen?
- Wie lässt sich Achtsamkeit im Alltag unterstützen?

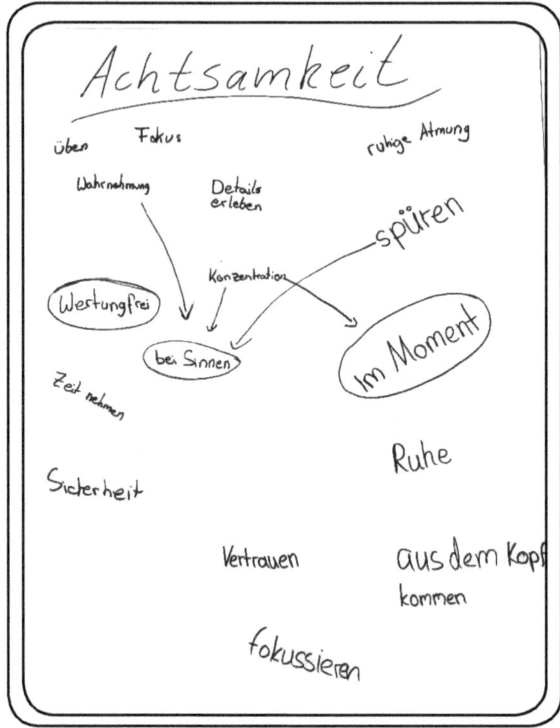

Abb. 7: Flipchartabfrage zu „Achtsamkeit" mit Erarbeitung der drei Säulen der Achtsamkeit

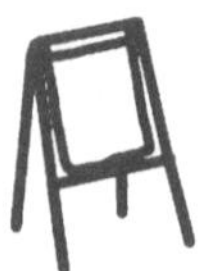

Insbesondere der letzte Aspekt sollte ausführlicher besprochen werden und auf einer Flipchart festgehalten werden (Abb. 8).

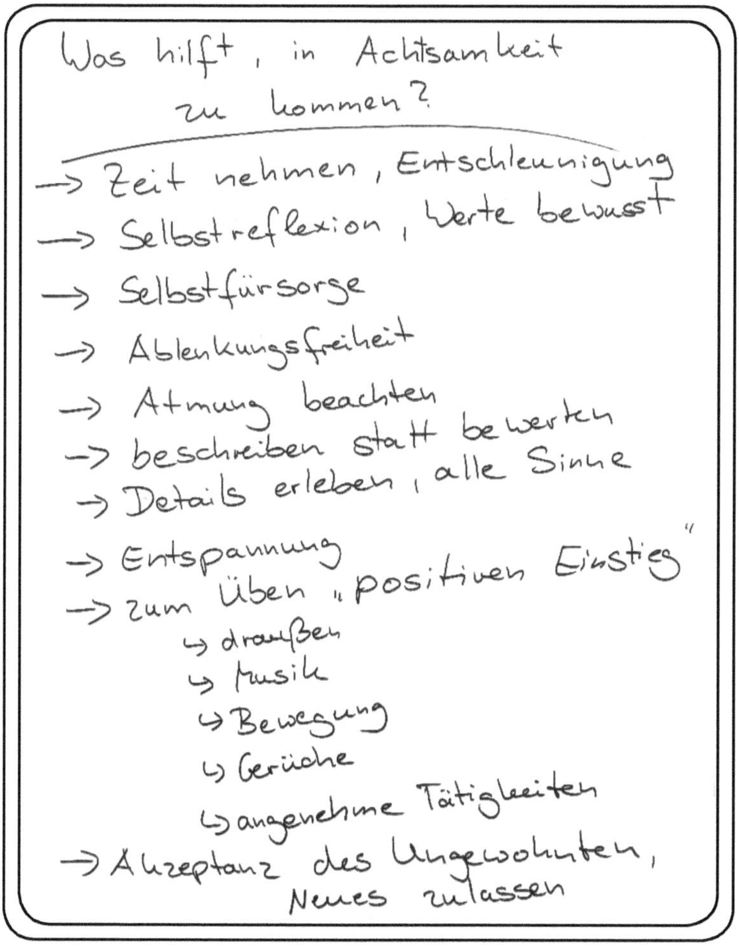

Was hilft, in Achtsamkeit zu kommen?

→ Zeit nehmen, Entschleunigung
→ Selbstreflexion, Werte bewusst
→ Selbstfürsorge
→ Ablenkungsfreiheit
→ Atmung beachten
→ beschreiben statt bewerten
→ Details erleben, alle Sinne
→ Entspannung
→ zum Üben „positiven Einstieg"
↳ draußen
↳ Musik
↳ Bewegung
↳ Gerüche
↳ angenehme Tätigkeiten
→ Akzeptanz des Ungewohnten, Neues zulassen

Abb. 8: Flipchart-Beispiel: „Was hilft, in Achtsamkeit zu kommen?"

6.2.3 Embodiment und Alltagstransfer

Zur Konsolidierung der drei Säulen der Achtsamkeit werden diese in einer abschließenden Erfahrung in Skulpturen umgesetzt.

„Säulen der Achtsamkeit im Museum“
Art: Improvisationstheaterübung/kreative Bewegungsübung
Kontext zur Köperbildtherapie: Achtsamkeit, Selbstdarstellung, sich Zeigen
Bewegungsform: Sitzen, Stehen, Liegen, Knien etc.
Anzahl Teilnehmende: 1–12
Anleitung: Die Gruppe wird in Dreiergruppen unterteilt. Die Dreiergruppe einigt sich, wer welche Säule der Achtsamkeit als Skulptur darstellt, und entwickelt gemeinsam eine Umsetzung über aktives Ausprobieren verschiedener Positionen. Anschließend präsentiert jede Dreiergruppe ihre Skulpturen und die Großgruppe rät, um welche der drei Säulen es sich handelt.
→ *Variante (Einzeltherapie): Im einzeltherapeutischen Setting kann die Therapeutin eine Säule als Skulptur darstellen und die Patientin rät. Im Anschluss werden die Rollen getauscht.*

In der kommenden Woche sollen die Patientinnen die Aspekte der Achtsamkeit trainieren, d.h. mindestens einen Einflussfaktor zu Förderung von Achtsamkeit umsetzen und sich selbst diesbezüglich beobachten (z.B. Playlist erstellen, Achtsamkeit beim Zähneputzen trainieren, in die Natur gehen und sich dabei bewusst Zeit nehmen …). Die Patientinnen werden angeregt, sich hierfür Unterstützung von Bezugspersonen zu erfragen. So können etwa gemeinsame Achtsamkeitsrituale etabliert oder gemeinsam abgesprochen werden, dass an Pausen erinnert oder Musik genutzt wird.

6.3 Teufelskreismodell

Mit dem Teufelskreismodell erlernen die Patientinnen eine weitere Grundlage für die selbstgesteuerte Arbeit an der Körperbildstörung. Ziel der Einheit ist die Erarbeitung des Teufelskreismodells auf der Grundlage des SORKC-Modells (Kanfer, 1965, Kap. 2.1). Betrachtet werden also gemeinsam mit den Patientinnen Stimuli (S), Organismusvariablen (O), Reaktionen (R), sowohl kurzfristige als auch langfristige Konsequenzen (K) und deren Kontingenz (C). Die Patientinnen sollen dabei u.a. auch die vier Komponenten des Körperbildes bei der Reaktionsvariablen wiedererkennen und einordnen. Ergänzend sollen sie den symptomaufrechterhaltenden Charakter von kurzfristig positiven und langfristig negativen Konsequenzen herausarbeiten und auf den Alltag transferieren.

→ Material: AB 2 „Teufelskreis“, Stifte, Musik, AB 3 „Teufelskreis im Alltag“

6.3.1 Begrüßung und Hinführung

Nach der Nennung des heutigen Themas werden die Patientinnen aufgefordert, sich in einen Kreis zu stellen.

„Klatschkreis"
Art: Improvisationstheaterübung / kreative Bewegungsübung
Kontext zur Köperbildtherapie: Selbstwahrnehmung, Achtsamkeit, Wahrnehmung der Gruppe, Kontakt
Bewegungsform: Stehen oder Sitzen
Anzahl Teilnehmende: 4–12
Anleitung: Die Therapeutin beginnt klatschend einen Impuls durch den Kreis zu geben, indem die jeweils Nächste im Kreis gleichzeitig klatscht, so dass ein gemeinsames Klatschen zu zweit entsteht. Im Anschluss wendet sie sich zur Nachbarin auf der anderen Seite und klatscht dort wiederum gleichzeitig mit dieser Nachbarin, die sich wiederum zum Nächsten wendet, etc. Die Gruppe merkt schnell, dass die Aufgabe mit Achtsamkeit und Blick für das Gegenüber gut zu bewältigen ist.
Ein Video dazu befindet sich hier: https://www.oberbergkliniken.de/fachkliniken/konraderhof/koerperbildgruppe#klatschkreis.
→ *Variante (schwieriger): Im Sinne einer erhöhten Schwierigkeit könnte durch doppeltes Klatschen ein Richtungswechsel angezeigt werden und / oder das Klatschen auch quer durch den Kreis gegeben werden.*
→ *Variante (Einzeltherapie): Patientin und Therapeutin sitzen sich gegenüber und klopfen mit den Händen in einer Kreisbewegung auf den Tisch. Ein doppeltes Klopfen bedeutet Richtungswechsel. So entsteht ebenfalls eine Kreisbewegung, in der das eine Element das andere bewirkt.*

In einer kurzen Feedbackrunde werden verschiedene Aspekte intensiver in einer Reflexion herausgearbeitet, insbesondere:

- Die Prinzipien der Achtsamkeit finden sich in dieser Aufgabe wieder.
- Das Prinzip der Achtsamkeit kann besonders erlebt werden, wenn die drei Säulen der Achtsamkeit (wertfrei, im Hier und Jetzt, bei Sinnen) aktiviert werden. Das kann als angenehm erlebt werden.
- Nach einer Weile kommt es zu einer Automatisierung der Bewegungssynchronisation.
- Die Aufgabe gelingt besser bei Kontaktaufnahme, bestenfalls Blickkontakt.
- Es entsteht dabei eine achtsame und somit konzentrierte und wertfreie Kontaktaufnahme.

6.3.2 Kernphase

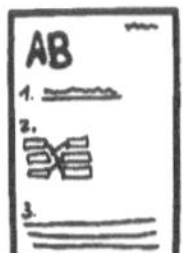

Die Kernphase basiert auf den Arbeitsblättern mit den Teilen des Teufelskreises (AB 2 „Teufelskreis“). Aufgabe ist es, diese anhand einer Beispielsituation auszufüllen.

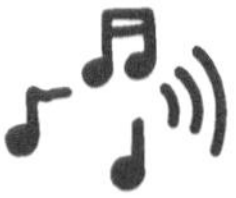

Begleitend kann gut Musik genutzt werden. Als Beispielsituationen eignen sich besonders Situationen der letzten Woche, in denen Symptome, insbesondere auch Körperbildprobleme aufgetreten sind. Hier werden die Hausaufgaben von Kapitel 6.1 und 6.2 angesprochen. Besonders gut eignen sich hierfür Checking-Verhaltensweisen oder entlastende Bekleidungsstile.

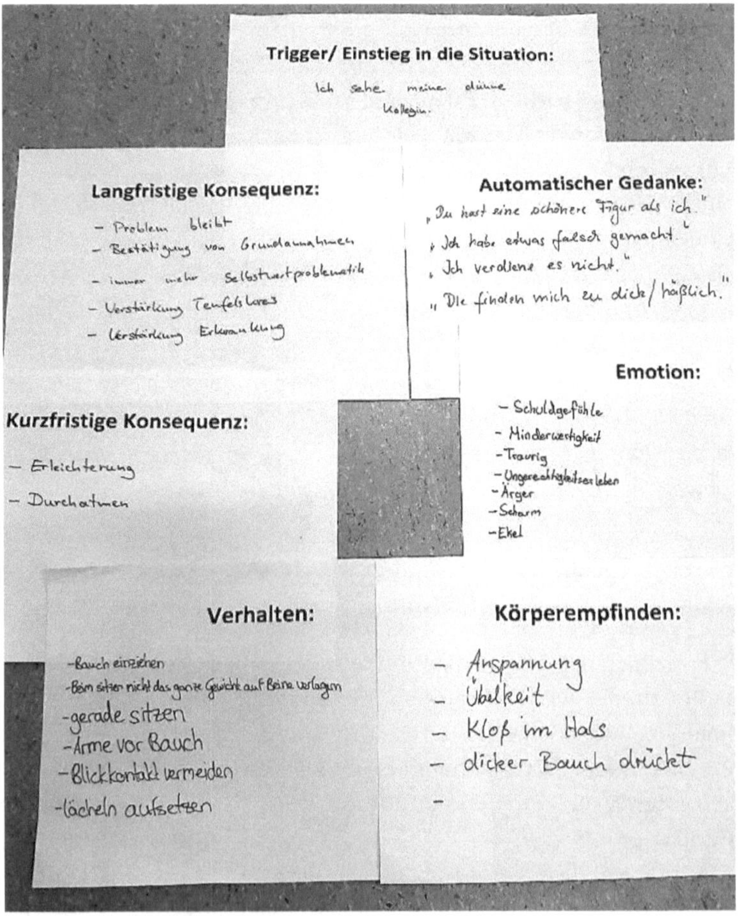

Abb. 9: Arbeitsbeispiel „Teufelskreis“

Ab einer Gruppenstärke von vier Personen empfiehlt es sich, zum Erarbeiten des Teufelskreismodells Kleingruppen zu bilden. Die Kleingruppen, bzw. im einzeltherapeutischen Setting die Patientinnen, stellen die ausgefüllten Arbeitsblätter der Gesamtgruppe oder der Therapeutin vor. Gemeinsam werden die Aspekte ergänzt und als Kreis angeordnet. Dabei ist vor allem auf die kurzfristigen und langfristigen Konsequenzen zu achten. Kurzfristige Konsequenzen zeigen sich in Form von Erleichterung, Spannungsabfall, Nachlassen von negativen Gefühlen wie Angst, Schuldgefühl oder Scham. Langfristige Konsequenzen sind Chronifizierung der Erkrankung, Verlust sozialer Kontakte, vor allem aber eine Verstärkung der symptomatischen Grundannahmen, etwa, dass es nicht auszuhalten gewesen wäre, keine körperliche Aktivität durchzuführen o.ä. Wichtig ist hier, das Verständnis für die rekursive Verstärkung des Teufelskreises zu erarbeiten (Abb. 9).

Ein Video dazu befindet sich hier: https://www.oberbergkliniken.de/fachkliniken/konraderhof/koerperbildgruppe#teufelskreis.

6.3.3 Embodiment und Alltagstransfer

Im Sinne eines Embodiments des Kreischarakters wird der Marian Chace Kreis angeleitet. In dieser aus der Tanztherapie stammenden Technik können die Patientinnen ihre Emotionen ausdrücken ohne darüber sprechen zu müssen.

„Teufelstanz"
Art: Kreative Bewegungsübung
Kontext zur Köperbildtherapie: Induktion eines gehemmten Körpererlebens
Bewegungsform: Freies Bewegen mit Musik
Anzahl Teilnehmende: 4–12
Anleitung:

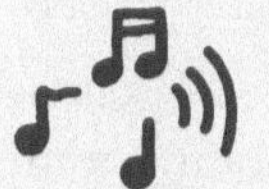

Die Patientinnen stehen im Kreis und bewegen sich frei zu instrumentaler Musik. Die Therapeutinnen spiegeln respektvoll die Bewegungen der Patientinnen. Die Therapeutinnen nehmen gezielt Bewegungssequenzen auf, die sie als authentisch emotional wahrnehmen, und verstärken diese über den tänzerischen Ausdruck im Sinne eines Deutlichmachens der Emotionen. Die Patientinnen sind mit ihrer Aufmerksamkeit bei der Therapeutin, so dass die Bewegung der Impulsgeberin nur indirekt von der Gruppe aufgenommen wird. Nach einer von der Therapeutin als passend wahrgenommenen Zeit des sich Hineinfühlens in die Emotion über die Bewegung wird ein Impuls zur freien Interpretation der Musik gegeben und die Therapeutin übernimmt die Bewegungssequenz

einer anderen Patientin als Spiegelangebot. Dies wird wiederholt bis alle Patientinnen einmal Impulsgeberin für eine Bewegung war.

→ *Variante (Einzeltherapie): Patientin und Therapeutin spiegeln im fließenden Wechsel ihre Bewegungen.*

Als Anregung für einen weiterführenden Alltagstransfer werden die Patientinnen motiviert, Alltagssituationen auf den Teufelskreischarakter hin zu beobachten. Jede Patientin sollte in der nächsten Stunde eine Bespielsituation beitragen können.

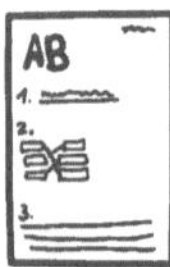

Unterstützend kann das AB 3 „Teufelskreis im Alltag" genutzt werden. In diesem können dann die einzelnen Teilaspekte des Teufelskreises eingetragen werden.

6.4 Ausstieg aus dem Teufelskreis

Ziel der Einheit ist die Erarbeitung von Lösungsansätzen zum Ausstieg aus dem Teufelskreis. Die Patientinnen sollen zu allen Komponenten Lösungsstrategien entwickeln und Position beziehen, welche sie bereits umgesetzt haben, welche sie als hilfreich erlebt haben und welche sie in der nächsten Zeit austesten möchten.

→ Material: Flipchart, dicke Flipchart-Stifte, Musik, AB 4 „Ausstieg aus dem Teufelskreis", Stifte, AB 5 „Ausstieg aus dem Teufelskreis im Alltag"

6.4.1 Begrüßung und Hinführung

Aufbauend auf einer kurzen Erinnerung an den Inhalt der letzten Woche wird der Themenschwerpunkt der Stunde angekündigt. Zur Einstimmung und Lockerung wird ein Verwirrungs-Spiel gespielt.

„Gemüse – Farbe – Du"
Art: Improvisationstheaterübung
Kontext zur Köperbildtherapie: Spaß an Fehlern, Emotionsaktivierung
Bewegungsform: Stehen und Gehen
Anzahl Teilnehmende: 4–12

Anleitung: Die Therapeutin spricht eine Teilnehmerin quer durch den Kreis an und nennt einen Gemüsenamen. Die Teilnehmerin ist nun an der Reihe und nennt ihrerseits einer weiteren Person ein anderes Gemüse usw. Dabei erfolgt die Reihenfolge nicht im Kreis. Wichtig ist, dass jede Person ein Gemüse genannt bekommt und sich kein Gemüse wiederholt. Das letzte Gemüse wird an die Therapeutin genannt; die Runde ist geschlossen. Es folgen ein paar Runden, in denen die Gemüse mit möglichst viel Energie und Überzeugung durch den Kreis gerufen werden, um sich die Reihenfolge gut einzuprägen. In einem nächsten Schritt beginnt die Spielleiterin einen Farbnamen durch den Kreis zu geben. Wiederum sollen unterschiedliche Farben von Teilnehmerin zu Teilnehmerin genannt und weitergeschickt werden, bis der „Farbenkreis" geschlossen ist. Die Wege von „Farbenkreis" und „Gemüsekreis" sollen sich unterscheiden. Nach einigen Proberunden initiiert die Spielleitung den „Gemüsekreis" und beide Kreise laufen gleichzeitig.
Ein Video dazu befindet sich hier: https://www.oberbergkliniken.de/fachkliniken/konraderhof/koerperbildgruppe#gemuese-farbe-du.
→ *Variante (Einzeltherapie): Für die Einzeltherapie eignen sich hier Spiele mit Set-Shift-Charakter, etwa Dodelido, Blitzdings, Das Neinhorn, Set, Schwarz-Rot-Gelb o.ä. Ziel ist es, den Ausstieg aus gewohnten Denkmustern zu aktivieren.*
→ *Variante (schwieriger): Sollte die Anforderung mit Gemüse und Farben zu leicht sein und zu wenig Fehler entstehen, kann man in einem Drei-Schritt noch eine zusätzliche dritte Kreisabfolge entstehen lassen, indem auf den Zuruf „Du" der Platz der angesprochenen Mitspielerin eingenommen wird.*

In einer reflexiven Transferrunde können hier mit den Patientinnen beispielsweise folgende Aspekte erarbeitet werden:

- Auch in dem Spiel finden sich die vier Ebenen des Körperbildes; es können Gedanken, Gefühle, Empfindungen und Verhaltensweisen gesammelt werden.
- Selbst ein spaßorientiertes Spiel triggert bei vielen Perfektionismus.
- Fehler können Spaß machen. Gelingt dies, kann man entspannen.
- Anderen werden Fehler selbstverständlich verziehen; mit sich selbst geht man oft sehr viel kritischer um.
- Fehler sollten in einer Gruppe erlaubt sein.
- Hilfreich ist es zu sehen, dass alle Fehler machen und dass man selbst die anderen dafür nicht verurteilt.
- Auch eigene Fehler sind okay, bei solchen Spielen sogar willkommen, da sie die Gruppen entlasten.

- Bewertende Aspekte hindern einen an Freude, Gruppenerleben und Kontakt.
- Achtsamkeit (wertfrei, im Hier und Jetzt, bei Sinnen) hilft bei solchen Aufgaben.
- Freude am gemeinsamen Scheitern kann man lernen.

6.4.2 Kernphase

In den Kleingruppen der letzten Stunde werden die dort erarbeiteten Teufelskreise nochmals sortiert. Aufbauend auf dieser kurzen Wiederholung des Teufelskreismodells sollen die Patientinnen sich über Beispiele aus der letzten Woche austauschen. Um in Gesprächsfluss zu kommen, eignet sich besonders der

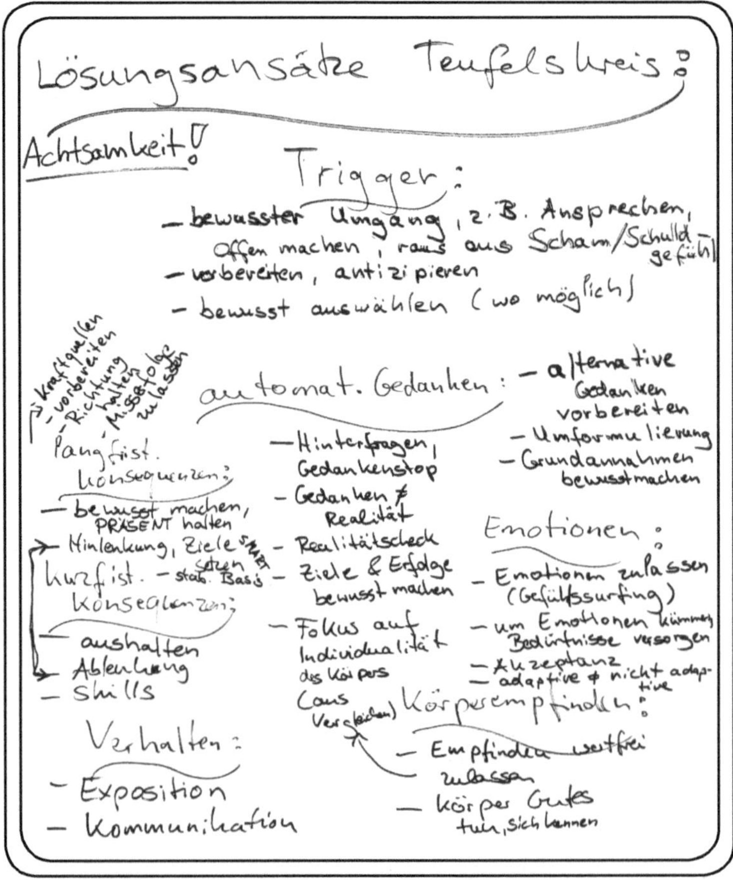

Abb. 10: Flipchart-Beispiel „Lösungsansätze Teufelskreis“

Austausch in Kleingruppen oder die Impro-Technik „Nenne fünf Dinge, die…" und das „Brainstorming nach Alphabet" (Kap 4.2.24).

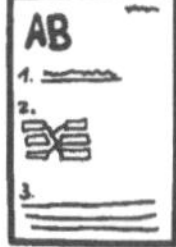

Es wird nun das AB 4 „Ausstieg aus dem Teufelskreis" an die Kleingruppen bzw. im einzeltherapeutischen Setting an die Patientin ausgeteilt. Die Patientinnen erhalten ca. zehn Minuten, um Lösungsvorschläge zu sammeln.

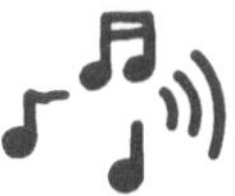

Musikuntermalung kann hier hilfreich sein. Es wird betont, dass es bei einer solchen Lösungssuche kein Richtig oder Falsch gibt und jeder Vorschlag hilfreich sein kann. Im Anschluss präsentieren die Kleingruppen kurz ihre Lösungsvorschläge.

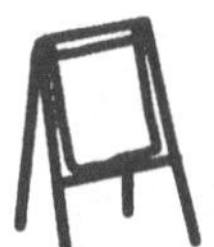

Die an der Flipchart notierten Aspekte ergeben eine Sammlung von Ansätzen zum Ausstieg aus dem Teufelskreis (Abb. 10).

In der Großgruppe wird zusammengetragen, was überrascht, was neugierig macht, was motiviert, welche Aspekte im Alltag eher viel oder eher wenig ausprobiert und umgesetzt werden.

6.4.3 Embodiment und Alltagstransfer

Im Embodiment soll eine Kombination aus Verhalten und Körperempfinden durchgeführt werden, die – begrifflich angelehnt an den hypnotherapeutisch genutzten „Anker" – als „Ankerübung" im Alltag dienen soll:

„Anker werfen"
Art: Symbolische Bewegung
Kontext zur Köperbildtherapie: Aufrechterhaltung der Veränderungsmotivation, Reminder zur Rückführung in funktionales Verhalten
Bewegungsform: Sitzen oder Stehen, Hand-, Arm-, Kopf-, Bein-, Rumpfbewegungen
Anzahl Teilnehmende: 1–12
Anleitung: Die Patientinnen erhalten die Aufgabe, sich eine symbolische Erinnerungsbewegung, die im Alltag anwendbar ist, für den Ausstieg aus dem Teufelskreis auszudenken. Das kann an den Kreis erinnern (etwa eine kreisende Fingerbewegung, die gestoppt wird) oder aber an ein gesundes

Lebensziel (etwa ein Verschränken der Arme, symbolisch für Umarmung von Familie und Freund:innen oder ein tiefes Durchatmen symbolisch für Atmen am Meer). Die symbolischen Bewegungen sollen dann kurz der Gruppe vorgestellt und von allen gemeinsam wiederholt werden.
→ *Variante (zusätzlich): Ergänzend kann zum Abschluss eine Runde mit den Bewegungen aneinandergereiht durchgeführt werden; dadurch entsteht ein ruhiger, motivierender Bewegungsfluss, der die Wertschätzung der Gruppe für die Bewegungen und Motive der Einzelnen deutlich machen kann.*

Für die nächste Woche soll sich jede Patientin ein konkretes Ziel zum Ausstieg aus einem persönlichen Teufelskreis aussuchen (z. B. „Bis nächste Woche werde ich mich nur begleitet wiegen. Dafür werde ich direkt nach der Stunde meine heimlich versteckte Waage abgeben", „Bis nächste Woche werde ich drei unterschiedliche Frisuren ausprobieren. Dazu werde ich heute zunächst Youtube-Videos schauen und mir drei auswählen. Dann werde ich jeden zweiten Tag eine tragen und Fotos davon machen, die ich in der nächsten TE mitbringen kann").

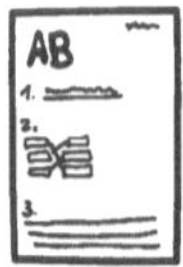

Unterstützend kann das AB 5 „Ausstieg aus dem Teufelskreis" im Alltag genutzt werden. Patientinnen, die sich nicht festlegen können, können ihre erarbeitete Ankerbewegung nutzen. Falls die Zielsetzung stocken sollte, kann im Gruppensetting die Gruppe befragt werden (Kap. 5.1.2). Dazu können zudem die Therapeutin oder auch Bezugspersonen gefragt oder um konkrete Hilfestellung gebeten werden.

6.5 Ziele setzen

In der TE erweitern die Patientinnen ihr Handwerkszeug zur Setzung von Zielen. Vermittelt wird dieses über das vergleichende Erleben von fokussiertem und frei assoziativem Zustand, über die Erarbeitung des SMART-Modells (in Anlehnung an Drucker, 1977) und über eine symbolische Erfahrung zur Bedeutung von Zielvorstellungen.

Die Patientinnen werden unterstützt, individuelle Ziele abzuleiten und so in eigenverantwortliches Selbstmanagement zu gelangen. Zusätzlich soll die Orientierung an hierarchisch übergeordneten Zielen sowie die Bedeutung von kleinen Zwischenschritten als lohnende Strategie verstanden werden. Hierbei liegt der Fokus auf den mit der Körperbildstörung verbundenen Therapiezielbereichen.

→ Material: Musik, ggfs. Bälle o. ä. Material, Flipchart, dicke Flipchart-Stifte, AB 6 „SMARTe Zielsetzung", AB 7 „SMARTe Zielsetzung im Alltag"

6.5.1 Begrüßung und Hinführung

In der Begrüßung wird zunächst die Erfahrung mit dem Ausstieg aus dem Teufelskreis erfragt. Es wird angekündigt, dass es in der heutigen TE darum geht, welche Bedeutung Ziele für Menschen haben und wie man sich selbst das Erreichen von Zielen erleichtern kann. Als Hinführung und Aktivierung zur Kernphase eignen sich Selbsterfahrungen, in denen den Patientinnen über (Bewegungs-)Handlungen die Unterschiede zwischen einem auf Ziele fokussierten Zustand und einem Zustand der gestreuten Wahrnehmung deutlich werden.

„Fokusgehen"
Art: Achtsamkeitsübung
Kontext zur Köperbildtherapie: Erkennen der Bedeutung von Zielen zur Übertragung auf körperbildbezogene Ziele
Bewegungsform: Freies Gehen durch den Raum oder draußen
Anzahl Teilnehmende: 1–12
Anleitung: Zunächst werden die Patientinnen eingeladen, sich frei durch den Raum zu bewegen. Sie werden angesprochen, das Gehtempo und die Wegführungen individuell zu wählen. Dann wird zunächst das ziellose Gehen angeleitet.
Wording (ziellos): „Gehen Sie von irgendwo nach nirgendwo"; „Schlendern Sie ziellos durch den Raum."
Nach ca. zwei bis drei Minuten wird das zielgerichtete Gehen angeleitet, dann das Gehen nach eigenen Zielen. Die Patientinnen werden angesprochen, sich Punkte an Wänden, Decke und Boden zu definieren, auf die sie zugehen. Diese können auch durch Bälle, Pflanzen, Stühle oder ähnliches Material definiert werden. Bei Fast-Erreichen dieser selbstgewählten Punkte erfolgt eine wechselweise Links- oder Rechtsdrehung. Während der Drehung wählt die Patientin einen neuen Zielpunkt und geht darauf zu. Diese Aneinanderreihung von Gehstrecken wird solange wiederholt, bis sich die Gruppe in einem Flow befindet.

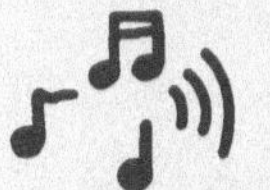

Hilfreich ist hier der Einsatz von Musik.
Wording (zielgerichtet): „Gehen Sie von A nach B."; „Malen Sie in Gedanken eine Linie auf den Boden, die Sie zu Ihrem vorgegebenen nächsten Ziel leitet."

Wording (eigene Ziele): „Gehen Sie von einem selbst gewählten A nach B."; „Malen Sie in Gedanken eine Linie auf den Boden, die Sie zu Ihrem selbstgewählten Ziel leitet."

Gemeinsam werden im Anschluss an die Selbsterfahrung folgende Aspekte reflektiert und die Antworten auf der Flipchart notiert.

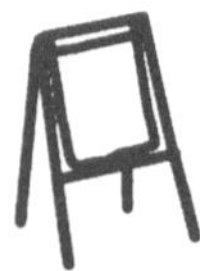

Dazu gehört das Sammeln von Aspekten des Erlebens in den drei Varianten (ziellos und zielgerichtet auf vorgegebene oder eigene Ziele), das Sammeln von Aspekten der Befindlichkeit in den Varianten (ziellos und zielgerichtet) und Fragen zu Alltagssituationen, in denen Patientinnen sich zielstrebig bzw. ziellos fühlen.

Klassische Transferaspekte sind:

- Ziele können ein Gefühl von Sicherheit geben.
- Vorgegebene Ziele können die Wahrnehmung verengen.
- Das Wegfallen von vorgegebenen Zielen kann ein Erleben von Freiheit hervorrufen.
- Das Suchen eigener Ziele macht verantwortlich und ggfs. unsicher bis überfordert.
- Beim Suchen eigener Ziele können Oberkategorien und Orientierungspunkte helfen.
- Auch im Alltag braucht es Ziele. Diese kann man sich selbst setzen oder von außen übernehmen.
- In einer Welt der Vielfältigkeit ist das Finden stimmiger Ziele eine große Herausforderung.
- Bei Lebensführung ist es wichtig, dass man vorgegebene Ziele hinterfragt. Dann können Ziele übernommen oder verworfen werden und individuelle ausgestaltet werden.
- Ziele sollten einer übergeordneten Wertestruktur entsprechen, das macht es leichter.

6.5.2 Kernphase

Nach dem Transfer aus der Selbsterfahrung „Fokusgehen" erfolgen nun Überlegungen zur Anwendung im Alltag, insbesondere bezogen auf Symptomatik und Körperbild.

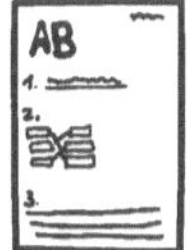

Das Modell der SMARTen Zielsetzung wird dargestellt (AB 6 „SMARTe Zielsetzung“). Es sollen in Kleingruppen bzw. einzeln beispielhafte Ziele, die SMART sind, erarbeitet werden. Es soll dabei zunächst ein Oberziel festgelegt werden, z. B. „individueller Style“, ein mittleres Ziel, z. B. „Finden eines stylischen Outfits, das zu mir passt“ dazu und dann ein konkretes SMARTes Ziel, z. B. „innerhalb der nächsten Woche an drei verschiedenen Tagen jeweils neue Frisuren tragen und zwar jeweils mindestens fünf Stunden“.

6.5.3 Embodiment und Alltagstransfer

Die TE wird mit einer Embodiment-Übung vertieft.

„Ziele – Machen – Möglich“
Art: Symbolische Bewegung
Kontext zur Köperbildtherapie: Motivationsstärkung in Bezug auf körperbezogene Zielsetzung
Bewegungsform / Haltung: Stehen mit Abstand > vier Meter
Anzahl Teilnehmende: 1–12
Anleitung: Die Patientinnen stehen mit parallelgestellten Füßen. Die Patientinnen testen, wie weit sie mit dem Oberkörper rotieren können, indem sie sich den Punkt merken, auf den sie mit ausgestrecktem Zeigefinger bei vollständiger Rumpfrotation zeigen. Die Fußstellung im Stand wird bei durchlässigen Kniegelenken genau beibehalten. Zurück in der Ausgangsposition entwickeln die Patientinnen eine konkrete Erwartung für die Wiederholungsdrehung. Sie definieren einen neuen Zielpunkt, der mehr Rotation verlangt. Sie visualisieren die Bewegungserweiterung. Sobald die Vorstellung zur Zielerreichung besteht, führen sie die mental vorbereitete Bewegung aus (Abb. 11).

Es folgt eine Kurzabfrage, bei wem ein Erreichen oder das Überschreiten der vorgenommenen Zielsetzung erlebt wurde. Es geht im Erleben darum, wie das Erreichen konkret gesetzter Ziele erlebt wird und wie sinnvoll es daher erscheint, sich konkrete Ziele zu setzen. Die Patientinnen werden anschließend motiviert, genau das zu tun: konkrete Ziele für den Alltag zu formulieren und diese bis zur nächsten TE durchzuführen. Dabei sollten diese auf alle SMARTen Charakteristika hin überprüft werden (z. B. „Ist das realistisch?“, „Gibt es

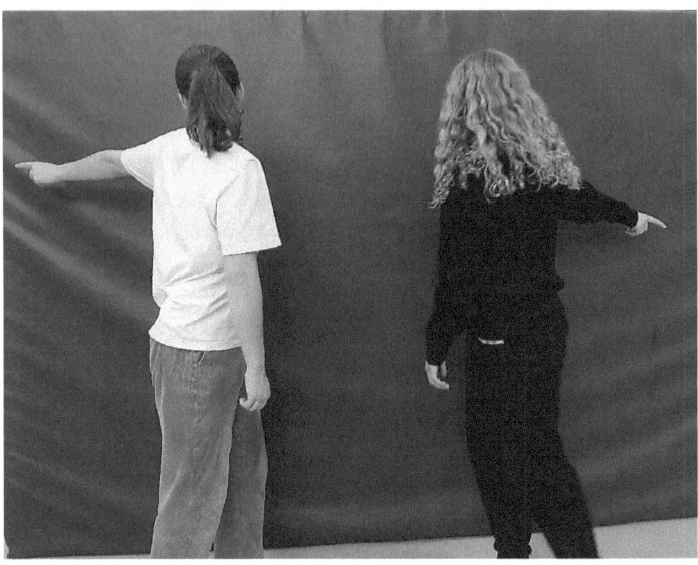

Abb. 11: Arbeitsbeispiel „Ziele – Machen – Möglich“

Zwischenziele?“, „Bis wann genau soll das erreicht werden?“, „Ist das wichtig?“ ...). Jede Patientin formuliert für sich für die nächste Woche ein konkretes SMARTes Ziel; die Gruppe überprüft es auf SMART hin und coacht ggfs. (Kap. 5.1.2).

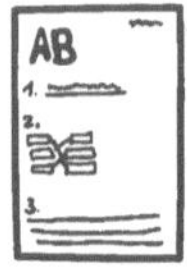

Als weiterführende Unterstützung für den Alltag wird AB 7 „SMARTe Zielsetzung im Alltag“ ausgehändigt.

6.6 Attraktivität

Ziel der TE ist die übergeordnete Reflexion über Attraktivität. Thematisiert werden eigene Maßstäbe und Maßstäbe anderer, die situative Abhängigkeit von Maßstäben sowie die Veränderbarkeit dieser. Dabei soll sich das Konzept der Attraktivität vor allem auf allgemeine und auf innere Aspekte hin anreichern, Wahrnehmungsgewohnheiten und -verzerrungen sollen deutlich werden, von primär visueller Wahrnehmung soll auf alle Sinne hin erweitert werden.

→ Material: Luftballons in verschiedenen Formen, Größen, Mustern und Farben, alternativ verschiedene Naturmaterialien, Flipchart und Stifte

6.6.1 Begrüßung und Hinführung

In der Begrüßung wird für die Patientinnen transparent gemacht, dass sich dem Thema der Attraktivität sensibel und spielerisch genähert wird. Die Therapeutinnen weisen auf die zentrale Bedeutung und die möglichen Belastungen hin, die durch einen offenen Umgang mit dem Thema entstehen können.

„Besser als?"
Art: Symbolische Materialerfahrung
Kontext zur Köperbildtherapie: Bearbeitung der kognitiven Ebene der Körperbildstörung, insbesondere pathologischer Vergleichskognitionen
Bewegungsform: Sitzen, Tasten
Anzahl Teilnehmende: 1–12
Anleitung: Es werden Kleinmaterialien (Kap. 5.2.3) zur Verfügung verteilt, z.B. Luftballons, Bälle oder Naturmaterialien. Dieses geschieht entweder durch „blindes Losen" oder durch eine offene Wahl. Wichtig ist, dass die Zuteilung oder Wahl spontan erfolgt. Anhand des Materials werden mehrere Vergleichs- und Beschreibungsaufgaben angeboten:
„Was fällt Ihnen an Ihrem Ball auf?"
„Was mögen Sie an diesem Ball?"
„Schauen Sie sich die Bälle der Mitpatientinnen an. Was fällt Ihnen auf, was gefällt Ihnen?"
Ein Video dazu befindet sich hier: https://www.oberbergkliniken.de/fachkliniken/konraderhof/koerperbildgruppe#besser-als.
→ *Variante (für mehr Interaktion): Es wird nur ein Gegenstand herumgegeben mit der Leitfrage, was daran als attraktiv erlebt wird.*

Reflexion und Transfer bilden den Übergang zur Kernphase.

6.6.2 Kernphase

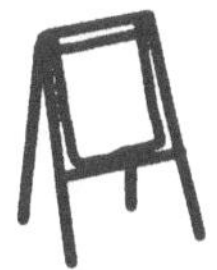

Aufbauend auf der Erfahrung der Hinführung erfolgt die Erstellung einer Flipchart zum Thema Attraktivität (Abb. 12).

Aufgrund der Erfahrung und der Sammlung gemäß der Flipchart erfolgt ein geleiteter Transfer. Gesammelt werden hier Aspekte wie:

Attraktivität:

- Humor
- Charakter / Eigenschaften
- Ausstrahlung
- Gepflegt sein, gesund aussehen
- Gestik, Mimik, Stimme
- Kommunikation, Wortschatz
- Äußeres (Augen, Haare, Hände, Haut, Größe, Körperform) ⇓ overevaluation of appearance
- Werte
- Authentizität
- Stil
- Geruch
- Taktiles
- individuelle Mängel (Narben, Markenzeichen)
- Geld / Status
- gemeinsame Erfahrungen

Abb. 12: Flipchart-Beispiel „Attraktivität“

- Was attraktiv erlebt wird, ist sehr individuell.
- Viele Aspekte wie taktile Reize oder Geruch werden bei der initialen Wahrnehmung übersehen.
- Eigenes Material betrachtet man häufig kritischer als bei anderen: Vergleichen erfolgt oft asymmetrisch.
- Krankheitsnahe Aspekte wie „dick“ und „dünn“ reichen häufig in die Bewertungen von Gegenständen hinein.
- Funktionalität kann attraktiv sein.

Es erfolgt dann der Übertrag auf Körperbild:

- Auch unsere Körper sind zufällig zugeteilt.
- Auch unsere Körper haben positive und negative Aspekte, die häufig symptombedingt nicht selbstwertdienlich bewertet werden.
- Auch unser Körper kann mit verschiedenen Sinnen wahrgenommen und wertgeschätzt werden.
- Auch bei den Körpern hat Funktionalität große Bedeutung.
- Figur und Gewicht sind nur ein Aspekt der Attraktivität.
- Die eigene Wahrnehmung unterscheidet sich von der Fremdwahrnehmung: Es gibt Wahrnehmungsverzerrungen und Fehlbewertungen (Over-evaluation of appearance; social appearance anxiety).
- Man kann Aufmerksamkeit auf Individualität lenken. Die individuelle Passung erscheint wichtig. Nicht zu jedem passt jede Figur.
- Körper sind „divers" gedacht. Nicht zu jedem passt das gesellschaftlich vorgegebene „Modell-Bild". Unterschiede sind wichtig.
- Je besser man sich gegenseitig kennt, desto weniger spielen Figur und Gewicht eine Rolle.
- Viele Aspekte kann man gesund beeinflussen, ohne sich zu schädigen (Frisur, Kleidungsstil, Freundlichkeit ...).
- Je wohler man sich insgesamt mit sich selbst fühlt, desto attraktiver fühlt man sich selbst, desto attraktiver wird man von anderen erlebt. Am Körperbild zu arbeiten bedeutet, an allgemeinem Selbstwert und psychischer Gesundheit zu arbeiten.

6.6.3 Embodiment und Alltagstransfer

Zum Abschluss der Stunde steht eine schriftliche Komplimenterunde.

„Liebe Briefe"
Art: Verbale Rückmeldungen
Kontext zur Köperbildtherapie: Rückmeldungen zu körperbildbezogenen Themen
Bewegungsform: Sitzen
Anzahl Teilnehmende: 1 – 12
Anleitung: Es werden an jede Patientin Blanko-Din-A4- Zettel ausgegeben sowie ein Stift. Jede soll nun zunächst auf ihren Zettel ihren eigenen Namen schreiben, am besten in schöner, wertschätzender Schrift. Die Patientinnen gehen dann reihum und schreiben zu jeder ein Kompliment auf. Dabei dürfen sich diese auch wiederholen; es gibt dabei keine weiteren Vorgaben.

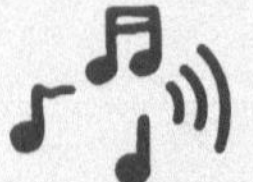

Hilfreich ist es, dabei mit Musikuntermalung zu arbeiten. Die Patientinnen werden dann gebeten, die Zettel mit einer Vertrauensperson oder in der Einzeltherapie zu besprechen.

→ *Variante (schwieriger): Je nach Fähigkeiten der Gruppe und nach vorhandener Zeit können die Patientinnen sich mit den notierten positiven Eigenschaften und Aspekten auch gegenseitig oder sogar selbst vorstellen. Die gegenseitige Vorstellung sollte nur erfolgen, wenn es einen guten Gruppenzusammenhalt/gegenseitige Wertschätzung gibt. Die Selbstvorstellung sollte ausschließlich in Gruppen erfolgen, die insgesamt relativ selbstwertstabil wirken.*

→ *Variante (Einzeltherapie): Es kann eine Umfrage zu Eigenschaften/Beschreibungen bei nahen Bezugspersonen oder auch entfernteren Bekannten initiiert werden.*

Die Patientinnen werden abschließend aufgefordert, sich die genannten Aspekte im Alltag immer wieder bewusst zu machen. Dabei können spezielle Situationen als Erinnerungsstütze definiert werden und hilfreiche Bezugspersonen eingebunden werden (z. B. „Immer, wenn ich auf Toilette gehe, mache ich mir klar, dass ich ein humorvoller Mensch bin!“, „Ich werde meinen Partner bitten, mir zu sagen, was er an mir mag“, „Ich frage meine Eltern, ob sie mir rückmelden können, wenn sie mich als hilfsbereit erleben“, „Ich frage meine Freundin, welches Kleidungsstück sie an mir am besten findet“ …).

6.7 Attraktivität und ich

Ziel dieser Einheit ist die Reflexion bezogen auf Attraktivitätsmerkmale, aufbauend auf der allgemeinen TE zur Attraktivität. Dabei geht es vor allem um eine Erweiterung des Attraktivitätsbegriffes und um einen „fairen Blick“ gegenüber sich selbst. Konkret beinhaltet das sowohl die Wahrnehmung vorhandener positiver Aspekte und Eigenschaften als auch notwendige Akzeptanzprozesse. Zusätzlich soll immer wieder auf die Rolle der Symptomatik bei der Selbstwahrnehmung (hier besonders auch die Körperschemastörung) und Selbstbewertung (Bias zur Selbstkritik) verwiesen werden. Dabei soll eine Metaperspektive aufgebaut und verstärkt werden, um faire und selbstfürsorgliche Empfindens-, Wahrnehmungs- und Bewertungsprozesse zu ermöglichen. Da bezüglich dieser Thematik häufig große Widerstände bestehen und die Compliance oft gering ausfällt, ist es besonders wichtig, viele praktische Elemente und interaktive Prozesse einzubauen. Dadurch eignet sich diese TE besonders für das Gruppensetting. Zur Intensivierung der Wahrnehmung der individuellen körperbezogenen Aspekte eignen sich Kapitel 6.19, 6.20 und 6.21.

→ Material: Flipchart, dicke Flipchart-Stifte, Schwungtuch, Musik, AB 8 „Rückmeldebogen Attraktivität“

6.7.1 Begrüßung und Hinführung

Zur Begrüßung wird Rückschau gehalten auf die letzte Stunde. Dabei soll das Thema in Erinnerung gerufen werden und zentrale Aspekte konsolidierend wiederholt werden. Im Gruppensetting erfolgt die Rückschau in Zweiergruppen (Kap. 4.2.13).

6.7.2 Kernphase

In der Hauptphase dieser TE sollen positive und außerhalb der Essstörung stehende Attraktivitätsaspekte benannt und wertgeschätzt werden. Außerdem soll eine realistische Selbsteinschätzung geübt werden. In Partnerarbeit oder in Interaktion mit der Einzeltherapeutin werden die in Kapitel 6.6 erarbeiteten Aspekte zur Attraktivität erinnert, neue hinzugefügt und diskutiert. Die Ergebnisse werden auf spielerische Weise für die Gesamtgruppe offen gemacht. Dieses geschieht im Gruppensetting mittels einer Schwungtuchübung.

„Alle-die“
Art: Bewegungsspiel
Kontext zur Köperbildtherapie: Attraktivität
Bewegungsform: Stehen, Gehen
Anzahl Teilnehmende: 4–12
Anleitung: Die Patientinnen verteilen sich außen am Rand des Schwungtuches und greifen das Tuch mit beiden Händen. Das Schwungtuch wird langsam in einer fortlaufenden Bewegung auf und ab geschwungen. Ist das Schwungtuch unten, formuliert eine Therapeutin eine Aussage zu Attraktivität, zum Beispiel „Alle, die finden, dass ihre Füße attraktiv sind“. Hier können Aspekte aufgegriffen werden, die zuvor in der TE besprochen wurden. Wenn das Schwungtuch oben ist, wechseln alle die Plätze, auf die die getroffene Aussage zutrifft. Der Zeitpunkt für die nächste Abfrage kann nach einer unbestimmten Anzahl von Auf- und Abschwüngen liegen. Es folgen

dann weitere Aussagen. Die Patientinnen werden dann aufgefordert, eigene Aussagen zu formulieren. Musikuntermalung kann bei der Dynamisierung helfen.

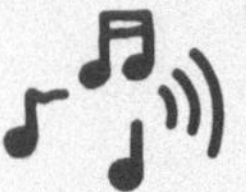

Beispiele für Aussagen sind: „Alle, die glauben, dass Individualität sie attraktiv macht", „Alle, die glauben, dass es sich lohnt, die geerbte Augenfarbe zu akzeptieren", „Alle, die in einer bunten Welt leben möchten", „Alle, die glauben, dass verschiedene Bauchformen attraktiv sein können", „Alle, die sich eine Tätowierung stechen lassen möchten", „Alle, die mit ihren Haaren zufrieden sind" ...

Im Anschluss werden die Patientinnen kurz nach Eindrücken, Gedanken und Gefühlen bei der Schwungtuch-Übung gefragt. Klassische Transferaspekte sind an dieser Stelle:

- Es ist spannend, wie vielfältig Attraktivität sein kann.
- Es gibt viele überraschende Elemente. Von außen kann man Einstellungen und Wahrnehmungen nicht erschließen.
- Sich selbst betrachten viele Patientinnen deutlich strenger als andere, sie sind stärker auf negative als auf positive Aspekte und mehr auf äußere als auf innere Aspekte fokussiert.
- Jeder sollte sich selbst fürsorglich behandeln, „wie das eigene Kind".
- Selbstfürsorge kann auch bezogen auf körperbezogene Selbstwahrnehmung ein wichtiges Ziel sein.

6.7.3 Embodiment und Alltagstransfer

Für den Alltag erhalten die Patientinnen den Auftrag, sich gezielt ressourcenorientiert mit ihrer Attraktivität auseinanderzusetzen, sich Attraktivitätsmerkmale, die sie selbst oder jemand anderes benannt hat, in Erinnerung zu rufen und die Wahrnehmungslenkung hierauf zu trainieren, z. B. „Ich habe schon mal Komplimente für meine blauen Augen bekommen. Auf die möchte ich jeden Morgen achten und mir gönnen, dass sie schön gefunden werden", „Ich möchte bewusst meine Haare pflegen". Es erfolgt eine praktische Übung, um einen möglichst aktiven, positiven Start aus der Gruppe heraus in den Alltag zu ermöglichen.

„Speed-Dating“
Art: Improvisationstheaterübung
Kontext zur Köperbildtherapie: Zeigen eines positiven Selbst-/Körperkonzepts
Bewegungsform: Sitzen
Anzahl Teilnehmende: 3–12
Anleitung: Jeweils zwei Patientinnen sitzen sich gegenüber. Über eine Dauer von 20–30 Sekunden tauschen sie so viele persönliche Attraktivitätsmerkmale wie möglich untereinander aus. Das Ziel ist, sich dem Gegenüber so attraktiv wie möglich darzustellen. Nach spätestens einer halben Minute werden die Paarungen verändert.

Als Aufgabe für den Alltag sollen die Patientinnen die erinnerten genannten Aspekte schriftlich für sich festhalten, unabhängig davon, ob sie diese selbst sehen können oder nicht. Es soll so die Möglichkeit, dass die genannten Aspekte real sind, geschaffen werden. Die verschriftlichten Attraktivitätsmerkmale sollten im Alltag sichtbar verortet werden.

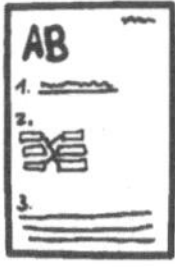

Zusätzlich und vertiefend kann AB 8 „Rückmeldebogen Attraktivität“ eingesetzt werden, mit dem Bezugspersonen um weitere Rückmeldungen gebeten werden.

6.8 Attraktivität und Werte

Ziel dieser Einheit ist, aufbauend auf den beiden vorangegangenen TE zur Attraktivität, das Thema der Attraktivität mit eigenen, aber auch gesellschaftlichen Werten in Bezug zu setzen. Das gilt sowohl für übergreifende gesamtgesellschaftliche Normen als auch für Werte, von denen die Patientinnen in Peergruppen, in der Schule oder der Uni, bei der Arbeit, im Internet oder in der Familie umgeben sind. Es geht um Klarheit über die persönliche Wertehierarchie und biografische Verankerung von Werten, wobei vor allem auch konkurrierende Werte aufgedeckt und symptomverstärkende Belohnungsmechanismen erkannt werden sollen. Letzteres kann zum einen Attraktivität und normgerechtes Aussehen direkt betreffen, zum anderen aber auch mittelbare Werte, die im Zusammenhang damit stehen können, etwa Status, Bindung, Erfolg, Anerkennung, Sicherheit u.ä. Optimalerweise gelangen die Patientinnen dabei zu einer größeren Sicherheit in Bezug auf eigene Werte und können sich damit von symptomfördernden oder konkurrierenden Werten im Alltag besser abgrenzen.

→ Material: Flipchart mit Stiften, AB 9 „Werte“, Textmarker, AB 10 „Werte im Alltag“

6.8.1 Begrüßung und Hinführung

Als Einstimmung wird eine Folge von zehn symbolischen Bewegungen, Ritual zur Ich-Stärkung, mit der Gruppe erlebt, um die persönliche Perspektive zu wecken und mit sich und den eigenen Werten in Kontakt zu kommen.

„Ich-Ritual“
Art: Symbolisches Bewegungserleben
Kontext zur Köperbildtherapie: Ganzheitliches Selbsterleben
Bewegungsform: Stehen, Gehen, Dehnen, Berühren
Anzahl Teilnehmende: 1–12
Anleitung: Die Patientinnen gehen in langsamem Tempo individuelle Wege durch den Raum. Folgende zehn Aspekte des Ich-Erlebens werden über verbale Anleitung in einer selbst gestalteten Variation ausgeführt:

- ich lasse mich fallen
- ich richte mich auf
- ich stütze mich
- ich schütze mich
- ich grenze mich ab
- ich wehre mich
- ich gebe, wenn ich mag und so viel ich mag
- ich nehme, lasse an mich heran
- ich prüfe, was ich brauche und was ich nicht brauche
- ich sichere was ich brauche und lasse los, was ich nicht brauche
- ich wachse
- ich bin ich

Eine genaue Beschreibung der Bewegungsabläufe siehe hier im Video https://www.oberbergkliniken.de/fachkliniken/konraderhof/koerperbildgruppe#ich-ritual.

In einer kurzen Reflexionsrunde können hier mit den Patientinnen Eindrücke aus der Übung reflektiert werden. Beispielsweise kann erfragt werden, welche Bewegungen die Patientinnen als stimmig und welche sie als unstimmig erlebt haben. Häufig finden sich hier individuelle Parallelen zum Alltagserleben oder zur Biografie (z. B. „Im Alltag fällt es mir schwer, mich zu wehren“ oder „Mir fiel es immer schon schwer, etwas loszulassen, wegzugeben, Abschied zu nehmen“).

6.8.2 Kernphase

Die meisten Patientinnen haben Belastungserprobungen erlebt, in denen ihre krankheitsassoziierten Werte getriggert werden – insbesondere im Kontakt mit Schulbesuch oder Kolleg:innen, Freund:innen oder auch in den sozialen Medien. Beispiele hierfür sind Gespräche über Diäten, Figur, Gewicht, Essensmengen, What-I-eat-in-a-day-Videos etc. Meist werden die Gesprächsbeiträge an dieser Stelle recht lebendig. Es folgt eine Übung.

„Wertebingo“
Art: Improvisationstheaterübung
Kontext zur Köperbildtherapie: Inhaltlich und sich zeigen
Bewegungsform: Gehen, Stehen
Anzahl Teilnehmende: 4–12
Anleitung:

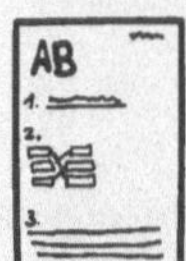

Die Vorlage AB 9 „Werte“ sowie Textmarker oder ggfs. Scheren werden ausgeteilt.
Es folgt die Aufforderung, in einer kurzen Phase der Stillarbeit, ggfs. mit Musik, mit dem Textmarker die persönlichen zehn Top-Werte zu markieren.

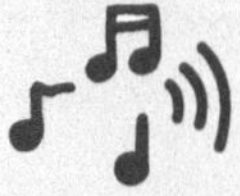

→ **Wording:** „Sehen Sie die Entscheidung als Momentaufnahme, gehen Sie intuitiv vor, denken Sie nicht zu viel nach!“
Dabei sollten nach Möglichkeit auch die Therapeutinnen ihre Top-Werte markieren.
→ *Variante: Je nach Dauer der TE und Selbstständigkeit der Patientinnen kann man das Arbeitsblatt auch schon als Hausaufgabe vorab markieren lassen. Alternativ kann dies auch als Hausaufgabe für die nächste TE geschehen, sollte dann aber unbedingt nochmal aufgegriffen werden.*
Im Anschluss folgt ein spielerischer Austausch über Werte. Es wird eine Bühne errichtet (Kap. 5.2.1). Auf der Bühne beginnt zunächst die Therapeutin, einen eigenen Top-Wert zu benennen. Alle, die diesen Wert ebenfalls markiert haben, rufen laut „Bingo“ und betreten die Bühne. Es erfolgt eine kurze Reflexionsrunde über den jeweiligen Wert.
Bei der Übung kann es zu kurzen Interaktionen zu Themen wie Überraschung oder persönlichen Gründen für das Vertreten von bestimmten

Werten kommen. Diese sind durchaus erwünscht und werden therapeutisch genutzt. Emotionalität soll zugelassen und nur bei Bedarf therapeutisch reguliert werden.

→ *Variante (Impro): Die Werte sollen in einer Stegreifrede vertreten werden.*

→ *Variante für die Einzeltherapie: In der Einzeltherapie bietet es sich eher an, die Werte auseinanderzuschneiden, in wichtig, mittel wichtig und unwichtig sortieren zu lassen und dann die wichtigen Werte zu clustern, umso mehr Klarheit in Wertestrukturen zu bringen. In der Einzeltherapie kann hier individueller und konkreter gearbeitet werden. Hilfreich sind hierfür auch bestehende Kartensets mit vorgegebenen Werten (z.B.* Harris, 2016*).*

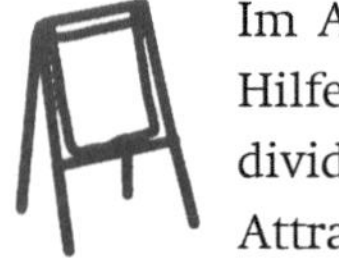

Im Abschluss können Ideen und Gedanken zum Thema Werte mit Hilfe der Flipchart ausgewertet werden. Klar werden soll hier die Individualität von Wertestrukturen, der Bezug zur wahrgenommenen Attraktivität und zur körperbildbezogenen Symptomatik. Beispiele hierfür sind etwa:

- Werte sind individuell.
- Menschen mit ähnlichen Werten erleben wir attraktiver.
- Individuelle, besondere Werte können – klar und selbstsicher vertreten – attraktiv machen.
- Werte entstehen auf der Basis von biografischen Erfahrungen.
- Die Symptomatik beeinflusst die Werte. Es ist wichtig, sich den eigenen, krankheitsunabhängigen Werten bewusst zu werden.
- In der Gesellschaft werden zahlreiche symptomnahe Werte vertreten. Umso wichtiger ist es, sich der eigenen krankheitsunabhängigen Wertestrukturen bewusst zu sein.
- Werte sollten umsetzbare Ziele ergeben.

Häufig entstehen an dieser Stelle vielfältige inhaltliche Diskussionen und Vertiefungen bestimmter Inhalte. Diese sollten wie immer offen aufgegriffen werden und können etwa an der Flipchart themenzentriert subsummierend festgehalten werden.

6.8.3 Embodiment und Alltagstransfer

Zum Abschluss kann eine weitere praktische Embodimentübung erfolgen, um die bis dato recht theoretischen Inhalte durch Bewegung zu konsolidieren. Hierbei werden in Partnerarbeit einige der Werte als Skulptur gestellt:

„Werteskulptur“
Art: Improvisationstheaterübung/kreative Bewegungsübung
Kontext zur Köperbildtherapie: Werte beeinflussen die Einstellung zum eigenen Körper
Bewegungsform: Stehen, Sitzen, Liegen etc.
Anzahl Teilnehmende: 1–12
Anleitung: Die Patientinnen werden gebeten, sich in Zweiergruppen zusammenzufinden. Falls es dabei zu Schwierigkeiten kommt: Kapitel 4.2.13 zur Aufteilung von Gruppen. Jede Zweiergruppe soll sich einen Wert auswählen, den sie dann der Gruppe als Skulptur darstellt. Die Gruppe versucht dann, den Wert zu erraten.
→ *Variante (Einzeltherapie): Die Patientin stellt nacheinander ihre wichtigsten drei Werte als Skulptur dar und die Therapeutin rät.*

Zum Abschluss werden die Patientinnen eingeladen, ihren Alltag hin auf Situationen mit konkurrierenden Werten oder Werteunsicherheit hin zu beobachten.

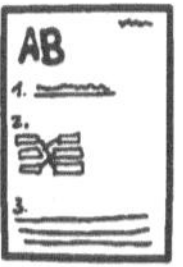

Dazu kann als Unterstützung AB 10 „Werte im Alltag“ genutzt werden. Es werden hier aus gewählten Werten Ziele, Zwischenziele und SMARTe Ziele abgeleitet und auf Erfolg hin kontrolliert. So kann z. B. deutlich werden, dass Familie einer der Hauptwerte ist, im Alltag aber nur sehr wenig zeitliche Ressourcen dafür bleiben. Es könnten dann etwa mit der Familie entsprechende Lösungsmöglichkeiten erarbeitet werden (z. B. Ausflüge, Rituale, Urlaube planen, Zeitfenster reservieren ...).

6.9 Intimität und Körperkontakt

In der TE zu Intimität und Partnerschaft soll eine Annäherung an das Thema intimer/sexueller Körperkontakt erfolgen. Es soll um diesbezügliche Erfahrungen gehen, um Genussfähigkeit, begleitende Körperbildprobleme, Erfahrungen mit Kontrolle und Kontrollverlust in diesem Themenkreis. Hierdurch soll der Zusammenhang zwischen Genussfähigkeit auf der einen Seite und Fähigkeit zur partiellen Kontrollaufgabe in Zusammenhang mit einem positiven Körperbild auf der anderen Seite aufgezeigt werden und so eine zusätzliche Motivation zur Auseinandersetzung mit dem Körperbild und zur Entwicklung eines positiven Körperbildes entstehen.

→ Material: Flipchart und Stifte, Musik, AB 11 „Selbstberührung“, AB 12 „Selbstberührung im Alltag“

6.9.1 Begrüßung und Hinführung

Zur Begrüßung wird der Bogen gespannt vom Thema Attraktivität hin zum Thema Sexualität/Intimität. Da dies für viele Patientinnen eine belastete, gemiedene oder mit traumatischen Erinnerungen besetzte Thematik darstellt, sollte hier bereits sehr zu Beginn betont werden, dass es um eine Annäherung an die Thematik geht und dass selbstverständlich, wie immer, Freiwilligkeit bezüglich aller Äußerungen gilt. Das Prinzip der Freiwilligkeit gilt selbstverständlich auch für die praktischen Übungen, insbesondere für Berührungen und Körperkontakt. In der Übungsanleitung sollte daher explizit erarbeitet werden, wie Patientinnen kommunizieren können, an welchen Körperstellen eine Berührung für sie angenehm ist. Zusätzlich wird hier nochmal auf die Möglichkeit des Einzelkontaktes bei Überforderungserleben hingewiesen. Zum Einstieg erfolgt dann kein weiteres Gespräch, sondern eine spielerische Bewegungserfahrung zum Erleben von Kontrolle und Kontrolle abgeben.

„Marionettentheater“
Art: Kreatives Bewegungsspiel
Kontext zur Köperbildtherapie: Erleben von Kontrolle und Kontrolle abgeben in der Bewegungserfahrung
Bewegungsform: Gehen, langsames Durchbewegen von Armen, Beinen und Kopf
Anzahl Teilnehmende: 1–12
Anleitung: Die Gruppe wird in Zweiergruppen eingeteilt. (Falls es Probleme bei der Einteilung gibt, stehen in Kapitel 4.2.13 Tipps zur Einteilung von Gruppen.)
Die Therapeutinnen fungieren als Modell: Person A setzt modellhaft in sensibler Kommunikation mit Person B einen imaginären Faden an deren Körper an und definiert die Länge des „Fadens“. Hilfreich ist hierbei, eher körperbildbewertungsferne Körperteile wie Schulter, Hand oder Arm zu bevorzugen. Es erfolgt eine Rückfrage an Person B, ob sich der „Faden“ so gut anfühlt. Dann wird an dem imaginären Faden gezogen und die Patientin so in verschiedene Körperhaltungen und Bewegungsrichtungen gezogen.

Geschwindigkeit und Intensität können und sollten dabei abwechseln. Die Patentinnen werden gebeten, die Übung zu zweit durchzuführen (Abb. 13).

Zur atmosphärischen Gestaltung kann Musik genutzt werden.

→ *Variante (Einzeltherapie): Am Faden führen kann auch in der Einzeltherapie durchgeführt werden. Therapeutin und Patientin bilden dann eine Dyade. Dies erscheint jedoch nur sinnvoll, wenn die Therapeutin bereit ist, sowohl die führende, als auch die geführte Rolle zu übernehmen.*
Ein Video dazu befindet sich hier: https://www.oberbergkliniken.de/fachkliniken/konraderhof/koerperbildgruppe#marionettentheater.

→ *Variante (schwieriger): Eine Patientin setzt „Fäden" an als attraktiv erlebten Körperstellen.*

→ *Variante (schwieriger): Eine Patientin setzt „Fäden" an den Körpern der auf einer Linie am Ende des Raums aufgereihten Patientinnen und bewegt so die ganze Gruppe durch den Raum.*

Es folgt eine kurze Abfrage, wie die Übung erlebt wurde, welche Rolle angenehmer war, welche Erlebnisse bezogen auf die vier Komponenten des Körperbildes und wie sich das Erlebte bezogen auf die Rollen hin unterschied.

Ein Video dazu befindet sich hier: https://www.oberbergkliniken.de/fachkliniken/konraderhof/koerperbildgruppe#reflexion-marionettentheater.

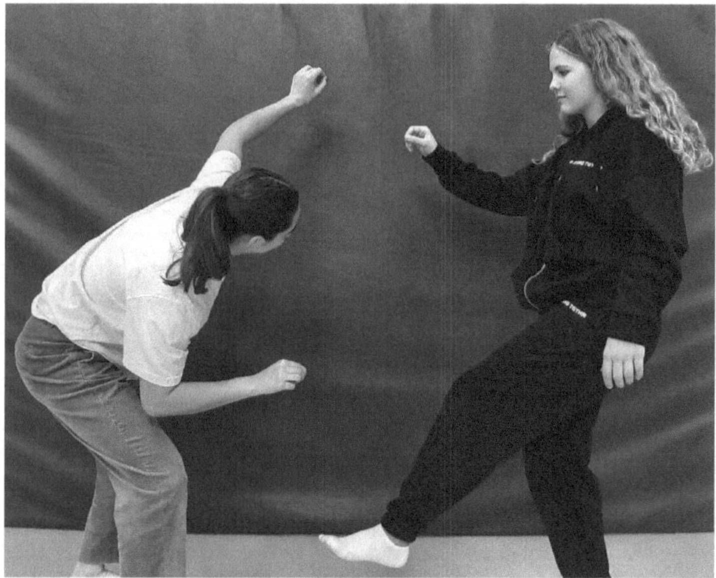

Abb. 13: Arbeitsbeispiel „Marionettentheater"

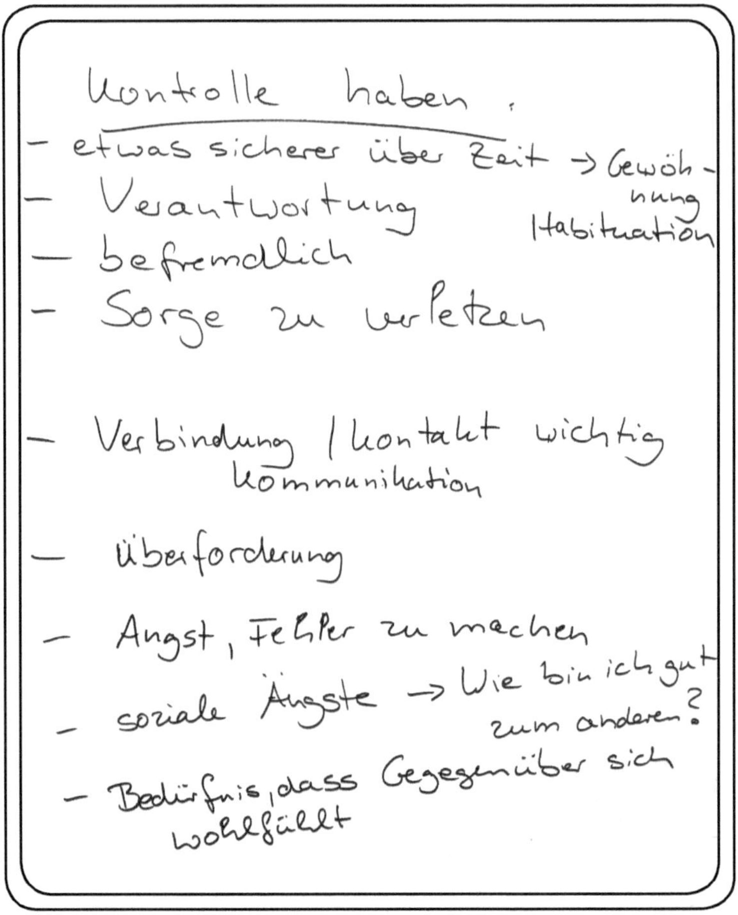

Kontrolle haben:

- etwas sicherer über Zeit → Gewöhnung Habituation
- Verantwortung
- befremdlich
- Sorge zu verletzen
- Verbindung / Kontakt wichtig Kommunikation
- Überforderung
- Angst, Fehler zu machen
- soziale Ängste → Wie bin ich gut zum anderen?
- Bedürfnis, dass Gegenüber sich wohlfühlt

Abb. 14: Flipchart-Beispiel „Kontrolle haben“

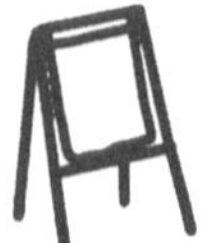

Es kann bereits hierbei begonnen werden, zwei Flipcharts zu gestalten. Zur Sortierung eignen sich etwa die Überschriften „Kontrolle abgeben“ und „Kontrolle haben“ (Abb. 14 und 15).

6.9.2 Kernphase

In der Hauptphase dieser TE soll das in der Hinführung Erarbeitete im Hinblick auf körperbezogenen, intimen partnerschaftlichen Kontakt bis hin zur Sexualität näher beleuchtet werden. Dazu erfolgt eine erneute ausführliche Transferrunde zur vorangegangenen Übung.

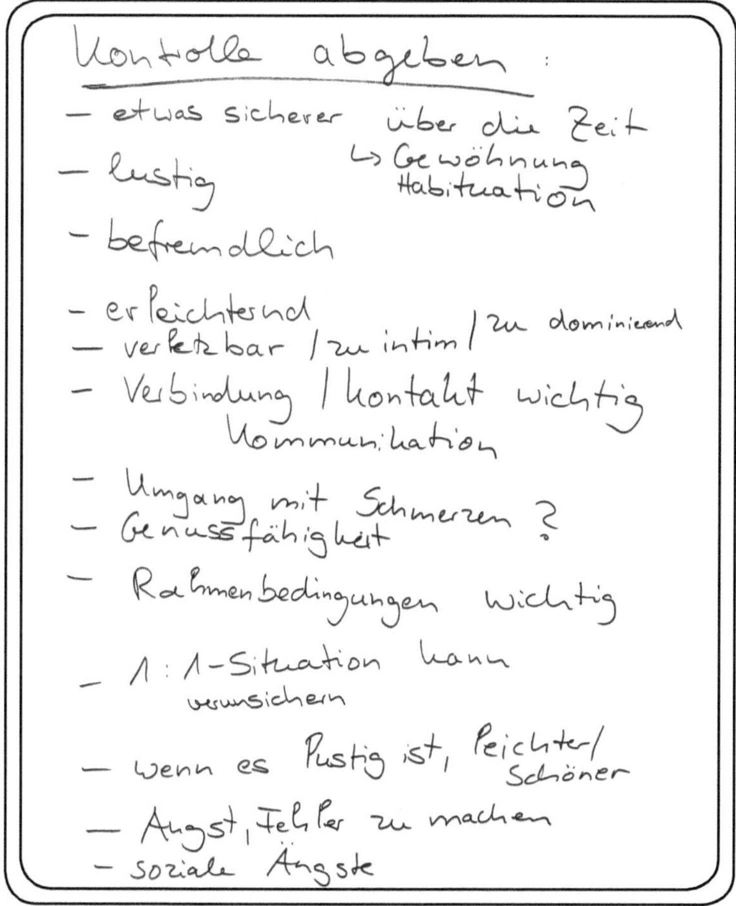

Abb. 15: Flipchart-Beispiel „Kontrolle abgeben"

Es eignen sich Fragen wie:

- Welchen Bezug zu Sexualität und Partnerschaft sehen Sie?
- Welche Rollen gibt es in Sexualität/Partnerschaft? Welche kennen Sie? Welche können Sie genießen?
- Welche Formen von Kontakt gibt es? Welche kennen Sie? Welche können Sie genießen?
- Was macht Intimität aus?

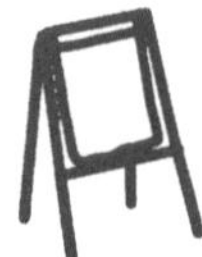

Die Antworten werden auf den beiden Flipcharts ergänzend festgehalten. Relevant können hierbei etwa folgende Aspekte sein:

- Sexualität bedeutet Führung, geführt werden und Risiken eingehen.
- Menschen haben unterschiedliche Erfahrungen hiermit.
- Es ist wichtig, eigene Erfahrungen, Rollenvorlieben und Berührungsvorlieben zu kennen und auch zu kommunizieren.
- Es ist wichtig, die Vorlieben des/der anderen zu hinterfragen.
- Die Kommunikation hierrüber kann eine große Herausforderung sein. Das gilt auch für den/die jeweils andere.
- Sowohl Kontrolle haben als auch Kontrolle abgeben kann Herausforderungen beinhalten.

In Abb. 14 und 15 finden sich Flipchart-Beispiele.

Je nach zeitlichen Möglichkeiten und Interesse der Gruppe kann das Thema Berührung und Genussfähigkeit zusätzlich durch folgende Übung unterstützt werden:

„Berührungslotterie"
Art: Achtsamkeitsspiel
Kontext zur Köperbildtherapie: Achtsamkeit, Erleben und Reflektieren von Berührungserfahrung
Bewegungsform: Sitzen, Liegen
Anzahl Teilnehmende: 1–12
Anleitung:

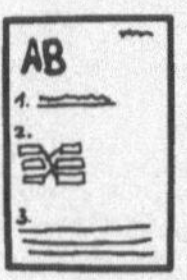

Die vorbereiteten Lose mit verschiedenen selbstbezogenen Berührungsformen (AB 11 „Arten der Selbstberührung") werden in die Mitte gelegt. Abwechselnd ziehen die Patientinnen und auch die Therapeutinnen Lose. Die beschriebene Berührungsform wird mit einer Hand auf dem anderen eigenen Unterarm von allen durchgeführt und zunächst achtsam, dann wertend wahrgenommen. Dabei darf es zu spontanen Äußerungen kommen wie etwa „Oh, DAS ist angenehm!", oder „Das mag ich aber wirklich gar nicht!". So kann deutlich werden, dass es große individuelle Unterschiede gibt, die kommunizierbar sind. Betont werden kann zusätzlich, dass Berührungen auf anderen Körperteilen sich anders anfühlen können.

6.9.3 Embodiment und Alltagstransfer

Den Abschluss der TE bietet nochmals eine praktische Übung zum Thema Berührung und Genussfähigkeit in Form einer Gesichtsmassage:

„Katzenpfoten"
Art: Achtsamkeitsübung
Kontext zur Köperbildtherapie: Selbstfürsorge, Genuss am eigenen Körper
Bewegungsform: Sitzen, Liegen
Anzahl Teilnehmende: 1–12
Anleitung: Hierbei werden die Patientinnen angeleitet, sich selbst Ruhe, Entspannung, Genuss und Intimität in Form einer Gesichtsmassage zukommen zu lassen.
Eine genauere Anleitung hierzu findet sich unter diesem Link https://www.oberbergkliniken.de/fachkliniken/konraderhof/koerperbildgruppe#-katzenpfoten.

Zur Verabschiedung werden nochmals alle Patientinnen motiviert, sich selbst in Bezug auf genussvolle Berührung hin zu explorieren und sich etwas Gutes zu tun. Falls es Patientinnen in Partnerschaft gibt, werden diese zusätzlich motiviert, die Inhalte der Einheit mit dem Partner/der Partnerin zu thematisieren. Bei Jugendlichen sollte das Thema Berührung auch im Hinblick darauf angesprochen werden, wie Berührungen zwischen Eltern und Kindern in der Familie gehandhabt werden. So gibt es beispielsweise tradierte Berührungen zwischen Eltern und Kindern wie etwa Umarmungen, Küsse, auf den Schoß setzen o.ä., die im Jugendalter als unstimmig erlebt werden. Die Patientinnen werden aufgefordert, sich ein konkretes, SMARTes Ziel zu selbstfürsorglichem Körperkontakt zu setzen (z.B. „Ich möchte mit meinem Partner besprechen, dass ich Fußmassagen genießen würde", „Ich möchte meinen Eltern klarmachen, dass ich zu alt für Küsse bin", „Ich möchte mal eine Massage ausprobieren"…).

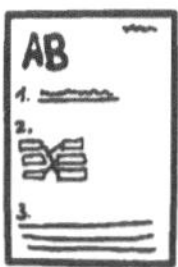

Als Inspiration für den Alltagstransfer kann AB 12 „Selbstberührung im Alltag" genutzt werden.

6.10 Selbstsichere Körpersprache

Der Ausstieg aus dem Teufelskreis der Körperbildprobleme ist über alle vier Komponenten (Kap. 6.1 und 6.4) möglich. Körpersprache (Mimik, Gestik, Haltung, Prosodie ...) beinhaltet Veränderungsoptionen über Verhaltensweisen im Kleinen. Über Körperhaltung sind Empfindungen, Gefühle und Gedanken veränderbar. Ziel der TE ist es, eine inhaltliche Verknüpfung zwischen nonverbalem Ausdruck und Körperbild zu erarbeiten und damit selbstsicheres Verhalten als Exposition zur Entwicklung eines positiveren Selbstbildes zu verstehen. Dies beinhaltet auch ein positiveres Körperbild (Kap. 2). Über das Verständnis dafür, dass gerade als inkonsistent erlebte Verhaltensweisen identitäre Grundhaltungen und damit auch Selbstbildaspekte verändern können, kann Motivation zur Umsetzung selbstsicherer Körperhaltungen im Alltag entstehen. Patientinnen erfahren in der TE, welche Körperhaltungen Körperbildprobleme langfristig vergrößern und welche diese reduzieren. Hierbei ist die Differenzierung zwischen kurzfristig und langfristig besonders wichtig (z. B. Körper verstecken verschafft kurzfristige Erleichterung, langfristig verstärkt es das negative Selbstbild).

→ Material: Musik, Flipchart und Stifte, AB 13 „Selbstsichere Körpersprache", AB 14 „Selbstsichere Körpersprache im Alltag"

6.10.1 Begrüßung und Hinführung

Die Arbeit an selbstsicherer Körpersprache knüpft häufig an aus sozialen Kompetenztrainings o. ä. Bekanntem an. Bei der Nennung des Themas sollten daher zunächst Vorerfahrungen erfragt werden. Das hilft, Redundanzen zu vermeiden und das Niveau optimal an die Bedürfnisse der Patientinnen anzupassen. Unabhängig davon, wie umfangreich diese vorhanden sind, erfolgt folgende Erfahrungsaktivierung:

„Model und Freak"
Art: Improvisationstheaterübung / kreative Bewegungsübung
Kontext zur Köperbildtherapie: Körpererleben bei verschiedenem Bewegungsausdruck
Bewegungsform: Gehen
Anzahl Teilnehmende: 1–12

Anleitung:

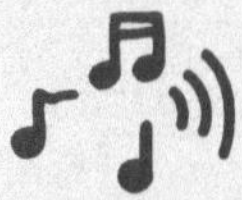

Die Patientinnen gehen zur Musik auf individuellen Wegen durch den Raum. Unterschiedliche Impulse zu einem selbstsichererer oder -unsichererer Körpersprache werden in die Gruppe gegeben, etwa:

- „Machen Sie sich groß und gehen Sie langsam."
- „Richten Sie sich auf und Ihren Blick geradeaus".
- „Lockern Sie Ihre Arme und fühlen Sie Ihren sicheren Tritt."
- „Machen Sie Ihren Brustkorb weit und atmen Sie langsam und tief."
- „Ducken Sie sich, gehen Sie schnell und vorsichtig, nervös."
- „Vermeiden Sie Blickkontakt."
- „Beschleunigen Sie Ihre Schritte, atmen Sie schnell und flach."

Im Anschluss wird die Gruppe in zwei Untergruppen aufgeteilt, die unterschiedliche der obigen Anweisungen erhalten, so dass ein Kontrast entsteht.

→ *Variante (Einzeltherapie): In der Einzeltherapie kann die Therapeutin den Gegenpol übernehmen.*

→ *Variante (schwieriger): bei viel Vorkenntnis und aktiverer Gruppe: Die Teilnehmerinnen werden gebeten, die Ansagen zu selbstsicherer oder unsicherer Körpersprache selbst zu formulieren.*

In einer kurzen Abfrage sollte herausgearbeitet werden, welche Bewegungserfahrungen wie erlebt wurden. Zumeist werden selbstsichere Bewegungen als ungewohnt und teilweise unangenehm beschrieben.

6.10.2 Kernphase

Psychoedukativ wird AB 13 „Selbstsichere Körpersprache" besprochen. Die Aspekte können auch zuvor aktiv mit den Patientinnen auf der Flipchart gesammelt werden.

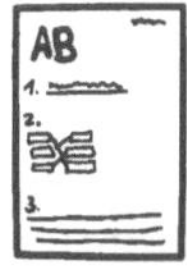

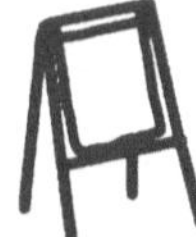

Dabei sollte auf der Flipchart festgehalten werden, wie eine inhaltliche Verknüpfung zu Körperbildthemen besteht, z. B.:

- Die Körpersprache beeinflusst Gefühle und Gedanken.
- Selbstsichere Haltung fühlt sich häufig zunächst unstimmig, ungewohnt, fremd an.

- Selbstsichere Körperhaltung kann unangenehm sein. Es entstehen dann ein Vermeidungsbedürfnis und eine unsichere Körperhaltung.
- In der Interaktion mit anderen, insbesondere im Kontrast wird das besonders deutlich.
- Die eigene Körpersprache hat langfristig Auswirkungen auf Selbstwahrnehmung, Selbstwert und Selbstsicherheit.
- Es gib viele Zusammenhänge zwischen Körperhaltung/Mimik/Gestik und Emotionen/Bewertungen.
- Andere Körpersprache verändert die gesellschaftliche Rolle. Das kann auch Nachteile haben.

Ggfs. kann dann diskutiert werden, wie die erlebten unangenehmen Gefühle entstehen und hierbei können persönliche Widerstände, sich selbstsicher zu verhalten, benannt werden. Beispiele hierfür:

- „Ich will nicht arrogant wirken."
- „Ich fühle mich eben nicht sicher."
- „Das wäre ja nicht echt."
- „Ich dachte, ich soll authentisch sein."
- „Ich will nichts vorspielen."

Es erfolgt nun der Bezug zum Teufelskreismodell (Kap. 6.3 und 6.4), insbesondere zu kurzfristigen und langfristigen Konsequenzen.

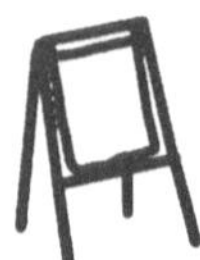

Hier können zum Verständnis bzw. zur Konsolidierung nochmals Inhalte auf der Flipchart festgehalten werden, etwa:

- unangenehmes Gefühl = kurzfristige Konsequenz, langfristige Konsequenz = positiver Einfluss auf Selbstsicherheit, Selbstwahrnehmung, Körperbild und Ausstrahlung.
- Selbstaffirmationen wie „Ich darf selbstsicher sein und ich darf mir das erlauben" können helfen.
- Arroganz ist nicht gleichzusetzen mit Selbstsicherheit.
- Wenn das Körperbild sich verändert, fühlt sich das zu Beginn unstimmig an, langfristig hilft es aber beim Ausstieg aus den Teufelskreisen und führt zu echter Selbstsicherheit. Diese sollte das Ziel sein und verbessert auch das Körperbild.

6.10.3 Embodiment und Alltagstransfer

Nachdem die o. g. Zusammenhänge erarbeitet wurden, erfolgt ein Embodiment:

„Ich habe Sauerkrautlocken"
Art: Improvisationstheaterübung
Kontext zur Köperbildtherapie: Körpererleben bei verschiedenen Körperausdrücken
Bewegungsform: Stehen im Kreis bzw. einander gegenüber
Anzahl Teilnehmende: 1–12
Anleitung: Die Patientinnen werden aufgefordert sich in einen Kreis zu stellen bzw. in der Einzeltherapie der Therapeutin gegenüber. Es geht nun darum, den Satz „Ich habe Sauerkrautlocken" weiterzugeben und dabei sukzessive selbstsicherer zu werden. Ist ein Maximum an selbstsicherem Ausdruck erreicht, wird der Satz immer unsicherer weitergegeben, dann nochmals wieder selbstsicherer.
→ *Variante (schwieriger): Der Satz kann auch mit unterschiedlichen Emotionen ausgedrückt werden.*

Als Aufgabe für den Alltag soll sich jede Patientin einen persönlichen Aspekt zum Thema suchen (Leitfrage: „Was kann ich praktisch tun, um Körpersprache für ein gutes Körperbild zu nutzen?"). Dabei ermutigen die Therapeutinnen, sich positiv zu zeigen, ggfs. entstehende Dissonanz auszuhalten mit dem Ziel, langfristig ein selbstsichereres Körperbild zu haben. Ziele könnten z. B. sein, sich gerader zu halten, lauter zu sprechen, langsamer zu sprechen, mehr Blickkontakt zu halten, Arme und Beine nicht mehr zu verschränken etc. Hilfreich kann es sein, vorab wichtige Bezugspersonen von der Übung/dem Ziel zu informieren, um so Irritationen vorzubeugen bzw. eine Basis-Sicherheit zu schaffen (z. B. „In der Therapie haben wir selbstsicheres Verhalten als Thema gehabt. Ich möchte in der nächsten Zeit lauter sprechen und wollte nur darüber informieren, sodass sich niemand wundert" …).

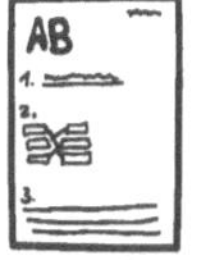

Zur Selbstbeobachtung im Alltag eignet sich AB 14 „Selbstsichere Körpersprache im Alltag".

An dieser Stelle können alternativ, ergänzend oder zusätzlich, auch herausforderndere Statusspiele aus dem Improvisationstheater eingesetzt werden oder Rollenspiele aus dem Alltag zum Thema Selbstsicherheit durchgeführt werden. Ein Beispiel für ein Statusspiel aus dem Improvisationstheater.

„Statusreigen“
Art: Improvisationstheaterübung
Kontext zur Köperbildtherapie: Körpererleben bei verschiedenen Körperausdrücken, Üben selbstsicherer Körperhaltung
Bewegungsform: Bühnenspiel
Anzahl Teilnehmende: 1–12
Anleitung: Es wird eine Bühne installiert. Zwei Teilnehmende betreten die Bühne und stellen spontan eine Statusbeziehung dar (etwa Lehrerin – Schülerin, Chefin – Angestellte) und sprechen einen kurzen szenischen Dialog, wobei eine Person im Hochstatus (viel Raum nehmen, selbstsichere Haltung, viel Zeit nehmen) und eine im Tiefstatus (klein machen, unsichere Haltung, hektisches Agieren) spielt. Die Person im Tiefstatus verlässt dann die Szene. Eine andere Person betritt die Szene, übernimmt nun den Hochstatus und inszeniert eine neue Beziehung (etwa Mann der Lehrerin/Chefin – Lehrerin/Chefin), wodurch der vorherige Hochstatus in den Tiefstatus wechselt. Es entsteht so ein Reigen aus zahlreichen Charakteren und Beziehungen, in denen die unterschiedlichen Stati aktiv erlebt und spielerisch ausgestaltet werden können.
→ *Variante (Einzeltherapie): Die Person, die mit Tiefstatus die Szene verlassen hat, muss selbst mit einem neuen Charakter im Hochstatus die Szenerie wieder betreten. Es entsteht so ebenfalls der Wechsel zwischen den Stati. Wichtig hierbei ist, dass die Therapeutin bereit sein muss, gegenüber der Patientin bewusst in beide Statuszustände zu gehen.*

6.11 Sicherheit durch Aufgeben von Kontrolle

Häufig ist eines der zugrundeliegenden Bedürfnisse für insbesondere restriktive Essstörungssymptome ein hohes Kontrollbedürfnis, das sich auch in anderen Alltagsbereichen zeigt, so etwa auch bei körperbildnahen Aktivitäten wie Kleidungswahl, Bewegung, Sitzpose, Schminkstil ... Bei allen Lebensbereichen wird versucht, Fehler zu vermeiden und nach Perfektionismus zu streben. In dieser TE soll diese Sicherungsstrategie nicht nur hinterfragt werden, sondern diametral entgegengesetzt erlebt werden: „Wenn ich mir Fehler zugestehe, bin ich selbstsicherer, als wenn ich plane“; „Wenn ich Kontrolle aufgebe, gewinne ich an Sicherheit“; „Ich bin okay, wie ich bin und erlange damit „echte Selbstsicherheit“ und Vertrauen in mich selbst“. Dazu ist es wichtig, Loslassen zu erleben, das „Raus aus dem Kopf“ und spontanes Verhalten zuzulassen. Bei Patientinnen mit eher impulsiver Symptomatik geht es dabei um zwei Aspekte: Einerseits wird sowohl Kontrolle abgeben als auch Kontrolle wiedererlangen im Rahmen der Übungen gezielt trainiert, was für Patientinnen, die Schwierigkeiten mit Kontrollverlust haben, eine wichtige Kompetenz darstellt. Was dabei jedoch vor allem deutlich wird, ist, dass dem Kontrollverlust zumeist Kontrollverlustängste mit übermäßigen Versuchen des Kontrollierens vorangingen. Diese abzubauen und auf einer anderen Ebene Sicherheit zu entwickeln, kann auch für Patientinnen mit Heißhungerattacken als Kernsymptomatik ein zentrales Ziel sein.

→ Material: Flipchart und Stifte, AB 15 „Kontrolle abgeben im Alltag“

6.11.1 Begrüßung und Hinführung

Da es in der TE um Spontaneität geht, startet sie spontan, d. h. ohne Nennung des Themas oder theoretische Einführung geht es unmittelbar nach der Begrüßung ins Erleben.

„Hut – Stock – Regenschirm“
Art: Improvisationstheaterübung / kreatives Bewegungsspiel
Kontext zur Köperbildtherapie: Spontaneität im Spiel als Analogie zu Spontaneität im Körpererleben
Bewegungsform: Stehen, Haltungsänderungen, Gesten, Mimik, Bewegungen der Arme und Beine
Anzahl Teilnehmende: 1–12
Anleitung: Ein Stift wird herumgegeben und pantomimisch differentiell genutzt, d.h. er darf alles sein, nur kein Stift. Die anderen raten, welcher Gegenstand in der Handlung gemeint ist, z.B. seitliches Vor- und Zurückschwingen des Stifts = Tennisschläger (Abb. 16).
Ein Video dazu befindet sich hier: https://www.oberbergkliniken.de/fachkliniken/konraderhof/koerperbildgruppe#hut-stock-regenschirm.
→ *Variante (Einzeltherapie): In der Einzeltherapie wird abwechselnd von Patientin und Therapeutin geraten.*

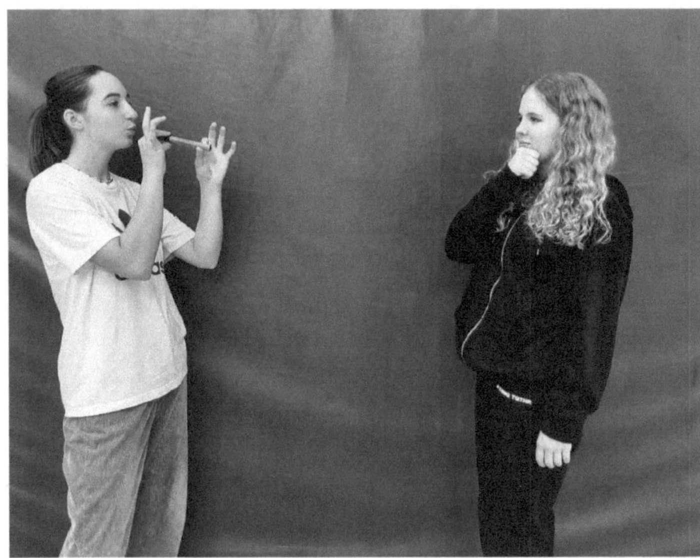

Abb. 16: Arbeitsbeispiel „Hut – Stock – Regenschirm“

Nach dieser ersten Erfahrungsrunde wird das Erlebte ausgewertet und besprochen.

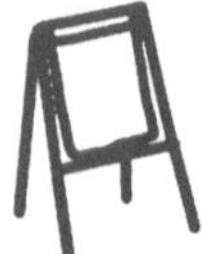

Das kann an einer Flipchart geschehen. Hierbei können typischerweise folgende Aspekte genannt werden:

- Im Mittelpunkt stehen ist unangenehm.
- Es wird überschätzt, wie kritisch andere denken und bewerten.
- Viele planen vor, die gleiche Idee wird von einer Mitpatientin gewählt, das erfordert Umplanen. Das stresst und/oder hemmt dann.
- Leistungsansprüche lähmen.
- Spaß entsteht gerade, wenn nicht geplant wird.
- Echte Sicherheit entsteht, wenn nicht geplant wird.
- Leben ist nicht planbar.
- Authentizität und Spontaneität können attraktiv sein. Kontrolle abgeben und Fehler machen kann attraktiv sein.

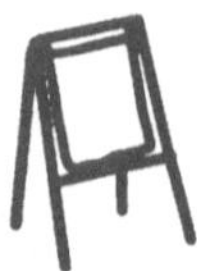

Da die hier erarbeiteten Aspekte häufig extrem diametral konträr zu den Symptomen stehen, sollten sie auf einer Flipchart festgehalten werden (Abb. 17).

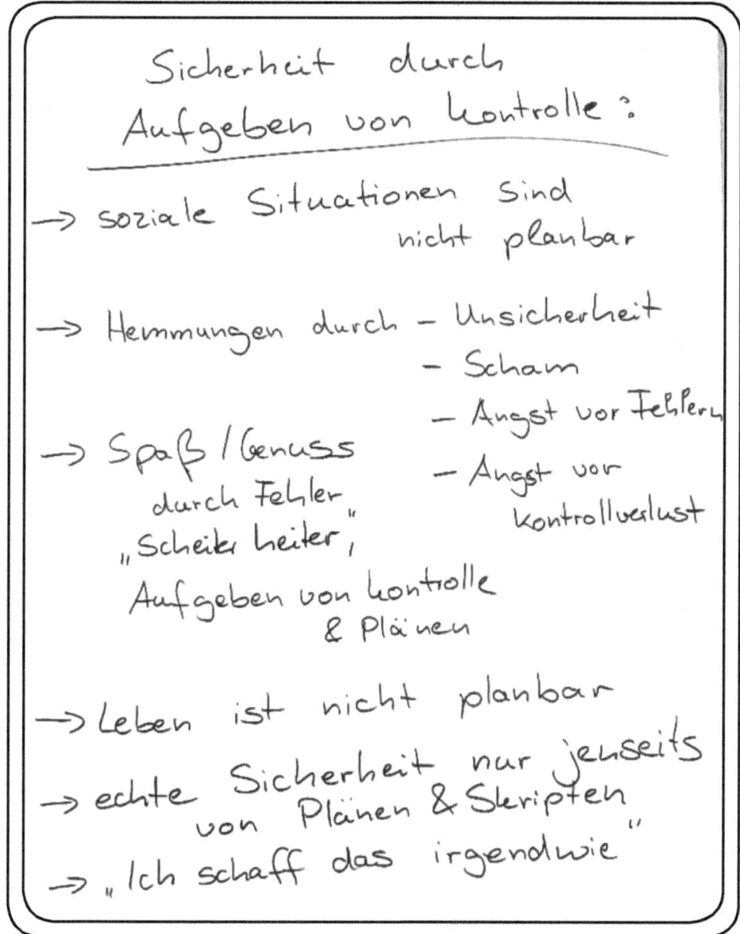

Abb. 17: Flipchart-Beispiel „Sicherheit durch Aufgeben von Kontrolle"

6.11.2 Kernphase

In der Kernphase geht es darum, das Prinzip des Loslassens, des Sich-Trauens, authentisch zu sein, aktiv zuzulassen, zu erleben und zu üben. Hierzu eignet sich die „Scheiter heiter"-Technik aus dem Improvisationstheater besonders gut. Bei zahlreichen Impro-Spielen geht es gerade darum, Fehler zuzulassen, Freude an Fehlern zu entwickeln und nicht zu planen, den Impulsen zu vertrauen und zu folgen und damit in eigene Fähigkeiten vertrauen zu lernen. An dieser Stelle ist es relevant, dass von den Patientinnen die Zielsetzung dieser Spiele gut verstanden wurde und eine möglichst große Compliance entsteht. Mögliche

Widerstände sollten unbedingt aufgegriffen und ggfs. vorab nochmals besprochen werden. Dazu gehören vor allem Ängste, welche Folgen es haben könnte, sich im Alltag spontaner zu geben (etwa Ablehnung von anderen, Versagen, Scham, Verlust von Status…). Es kann hilfreich sein, an dieser Stelle die Arbeit mit dem Teufelskreis nochmals aufzugreifen und zu motivieren, die zugrunde liegenden Annahmen durch Verhaltensexperimente zu überprüfen anstatt sie durch symptomatisches Verhalten weiterführend zu bestärken.

Zum Üben des Abgebens von Kontrolle sind hier exemplarisch einige mögliche Impro-Spiele ausgeführt, die unserer Erfahrung nach im Alltag gut bei der Patientinnengruppe funktionieren:

„Ein-Wort-Geschichte"
Art: Improvisationstheaterübung
Kontext zur Köperbildtherapie: Aufgeben von Kontrolle
Bewegungsform: Sitzen oder Stehen in Kreisaufstellung
Anzahl Teilnehmende: 1–12
Anleitung: Die Gruppe entwickelt eine Geschichte, indem jede Patientin ein Wort nennt.

→ *Variante (schwieriger): Die erarbeitete Geschichte kann dann spontan szenisch dargestellt werden. Dazu kann Rollenspiel oder szenisches Spiel mit Figuren erfolgen.*

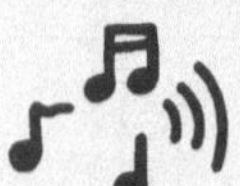

Hierzu kann Musik im Sinne eines Soundtracks eingesetzt werden.

→ *Variante (Impro): Es können auch Experteninterviews zu unterschiedlichen Themen durchgeführt werden, bei denen eine Person interviewt und zwei weitere Teilnehmende zusammen eine Expertin bilden, wobei die beiden sich bei der Beantwortung der Fragen mit jeweils einem Wort abwechseln.*

„Au-ja-Geschichte"
Art: Improvisationstheaterübung
Kontext zur Köperbildtherapie: Aufgeben von Kontrolle
Bewegungsform: Sitzen oder Stehen in Kreisaufstellung
Anzahl Teilnehmende: 1–12
Anleitung: Die Gruppe entwickelt reihum eine Geschichte. Eine Person gibt einen Satz mit einem Akteur und einer Handlung vor (z.B. „Nina ging in den Wald"). Die nächste Teilnehmerin erzählt die Geschichte weiter und beginnt dabei mit „Au ja, und dann…" (z.B. „Au ja, und dann traf sie einen Wolf").

Die nächste Person fährt nach dem gleichen Muster fort usw. Dies lässt sich auch in der Einzeltherapie durchführen.
Ein Video dazu befindet sich hier: https://www.oberbergkliniken.de/fachkliniken/konraderhof/koerperbildgruppe#au-ja-geschichte.
→ *Variante (schwieriger): Die erarbeitete Geschichte kann dann spontan szenisch dargestellt werden. Dazu kann Rollenspiel oder szenisches Spiel mit Figuren erfolgen.*

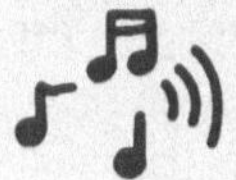

Hierzu kann Musik im Sinne eines Soundtracks eingesetzt werden.

„Bilder stellen"
Art: Improvisationstheaterübung
Kontext zur Köperbildtherapie: Aufgeben von Kontrolle
Bewegungsform: Sitzen, Stehen, Liegen u.ä.
Anzahl Teilnehmende: 4–12
Anleitung: Es wird eine Bühne etabliert (Kap. 5.2.1). In die Gruppe wird ein Thema gegeben. Das kann ein Ort, eine Situation, eine Handlung, ein Beruf etc. sein (z.B. Paris, Frühstück, Angeln, Lehrer). Die Teilnehmerinnen stellen nacheinander Aspekte des Themas auf der Bühne szenisch dar (z.B. „Ich bin der Eiffelturm", „Ich bin ein Croissant", „Ich bin ein Tourist" usw.).
→ *Variante (schwieriger): Das Thema wird spezifiziert, z.B. „Supermann in Paris"*
→ *Variante (Einzeltherapie): Das Stellen der Bilder kann abwechselnd erfolgen.*

„Ich bin ein Baum"
Art: Improvisationstheaterübung
Kontext zur Köperbildtherapie: Aufgeben von Kontrolle
Bewegungsform: Sitzen, Stehen, Liegen u.ä.
Anzahl Teilnehmende: 4–12
Anleitung: Es wird eine Bühne etabliert (Kap. 5.2.1). Eine erste Person stellt sich auf die Bühne und beginnt das Spiel mit „Ich bin ein Baum" und einer pantomimischen Darstellung eines Baums. Eine zweite Person betritt die Bühne und stellt assoziativ angelehnt an das bestehende Bild einen Aspekt dar (z.B. „Ich bin ein Apfel"). Eine dritte Teilnehmerin vervollständigt das Bild um einen dritten Aspekt (z.B. „Ich bin ein Wurm") und stellt diesen pantomimisch dar. Person 1 verlässt die Bühne und nimmt nach ihrer Wahl Person 2 oder 3 mit. Die auf der Bühne verbleibende Person startet einen nächsten szenischen Aufbau mit ihrem Satz aus der letzten Szene. Es entwickeln sich so fortlaufend assoziativ lose verbundene Bilder mit jeweils drei Personen.

Ein Video dazu befindet sich hier: https://www.oberbergkliniken.de/fachkliniken/konraderhof/koerperbildgruppe#ich-bin-ein-baum.

→ *Variante (Einzeltherapie): Das Stellen der Bilder kann abwechselnd erfolgen.*

6.11.3 Embodiment und Alltagstransfer

Abschließend sollte subsummiert werden, was erlebt wurde und wie sich dieses Erleben im Alltag wiederfinden lässt, manifestieren kann. Spezifische Interaktionssituationen, in denen viel vorgeplant wird, werden gesammelt. Die Patientinnen werden motiviert, die Haltung aus den Übungen auf diese Situationen hin zu übertragen (z.B. „Ich möchte nach dem Film im Kino einfach meine Meinung sagen und mir nicht vorher überlegen, wie die anderen das sehen", „Ich möchte meinen Freunden einen Spieleabend vorschlagen, ohne schon zu wissen, wo und wann und wer Lust darauf haben könnte" ...).

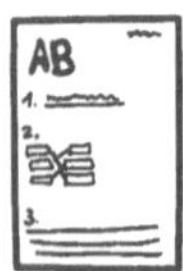

AB 15 „Kontrolle abgeben im Alltag" kann ergänzend genutzt werden.

6.12 Regeln aufgeben

Ziel der TE ist es, mit der Körperbildstörung assoziierte regelhafte Verhaltensweisen, die kurzfristige Erleichterung oder Vermeidung von negativen Körperbildaspekten bewirken, zu erkennen und aufzugeben. Initiiert durch das Kontrollbedürfnis führt die kurzfristige Erleichterung zu einer Aktivierung des Belohnungssystems. Bewusste und unbewusste Verhaltensregeln entstehen und entwickeln sich nicht selten zu zwanghaftem Verhalten. Aufbauend auf dem Teufelskreismodell (Kap. 6.3), das an dieser Stelle unbedingt zu wiederholen ist, sollen die selbstgesteckten Regeln erkannt, hinterfragt und ggfs. durch Expositionen aufgegeben werden. Es soll Autonomie gestärkt und eine erweiterte Perspektive auf Verhaltensmöglichkeiten entwickelt werden.

→ Material: diverse Kleingeräte wie Seile, Hütchen, Tücher, Luftballons u.ä., Flipchart, Stifte, AB 16 „Flexibilisierung des Verhaltens", Musik, AB 17 „Abbau symptomatischer Regeln im Alltag"

6.12.1 Begrüßung und Hinführung

Für den psychoedukativen Zugang werden die Patientinnen über die Bottom-up-Methodik auf ein möglichst hohes Aktivitäts- und Motivationsniveau gebracht. Patientinnen erleben in einer spielerischen, reflektierten Bewegungserfahrung, wie Regeln Verhalten einschränken können und wie schwer es sein kann, Handlungsspielräume zu nutzen. Patientinnen erfahren, dass die Aufgabe von Regeln auf der anderen Seite neue Verhaltensweisen ermöglicht.

„Wie wollen wir's regeln?"
Art: Kreative Bewegungserfahrung
Kontext zur Köperbildtherapie: Selbstgesteckte Regeln hinterfragen und verändern
Bewegungsform: Initial Gehen, dann selbstbestimmte kreative Bewegungsformen
Anzahl Teilnehmende: 1–12
Anleitung: Zu Beginn wird eine möglichst einfache Regel als Basis vorgegeben, etwa auf Linien zu gehen, von Ecke zu Ecke oder bestimmten markierten Punkten oder aufgestellten Hütchen. Es werden dann im Verlauf neue Impulse zu kreativen Bewegungsgestaltungen gegeben und neue Materialien mit neuen Bewegungen kombiniert. Zunächst werden Regeln von den Therapeutinnen, später von den Patientinnen aufgelöst und neue Gestaltungsmöglichkeiten hinzugefügt.
Musik kann sowohl als Untermalung als auch inhaltlich zur Bildung neuer Regeln genutzt werden.

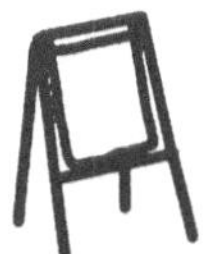

Der Transfer wird nach der Übung kurz gehalten, kann dennoch auf einer Flipchart festgehalten werden (Abb. 18):

- „Wenn Sie immer alle Regeln befolgen, verpassen Sie den ganzen Spaß!" (Zitat von Katherine Hepburn)
- Selbstgesteckte Regeln sind häufig unbewusst.
- Selbst bei bewussten Regeln sind die Folgen/Kosten für den Alltag oft nicht bewusst und der Nutzen oft fragwürdig.
- Selbstgesteckte Regeln sollten nach Sinnhaftigkeit hinterfragt werden.
- Selbstgesteckte Regeln können geändert werden und dadurch entsteht Autonomie.

Verhaltensregeln:

- Muss ↔ Kann-Regeln
- mehr Spielraum als erwartet, mehr Ideen als erwartet
- Regeln können Spaß bringen
- neue Ideen machen Spaß
- befreiende ↔ einschränkende Regeln
- Wer steckt Regeln? Wer führt? Wer übernimmt Verantwortung?
- Darf ich alte Regeln zerstören?
- Regeln regeln Sozialkontakt & Kontakt zu mir selber.

Abb. 18: Flipchart-Beispiel „Verhaltensregeln“

- Ob eine Regel Sinn ergibt, stellt sich oft erst heraus, wenn man sie nicht befolgt. Nur im Verhaltensexperiment lassen sich Grundannahmen überprüfen und ggfs. ändern.
- In Bezug auf das Körpererleben gibt es viele rigide Regeln, die Sicherheit geben sollen.
- Viele dysfunktionale Regeln sind Teil der Symptomatik oder halten diese aufrecht.
- Selbstgesteckte Regeln und Teufelskreisdynamik hängen über das Sicherheitsbedürfnis und kurzfristige Erleichterung durch Sicherheitserleben zusammen.

- Abbau von Regeln durch Exposition, Aushalten von Angst vor Kontrollverlust, Überwinden von übermäßiger Scham, ungewohntes Verhalten, kreative Verhaltensexperimente, Mut zum Risiko, etc. sind möglich.

6.12.2 Kernphase

Die Kernphase besteht aus dem Bezug des Inhaltes auf die Körperbildthematik.

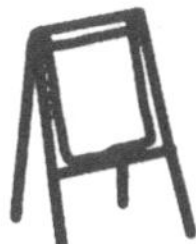

Hierzu folgt eine Sammlung von Körperbild-bezogenen Regeln an der Flipchart (Abb. 19). Schlussfolgernd werden Strategien zur Aufgabe von symptomatischen und symptomassoziierten Verhaltensweisen gesammelt.

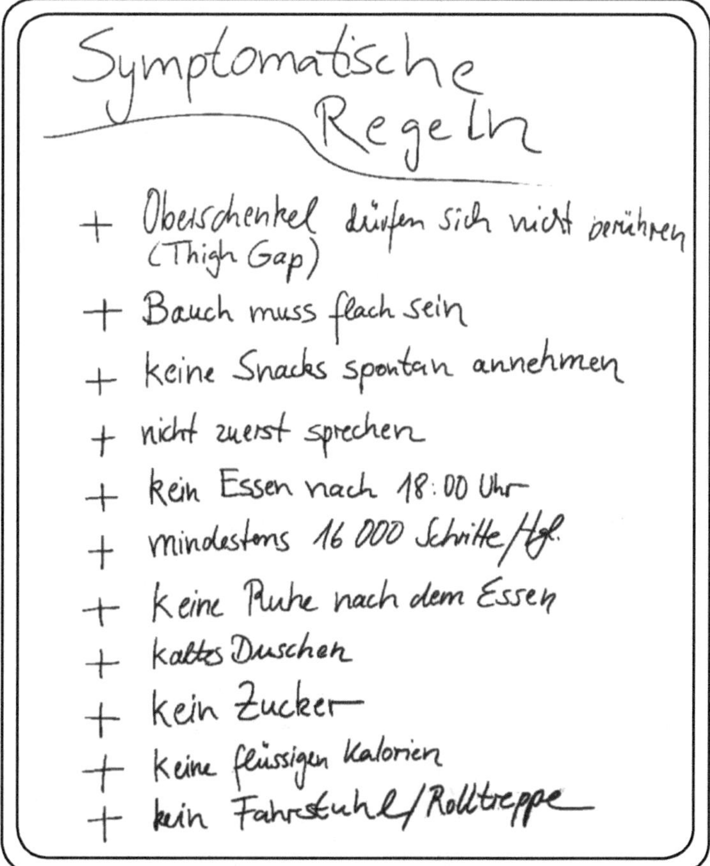

Abb. 19: Flipchart-Beispiel „Symptomatische Regeln“

6.12.3 Embodiment und Alltagstransfer

Es entstehen zweierlei Zielsetzungen: Zum einen der Abbau der symptomatischen Regeln, zum anderen die allgemeine Flexibilisierung auf höherer Ebene; heraus aus einer Lageorientierung, herein in eine Handlungsorientierung.

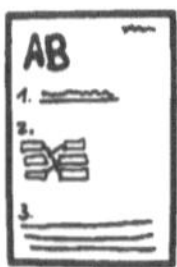

Als Anregung für den Transfer in den Alltag erhalten die Patientinnen das AB 16 „Flexibilisierung des Verhaltens“. Zusätzlich werden sie eingeladen, sich SMARTe Ziele zum Thema zu setzen und konkrete dysfunktionale Regeln für die nächste Woche vorzunehmen, die es gilt, mithilfe von Exposition und Verhaltensexperimenten, abzubauen (z. B. „Ich möchte nächste Woche mindestens dreimal mittags und abends warm essen“, „Ich werde morgen bunte Kleidung anziehen und zwar konkret den blauen Pullover“, „Ich werde gleich nach der Stunde die Apps auf meinem Bildschirm anders anordnen“ ...). Bezugspersonen können konstruktiv in Zielfindung und Umsetzung eingebunden werden („Ich frage meinen Freund nach einem Überraschungs-Date“, „Ich bitte meine Eltern, mir nicht zu sagen, was es nächste Woche zu Essen geben wird“ ...).

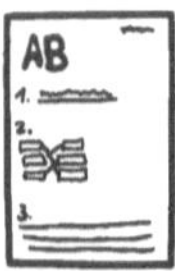

Mit AB 17 „Abbau symptomatischer Regeln im Alltag“ kann der Transfer in den Alltag unterstützt werden. Zum Abschluss kann eine allgemeine Flexibilisierungsübung aus dem Improvisationstheater erfolgen:

„Durcheinander!“
Art: Improvisationstheaterübung / kreative Bewegungsübung
Kontext zur Köperbildtherapie: Verhaltensweisen und Körpererleben spontan und selbstbestimmt gestalten
Bewegungsform: Initial Gehen, dann selbstbestimmte kreative Bewegungsformen
Anzahl Teilnehmende: 1–12
Anleitung: Zu Beginn freies Gehen auf engem Raum durcheinander. Therapeutinnen geben Bewegungsformen vor, die mit „...einander“ enden, etwa „miteinander“, „übereinander“, „untereinander“, „gegeneinander“, ... Die Patientinnen werden ermutigt, auf jede neue Bewegungsform mit einem lauten „Au ja!“ zu antworten und unmittelbar in die vorgeschlagene Bewegungsform zu gehen. Im Verlauf initiieren die Patientinnen neue „Lasst uns alle ...einander“ – Bewegungsformen in möglichst schnellem Wechsel.

→ Variante (Einzeltherapie): Die Übung ist auch zu zweit und auf kleinem Raum machbar. Die Bewegungen und ggfs. genutztes Material sind anpassbar.

→ Variante (schwieriger): Die Übung kann mit Musik in Tanzform durchgeführt werden.

6.13 Selbstwertquellen

Ziel der TE ist es, Zusammenhänge zwischen Körperbildaspekten und Selbstwert zu erkennen sowie der ressourcenorientierte Blick auf das Körpererleben. Schlussfolgerung sollte sein, bei Körperbildproblemen selbstwertförderliche Verhaltensweisen durchzuführen, so das Selbstwerterleben zu stärken und hierdurch das positive Körpererleben zu wecken. Am Ende der TE sollte der Zugang zu persönlichen Selbstwertquellen und deren Erleben stehen. Im Vordergrund steht hierbei positive Emotionsaktivierung über das Wiedererleben selbstwertsteigernder biografischer Erfahrungen.

→ Material: Flipchart und Stifte, AB 18 „Leitfragen Selbstwertquellen", fakultativ kreatives Material wie Tücher, Schaumstoffwürfel, Bänke, Stühle, Schwungtücher etc. oder aber kleineres symbolisches Material wie Figuren, Steine etc., AB 19 „Selbstwertquellen im Alltag"

6.13.1 Begrüßung und Hinführung

Zur Förderung der Compliance zum Thema werden auf der Flipchart Einflussfaktoren auf das Körperbild gesammelt. Typischerweise fallen hierbei symptomatische Aspekte wie Essen, Bewegung, Wiegen, Kleidung, Wetter, Vergleichspersonen als Trigger etc. als Erstes. Relevant ist, dass der Blick geweitet wird auf mittelbare Faktoren wie Stimmung, Zufriedenheit mit eigener Leistung, sich wertgeschätzt fühlen, sich ernstgenommen fühlen, sich gemocht fühlen, sich sicher fühlen etc. (Abb. 20).

Übergeordnet wird Selbstwert als wichtiger Einflussfaktor identifiziert und als Thema der Stunde benannt.

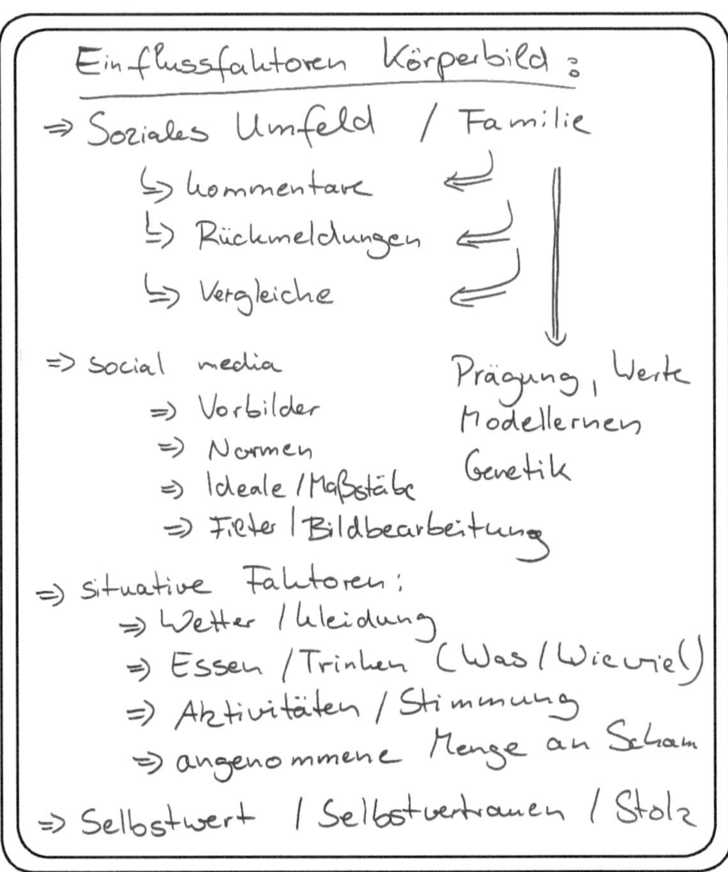

Abb. 20: Flipchart-Beispiel „Einflussfaktoren auf das Körperbild“

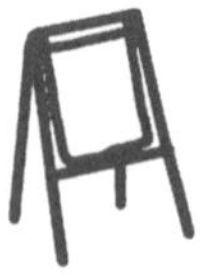

An dieser Stelle kann das Thema Selbstwert in einer weiteren Flipchart-Abfrage vertieft werden (Abb. 21). Vorbereitend zur Übung der Kernphase kann an einer weiteren Flipchart ein Brainstorming zu potenziellen Quellen des Selbstwertes erfolgen.

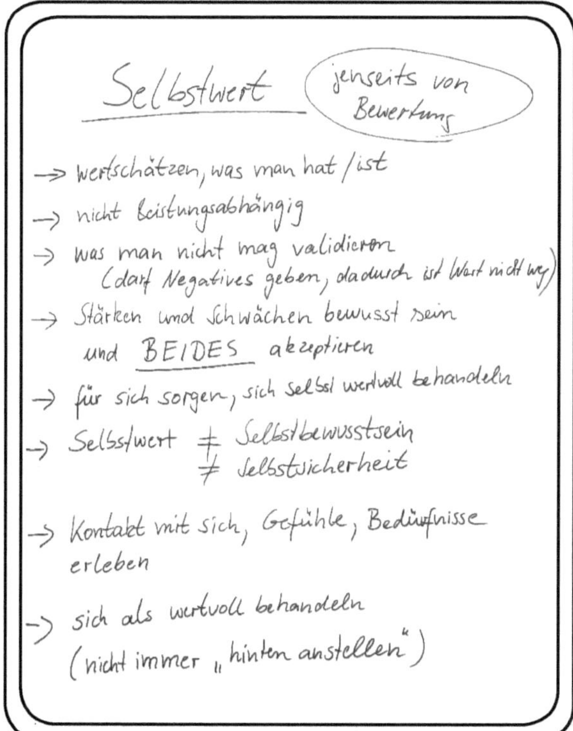

Abb. 21: Flipchart-Beispiel „Selbstwert"

6.13.2 Kernphase

Es erfolgt die szenische Gestaltung individueller Selbstwertquellen:

„Erlebe meine Selbstwertquelle"
Art: Kreative szenische Gestaltung
Kontext zur Köperbildtherapie: Aktivierung von Selbstwert zum Abbau von Körperbildsymptomatik
Bewegungsform: Je nach Szene Gehen, Liegen, Rutschen, Schaukeln, Klettern, etc. in Kombinationen
Anzahl Teilnehmende: 1–12
Anleitung: Die Patientinnen werden angeregt, eine Situation, die für eine individuelle „Selbstwertquelle" steht, symbolisch zu gestalten und vorzustellen. Sie begeben sich über ein szenisches Spiel in die gestaltete Situation.

Dabei sollen, zumeist biografisch verankerte, Situationen gesucht, in denen die Patientinnen sich stimmig und kompetent erlebt haben und die ihnen Kraft und ein Erleben von Selbstwert geben.

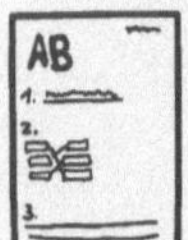

Zur Unterstützung der Selbstreflexion kann das AB 18 „Leitfragen Selbstwertquellen" genutzt werden.

Eine Patientin wählt z.B. eine Szene am Lagerfeuer. Sie legt rote, orange und gelbe Chiffontücher in einen Reifen (Lagerfeuer) und setzt sich mit Mitpatientinnen drum herum. Ein Lied wird gesungen, ein Austausch über Folienkartoffeln oder Marshmallows, passende Gesprächsthemen o.ä. entstehen. Reihum stellt jede Patientin ihre Selbstwertquelle vor und gibt den Gruppenteilnehmerinnen die Möglichkeit zur Selbsterfahrung (Abb. 22 und 23).

Ein Video dazu befindet sich hier: https://www.oberbergkliniken.de/fachkliniken/konraderhof/koerperbildgruppe#erlebe-meine-selbstwertquelle.

→ *Variante (Einzeltherapie): Statt einer großen erlebbaren Szenerie können auch symbolische Szenen mit Kleinmaterialien gestellt werden.*

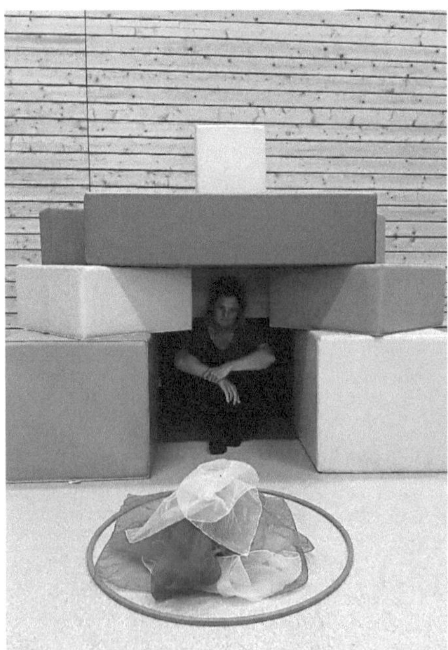

Abb. 22: Arbeitsbeispiel Selbstwertquelle „Höhle mit Lagerfeuer"

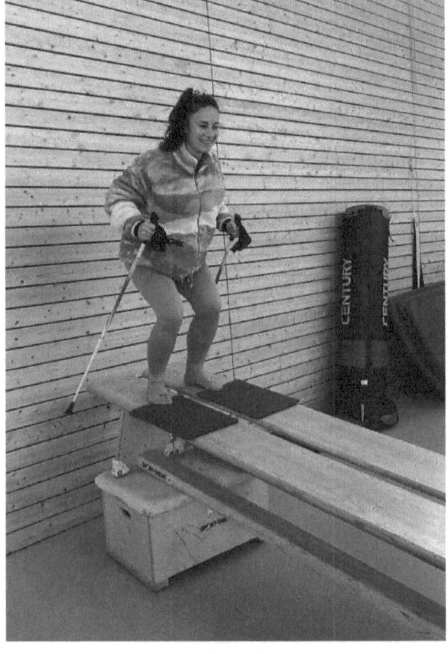

Abb. 23: Arbeitsbeispiel Selbstwertquelle „Skifahren"

Mit den Patientinnen wird abschließend reflektiert, wie sie die Übung erlebt haben. In der Gesprächsführung geht es hierbei darum, die emotionalen Aspekte des Erlebens zu benennen und zu bestärken (Kap. 4.2.12 und 4.2.25).

6.13.3 Embodiment und Alltagstransfer

Die Patientinnen werden dazu aufgefordert, zum Abschluss bei Musik nochmal ins Erleben einzelner Stationen zu gehen und zu überlegen, wie die Selbstwertquellen in den Alltag integrierbar und aktivierbar sind. Wie gewohnt können die Patientinnen sich dabei konkrete SMARTe Umsetzungsziele setzen und überlegen, ob Bezugspersonen oder Mitpatientinnen im Alltag bei der Zielsetzung oder Zielerreichung unterstützen könnten (z. B. „Ich möchte meine Freunde bitten, einen Spieleabend mit mir zu machen", „Ich werde nächste Woche die Fotos von meinem letzten Strandurlaub anschauen", „Ich werde meinem ehemaligen Gesangslehrer eine Mail schreiben und um Einzelstunden bitten" ...).

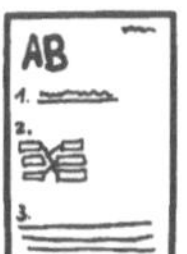

Dabei kann AB 19 „Selbstwertquellen im Alltag" strukturiertes Herangehen erleichtern.

6.14 Fotobiografie

Das Körperbild um biografische Aspekte zu erweitern, ist Ziel dieser TE. Hintergrund ist die häufig sehr eingeschränkte punktuell perpetuierende Selbstwahrnehmung, die sich auf selektive Körperaspekte des Hier und Jetzt bezieht. Die Wahrnehmung soll auf Aspekte wie Ausstrahlung, Außenwirkung und Kontext erweitert werden. Dies soll durch eine Selbstbetrachtung vor biografischem Hintergrund anhand von Außenperspektive und Rückmeldungen erfolgen. Hierdurch sollen die Patientinnen ermutigt werden, akzeptierend und positiv zu sich zu stehen. Biografische Kontexte werden dabei in die Besprechung mit einbezogen.

→ Material: Fotos aus selbst gewählten Lebensphasen, AB 20 „Leitfragen Fotobiografie", ggfs. leere Zettel und Stifte, AB 8 „Rückmeldebogen Attraktivität", AB 21 „Rückmeldebogen Fotobiografie"

6.14.1 Begrüßung und Hinführung

Bereits im Vorfeld wurden die Patientinnen aufgefordert, Fotos aus Lebensphasen herauszusuchen und mitzubringen. Zur Begrüßung wird zunächst erfragt, wer über Fotos verfügt und welche Erfahrungen beim Heraussuchen entstanden sind. Bereits an dieser Stelle können Transferaspekte zusammengetragen werden:

- Das Körperbild ist veränderlich.
- Der Körper verändert sich, aber bestimmte Charakteristika bleiben.
- Individuelle Charakteristika gestalten Ausstrahlung mit und werden mit Vertrautheit wichtiger, d.h. je besser man einen Menschen kennt, umso weniger wichtig werden die Maßstäbe der Erkrankung.
- Es gibt andere Zuschreibungen als „dick“ und „dünn“.
- Die Perspektive auf die Selbstwahrnehmung kann erweitert und flexibilisiert werden. Das erfordert Einlassen und Übung.

6.14.2 Kernphase

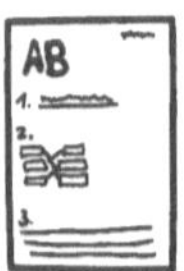

Im ersten Schritt werden exemplarisch an einer Patientin mit Hilfe des AB 20 „Leitfragen Fotobiografie“ wichtige Aspekte erarbeitet (im Einzelkontakt erfolgt dieser Schritt in ausschließlicher Rückmeldung von der Therapeutin. Die Patientin wird dann aber ermutigt, sich auch andere Außenperspektiven von nicht von Essstörungen betroffenen Personen einzuholen):

- Welche Merkmale sind charakteristisch?
- Wie wurde die Patientin in den verschiedenen Lebensphasen wahrgenommen? Was beinhaltet das an potenziellen impliziten Aufträgen?
- Erinnert die Patientin klassische oder spezifische Kommentare aus bestimmten Lebensabschnitten?
- Wann erfolgten welche Veränderungen? Was bedeutete das jeweils im sozialen Kontext? Wann setzten z.B. pubertäre Veränderungen ein und wie wurden diese erlebt?

Die Patientinnen werden dann in Kleingruppen aufgeteilt (Kap. 4.2.13) und erhalten erneut das AB 20 „Leitfragen Fotobiografie“ zur Kleingruppenarbeit. Die Therapeutinnen begleiten wechselweise die Arbeit. In der Einzeltherapie erfolgt die Arbeit in direkter Interaktion.

6.14.3 Embodiment und Alltagstransfer

Als Embodiment der charakteristischen Aspekte fungiert die folgende Übung.

„Komplimentesalat“
Art: Verbales Feedback
Kontext zur Köperbildtherapie: Feedback annehmen und geben
Bewegungsform: Gehen und Stehen
Anzahl Teilnehmende: 2–12
Anleitung: Die Patientinnen werden aufgefordert, sich gegenseitig jeweils mindestens einen authentischen positiven Kommentar zu einer charakteristischen Körperstelle zu geben. Bei mehreren Teilnehmenden hat sich eine Anzahl von zwei gegebenen Rückmeldungen pro Person bewährt. Zusätzlich sollen die mit Komplimenten Beschenkten üben, die positiven Kommentare anzunehmen und sich zu bedanken.
→ *Variante (Einzeltherapie): Bei einer Person erfolgt die Rückmeldung individualisiert.*

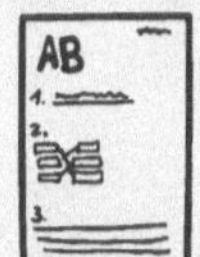

Dazu können auch Leitfragen formuliert werden oder nochmals das AB 8 „Rückmeldebogen Attraktivität“ verwendet werden.
→ *Variante: Grundsätzlich kann die Rückmeldung auch schriftlich erfolgen. Hierzu werden pro Person Zettel ausgeteilt und mit dem Namen beschriftet. Alle Teilnehmenden erhalten Stifte und geben schriftlich positive Kommentare zu charakteristischen Aspekten der Mitpatientinnen.*

Im Anschluss werden alle Patientinnen eingeladen, sich weitere Rückmeldungen einzuholen, ggfs. auch von Familienangehörigen oder langjährigen Freund:innen.

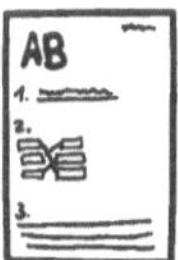

Dazu kann das AB 21 „Rückmeldebogen Fotobiografie“ verwendet werden. Die selektiven selbstbildbezogenen Wahrnehmungen sollen somit um Außenperspektiven ergänzt werden („Mir hat mal jemand gesagt, meine Augen seien ausdruckslos. Was denkst du dazu?“, „Was hältst du von meinem heutigen Style?“, „Glaubst du, ich habe als Kind Komplimente bekommen?“ …).

6.15 Wahrnehmungsverzerrungen

Zielsetzung der TE ist es, das Wissen über Prozesse der Wahrnehmung zu erweitern bzw. zu sichern und einen Transfer auf die Körperbildsymptomatik herzustellen. Hierbei sollte auch deutlich werden, wie eng „Wahrnehmung“ mit kognitiven und emotionalen Prozessen verwoben ist und dass es deutlich über „Rezeption“ hinausgeht. Insbesondere sollte klar werden, dass die individuelle Wahrnehmung nicht der Realität entsprechen muss und verschiedenen Stufen und Funktionen unterliegt. Sie wird typischerweise durch die Symptomatik beeinflusst und kann sich von der gesunden Selbstwahrnehmung und von Fremdwahrnehmungen unterscheiden. Auf individueller Ebene sollte es den Patientinnen nach dieser TE möglich sein, die eigene Wahrnehmung zu hinterfragen und spezifisch Ideen zum Umgang mit Wahrnehmungsverzerrungen im Alltag abzuleiten.

→ Material: Tücher, Flipchart, Stift, AB 22 „Prozesse der Wahrnehmung“, AB 23 „Wahrnehmungsverzerrungen“, AB 24 „Wahrnehmungsverzerrungen im Alltag“

6.15.1 Begrüßung und Hinführung

Da es sich bei der praktischen Erfahrung um ein Ratespiel handelt und der Transfer von den Patientinnen selbstständig erarbeitet werden soll, wird bei dieser TE das Thema vorab nicht genannt.

„Körperdetektive“
Art: Achtsamkeitsspiel
Kontext zur Köperbildtherapie: Körperwahrnehmung, Over-evaluation of appearance, Fremdwahrnehmung vs. Selbstwahrnehmung
Bewegungsform: Sitzen und Stehen
Anzahl Teilnehmende: 1–12
Anleitung: Jeweils zwei Teilnehmerinnen verlassen den Raum und die eine verändert an der anderen etwas (z.B. Frisur, Accessoires …). Die Teilnehmerinnen kommen zurück in den Raum und die Gruppe rät, was verändert wurde. Im Anschluss gehen zwei neue Patientinnen raus und verändern.
Ein Video dazu befindet sich hier: https://www.oberbergkliniken.de/fachkliniken/konraderhof/koerperbildgruppe#koerperdetektive.
→ *Variante (Einzeltherapie): Im Einzelsetting verändert die jeweilige Person etwas an sich selbst und die jeweils andere wird zur Ratenden.*

→ *Variante (schwieriger): Die Veränderung findet mit Hilfe der Tücher statt, die in der Kleidung drapiert werden. Es wird damit also eine veränderte Körperform dargeboten, die erraten werden muss.*

Nach einigen Runden werden die Patientinnen befragt, was ihnen aufgefallen ist und was sie denken, dass die Übung verdeutlichen sollte.

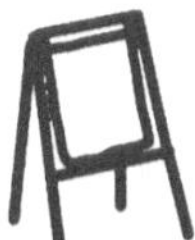

Die wichtigsten Punkte können an der Flipchart festgehalten werden. Relevante Transferaspekte können dabei sein:

- Veränderungen kommen einem selbst viel größer vor als dem anderen von außen. Die Idee, dass andere alles an einem sehen wie man selbst, ist vermutlich falsch.
- Therapeutinnen finden Veränderungen (meist) schlechter heraus als Patientinnen: Das Wahrnehmungsschema unterscheidet sich.
- Veränderung von Aspekten ist zunächst wertfrei.
- Das Finden der Veränderungen wird mit Übung leichter, vor allem, wenn man eine Idee hat, worauf es gilt zu achten.
- Veränderung von Accessoires oder Frisur fällt mehr auf als Veränderungen der Körperform.

6.15.2 Kernphase

In der Kernphase findet in dieser Einheit zunächst viel Psychoedukation statt.

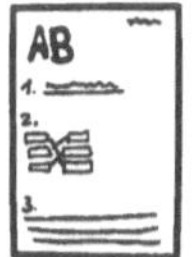

Hierzu werden die beiden AB 22 „Prozesse der Wahrnehmung" und AB 23 „Wahrnehmungsverzerrungen" ausgeteilt und die Patientinnen können sich hierzu entweder in Kleingruppen oder der Großgruppe austauschen und ggfs. persönliche Beispiele ergänzen. Die in AB 22 genannten Bereiche Rezeption, Perzeption und Interpretation sind den genannten Prozessen nicht trennscharf zuzuordnen. Wichtig erscheint uns das Grundverständnis, dass Wahrnehmung verschiedene Stufen der Verarbeitung beinhaltet, die jeweils mannigfaltige mögliche Fehlerquellen beinhalten.

In der Einzeltherapie können die Arbeitsblätter selbstverständlich auch als Hausaufgabe oder im Einzelsetting bearbeitet werden. Aufgabe hierzu ist es, Beispiele für Wahrnehmungsphänomene zu finden. Diese sollen sowohl aus der symptomatischen als auch aus der alltäglichen Welt stammen. Im Anschluss werden die Beispiele in der Großgruppe zusammengetragen. Es soll hierbei erarbeitet werden, dass Wahrnehmungsverzerrungen alltäglich zum menschlichen Wesen dazugehören (z.B. eigene Stimme unterscheidet sich beim Sprechen vs. beim vom Tonband Hören), aber im Zusammenhang mit der Erkrankung besondere Ausprägungen hat, die gesundes Verhalten erschweren (z.B. Überschätzen des eigenen Umfanges).

Deutlich werden sollen hierbei Fehlerquellen auf allen Stufen der Wahrnehmung, insbesondere

- bei der Empfindung (perzeptuelle Prozesse),
- bei der Organisation (selektive Prozesse),
- bei der Bewertung (evaluative Prozesse).

Es bietet sich an, hierbei einen kurzen Exkurs zum Thema soziale Medien anzubieten, da sich hier zahlreiche, oft unerkannte Wahrnehmungsverzerrungen zeigen (z.B. die Annahme, dass Fotos nicht bearbeitet seien). Hilfreich sind hierbei oft beispielhafte bearbeitete vs. unbearbeitete Bilder und Filme.

6.15.3 Embodiment und Alltagstransfer

Als Aufgabe für die nächste Zeit werden die Patientinnen aufgefordert, sich Beobachtungsaufgaben zu setzen, die Bezug zu ihren genannten Beispielen haben, d.h. Wahrnehmungen oder Bewertungen hinterfragen und dann gleiche Aspekte nochmals mit verschobenem Fokus wahrnehmen.

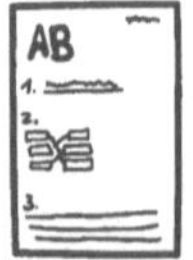

Hilfreich hierfür ist AB 24 „Wahrnehmungsverzerrungen im Alltag". Auch AB 22 „Prozesse der Wahrnehmung" und AB 23 „Wahrnehmungsverzerrungen" können weiterführend bearbeitet werden. Es können aber auch Aufgaben mit praktischen Umsetzungskomponenten angezielt werden. Es gilt hier wieder, die Ziele möglichst SMART zu setzen und ggfs. Bezugspersonen einzubinden (z.B. „Nächste Woche werde ich mit meinem Mann einkaufen gehen und möglichst realistisch meine Hosengröße schätzen", „Am Sonntagvormittag werde ich mir von 9.00 Uhr – 10.00 Uhr eine Stunde Zeit nehmen und die Accounts in den sozialen Medien deabonnieren, die stark bearbeitete Fotos haben. Davon informiere ich vorher meine Frau und bitte sie, sich danebenzusetzen und Zeitung dabei zu lesen", „Ich werde jeden Nachmittag um 16.00 Uhr fünf Minuten lang üben, mein Gesicht neutral zu beschreiben. Dafür stelle ich mir einen Wecker"…).

6.16 Grundbedürfnisse

In dieser TE sollen die symptomaufrechterhaltenden Vorteile der Erkrankung betrachtet werden. Dabei sollen diese zum einen als relevante individuelle Aspekte des Störungsmodells bewusst werden, zum anderen soll die emotionale Komponente aktiviert und spürbar gemacht werden. Besonders relevant ist es hierbei, die zugrunde liegenden Bedürfnisse zu erarbeiten und zu erleben. So soll der Blick auf eben diese Bedürfnisse und alternative, funktionalere Möglichkeiten geweitet werden, um diese im Alltag erfüllen zu können.

→ Material: AB 25 „Grundbedürfnisse“, Flipchart, Stifte, Material zur Szenengestaltung, etwa Tücher, Matten, Bänke ... oder kleines Material wie Figuren, Karten, Farben, AB 26 „Grundbedürfnisse im Alltag“

6.16.1 Begrüßung und Hinführung

Zu Beginn erfolgt eine Psychoedukation zu den Grundbedürfnissen angelehnt an Grawe (2004).

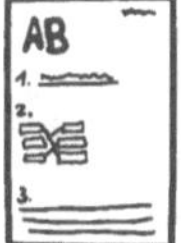

Hierzu wird das AB 25 „Grundbedürfnisse“ mit der Aufgabe, Zusammenhänge von Grundbedürfnissen und Körperbildsymptomatik als Teil der Erkrankung zu suchen, ausgehändigt. Es folgt eine Sammlung möglicher Vorteile der Erkrankung.

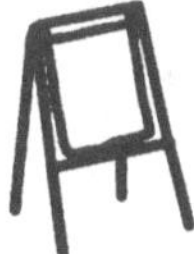

Die Ergebnisse werden an der Flipchart festgehalten. Anbei die Abbildung einer beispielhaften Flipchart (Abb. 24).

6.16.2 Kernphase

In der Kernphase sollen nun Emotionen aktiviert und erlebt werden, um so die Grundbedürfnisse als solche spürbar zu machen und von der Symptomatik getrennt zu erleben.

Vorteile der ESSstörung

- Sicherheit in der Peer Group
- Disziplin
- Gefühl von Fitness / Gesundheit
- Komplimente
- gesellschaftliche Erwartungen erfüllen
- Kontrolle
- Emotionsregulation
- Erfolge
- Beschäftigung
- Rekorde brechen
- Aufmerksamkeit
- Identität / Rolle
- Kommunikation von Gefühlen / Bedürfnissen
- Schutz vor Überforderung
- Selbstwert ↑ / Stolz
- keine Periode
- Autonomie / Status

Abb. 24: Beispiel-Flipchart „Vorteile der Krankheit"

„Ja genau, Bedürfnisse leben!"

Art: Improvisationstheaterübung / kreative Bewegungserfahrung

Kontext zur Köperbildtherapie: Bewusst machen von Veränderungen des Erlebens und Verhaltens, die Körperbildsymptomatik überflüssig machen können

Bewegungsform: Gehen, Stehen, Laufen, Klettern, Rutschen, Liegen ... u. a.

Anzahl Teilnehmende: 1–12

Anleitung: Die Grundbedürfnisse Bindung, Autonomie, Spaß, Erfolg, Kontrolle und Identität werden durch Stationen von den Patientinnen gestaltet. An den einzelnen Stationen werden dann Situationen beschrieben, in denen die Bedürfnisse besonders deutlich spürbar sind. Dies erfolgt reihum, indem jede Teilnehmerin in Form eines Satzes den nächsten Impuls gibt. Hilfreich ist es, wenn der nächste Satz jeweils mit „Ja, genau und dann …“ beginnt (z.B. „Ich bin mit einer Freundin unterwegs im Wald“, „Ja, genau und dann entwickelt sich ein lustiges Gespräch“, „Ja, genau und dann lachen wir beiden irgendwann Tränen“, „Ja, genau und dann setzen wir uns und genießen die Aussicht“, „Ja, genau und dann lehnen wir unsere Köpfe zusammen“). Häufig werden in den Szenen mehrere Grundbedürfnisse gleichzeitig getroffen (im Beispiel etwa Spaß und Nähe). Es kann dann auf das entsprechende Bedürfnis gewechselt werden.

→ *Variante (Einzeltherapie): Die Bedürfnisse können auch durch Figuren, Karten oder Farben symbolisiert werden. Diese können dann bei der Beschreibung von Erinnerungen in die Hand genommen werden. Die Therapeutin übernimmt hierbei ebenfalls die Rolle der satzweisen Impulsgeberin.*

Mit den Patientinnen wird abschließend reflektiert, wie sie die Übung erlebt haben. In der Gesprächsführung geht es hierbei darum, die Bedürfnisse auf einer emotionalen Ebene zu benennen und zu bestärken (Kap. 4.2.12 und 4.2.25).

6.16.3 Embodiment und Alltagstransfer

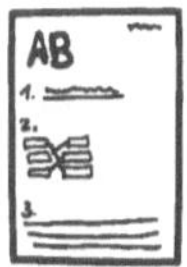

Den Patientinnen wird AB 26 „Grundbedürfnisse im Alltag“ ausgehändigt. Mithilfe dieses Arbeitsblattes können die Patientinnen sich im Alltag selbst im Hinblick auf ihre Grundbedürfnisse und den Zusammenhang mit der Körperbildsymptomatik hin beobachten.

In für die Patientinnen bekannter Weise (Kap. 6.5) wird zudem angeregt, sich persönliche, SMARTe Ziele zur gesunden Erfüllung ihrer Bedürfnisse zu setzen. Bezugspersonen können hierbei um Hilfestellung gebeten werden (z.B. „Ich werde am Wochenende drei alte Freunde kontaktieren und sie fragen, ob sie mit mir ins Kino gehen würden“, „Ich werde heute Abend offen mit meinen Eltern über die Sorge sprechen, dass sie sich nicht mehr um mich kümmern, wenn ich gesund bin“, „Ich möchte mir gezielt Erfolgserlebnisse suchen. Dafür werde ich in mindestens drei Tanzvereinen Probestunden nehmen. Ich frage auch meine Freundinnen, in welchen Vereinen sie sind und wie es ihnen da gefällt. Das kann ich am Mittwoch machen, wenn wir uns treffen“ …).

Zusätzlich kann zum Abschluss eine szenische Zusammenfassung erfolgen.

„Körperbild-Duell“
Art: Improvisationstheaterübung
Kontext zur Köperbildtherapie: Reflexion und Erleben der Vor- und Nachteile der Körperbildsymptomatik
Bewegungsform: Stehen, Sitzen
Anzahl Teilnehmende: 1–12
Anleitung: Die Therapeutinnen übernehmen die Sicht der Erkrankung und vertreten diese verbal über in der TE genannte Argumente („Keiner mag Dicke“, „Undisziplinierte haben keinen Erfolg im Leben“ ...). Die Patientinnen sitzen gegenüber und übernehmen die gesunde Gegenposition („Auf die inneren Werte kommt es an“, „Die Essstörung zerstört Sozialkontakte“, „Studium / Schule mit Essstörung heißt unter den Möglichkeiten bleiben“. Diese Übung kann auch gut in der Einzeltherapie genutzt werden.
→ *Variante: Die Rollen können auch getauscht werden; das bietet die Möglichkeit, das Wechseln der Perspektiven zu erleben und zu üben.*
→ *Variante: Bei mehreren Patientinnen kann auch ein Teil der Patientinnen am Rand zuhören und anfeuern oder vorsagen. Damit entsteht eine zusätzliche Dynamik und der Zusammenhalt der Gruppe gegen die Symptomatik wird szenisch deutlich.*

6.17 Vergleichen

In der TE wird ein häufig mit großem Leidensdruck verbundenes kognitives Körperbildsymptom fokussiert werden: das Vergleichen. Das pathologische Vergleichen soll als Symptom eingeordnet werden, das auf Sicherheitsbedürfnissen basiert (Kap. 6.16) und durch Teufelskreis-basierte Prozesse (Kap. 6.3) aufrechterhalten wird und krankheitsverstärkend wirkt. Die Patientinnen lernen Unterschiede zwischen zielführendem Vergleichen mit gesundem Ehrgeiz und pathologischen, selbstabwertenden Vergleichsprozessen. Zusätzlich geht es um eine Erweiterung von Vergleichsmaßstäben und Realisierung von Wahrnehmungsverzerrungen beim pathologischen Vergleichen.

→ Material: AB 27 „Abbau von Vergleichen im Alltag“

6.17.1 Begrüßung und Hinführung

Ohne Nennung des Themas beginnt die TE mit einer unverfänglichen praktischen Erfahrung:

„Line-up light“
Art: Bewegungsspiel
Kontext zur Köperbildtherapie: Einführung ins Thema
Bewegungsform: Gehen und Stehen
Anzahl Teilnehmende: 3–12
Anleitung: Die Patientinnen bewegen sich frei durch den Raum. Auf einer Linie werden zwei Endpunkte markiert. Es werden Line-ups zu unbelasteten Merkmalen ausgeführt. Die Patientinnen stellen sich z.B. nach Anzahl der Haustiere, Geburtsdatum, Anzahl der bereisten Länder u.ä. auf der Linie auf.
→ *Variante (Einzeltherapie): Patientin und Therapeutin können sich in Bezug auf ausgewählte Aspekte gegenseitig ebenfalls vergleichen. Dabei gelten die Zusatzregeln, dass beide, insbesondere aber auch die Therapeutin „weiter“ sagen kann, wenn sie einen Teilaspekt nicht offenlegen oder vergleichen möchten.*

6.17.2 Kernphase

In der Kernphase wird die Übung „Line-up light“ in einer konfrontativen Version durchgeführt. Dabei wechseln spielerische, handlungsorientierte Anteile mit verbalen ab. Der Wechsel zum Verbalen wird immer dann angeboten, wenn durch die „Line-up“-Thematik Gesprächsbedarf geweckt ist. Ziel ist eine emotionsaktivierende Reflexion der Vergleichsprozesse.

„Heavy Line-up“
Art: Bewegungsspiel
Kontext zur Köperbildtherapie: Umgang mit körperlichen Unterschieden und diesbezüglichen Vergleichsprozessen
Bewegungsform: Gehen und Stehen
Anzahl Teilnehmende: 3–12
Anleitung: Die Patientinnen bewegen sich weiterhin frei durch den Raum. Es werden nun körperbezogene Aspekte für das „Line-up“ gewählt, etwa Haarlänge, Schuhgröße, Körpergröße, Länge der Beine, Länge der Wimpern, Armlänge usw. Die Vorschläge kommen von Therapeutinnen und Patientinnen.

Ein Video dazu befindet sich hier: https://www.oberbergkliniken.de/fachkliniken/konraderhof/koerperbildgruppe#heavy-line-up.

→ *Variante (Einzeltherapie): Patientin und Therapeutin können sich in Bezug auf entsprechende Aspekte ebenfalls vergleichen. Dabei gilt wieder die obige Möglichkeit, „weiter" zu sagen.*

Aspekte für die Reflexionen zwischen den einzelnen „Line-ups" sind etwa:

- Ich bin anders, aber es ist kein Problem.
- Ich schätze mich manchmal falsch ein.

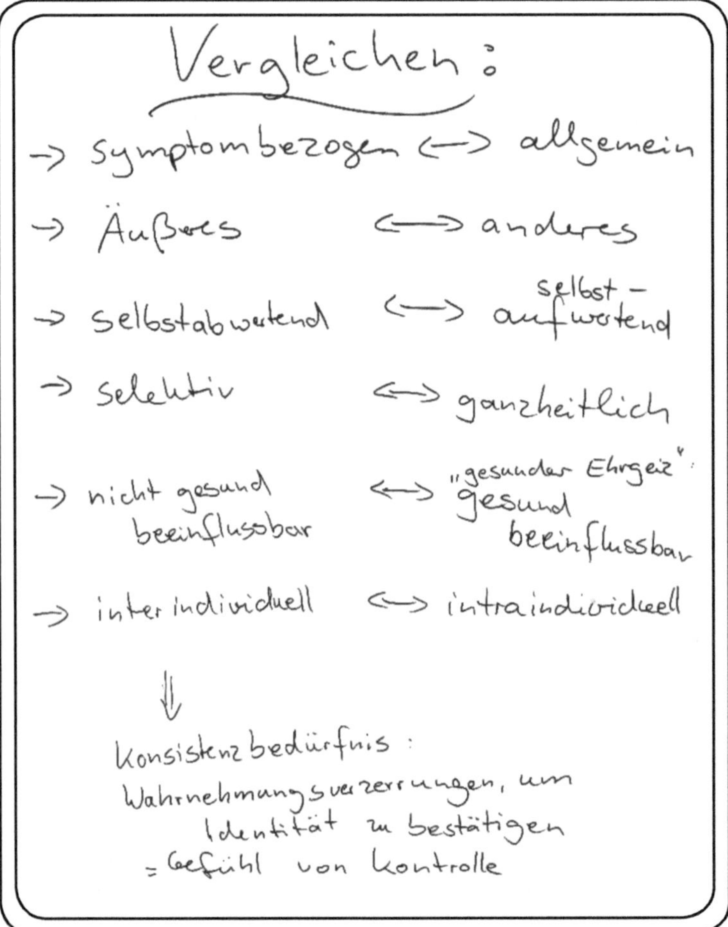

Abb. 25: Flipchart-Beispiel „Vergleichen"

- Vergleiche mit anderen sind anders als Vergleiche mit Abbildern oder sozialen Medien.
- Einzelne Aspekte beschreiben nicht den gesamten Menschen. Mit wem würde ich wirklich gern komplett tauschen (inklusive Familie, Begabungen, Interessen, Eigenschaften ...)? Falls ja: Wie kann ich konkret veränderbare Aspekte beeinflussen?
- Bei sich selbst wahrgenommene Aspekte sind für andere häufig nicht nachvollziehbar: Als problematisch wahrgenommene Aspekte sind individuell und nur vor biografischen und wertenden Kontexten zu verstehen.
- Mode und Maßstäbe verändern sich über die Zeit.
- Selbstabwertende Vergleiche werden überbewertet.
- Symptombezogene Vergleiche werden überbewertet.

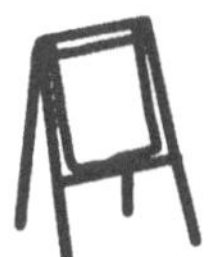

Abb. 25 zeigt ein Flipchart-Beispiel zur Thematik.

6.17.3 Embodiment und Alltagstransfer

In der Embodiment-Übung zum Abschluss sollen die emotionalen Prozesse zum Vergleichen nochmals aktiviert werden. Je nach Gruppe kann die Übung mehr oder weniger konfrontativ oder ressourcenaktivierend gestaltet werden.

„Ich hätte gern ...“
Art: Improvisationstheaterübung
Kontext zur Köperbildtherapie: Selbstbild-Fremdbild, Vergleichen als Symptom
Bewegungsform: Gehen, Stehen
Anzahl Teilnehmende: 1–12
Anleitung: Die Patientinnen gehen durcheinander und teilen sich gegenseitig kurz mit, was sie beim anderen positiv wahrnehmen, was in ihnen Vergleichsprozesse oder auch Neid auslöst. Es können körperbezogene und nicht körperbezogene Aspekte genannt werden. Wichtig ist hierbei, dass die Therapeutinnen sich auch beteiligen und darauf achten, dass alle Patientinnen mindestens zwei Rückmeldungen erhalten.

Als Transfer in den Alltag können die Patientinnen sich einen Aspekt herausgreifen, den sie in der nächsten Zeit im Sinne eines SMARTen Ziels vergleichen möchten. Dieser sollte außerhalb der bisherigen Vergleichsgewohnheiten liegen und damit die Vergleichsprozesse gezielt verändern. Die Patientinnen sollen damit in Realitätsüberprüfung gehen. Auch hier können, wie mittlerweile gewohnt, Bezugspersonen eingebunden werden (z. B. „Ich möchte mir bewusst machen, dass meine Noten besser sind als der Durchschnitt. Ich bitte meine Mutter, das jeweils mit mir zu besprechen, wenn eine Arbeit zurückgegeben wird", „Ich gehe mit meiner besten Freundin am Samstag in die Einkaufszone und schaue, welche Styles mir besser gefallen als meine eigenen", „Immer wenn ich selektiv aufwärts vergleiche, betrachte ich die andere Person in Gänze und frage mich, ob ich wirklich komplett tauschen wollen würde", „Ich deabonniere heute Abend alle Accounts in den sozialen Medien, die mich zu symptomatischem Vergleichen triggern. Parallel suche ich Accounts, die mich selbstwertig fühlen lassen" …).

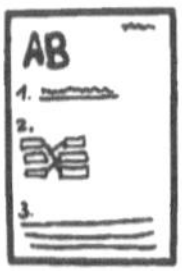

Zusätzliche Anhaltspunkte kann das AB 27 „Abbau von Vergleichen im Alltag" liefern.

6.18 Soziale Medien

In der heutigen Zeit wird die Selbstwahrnehmung essentiell durch soziale Medien geprägt. Beim Konsumieren sozialer Medien sollte man jedoch bedenken, dass die Inhalte nicht der Realität entsprechen und sie daher für einen Vergleich zum eigenen Körper ungeeignet, sogar selbstverletzend und dadurch gesundheitsgefährdend sein können. Ziel der TE ist es, den bewussten Umgang mit sozialen Medien zu fördern. Patientinnen reflektieren, welche Rolle ihre individuelle Internetnutzung im Zusammenhang mit Entstehung und Aufrechterhaltung der Erkrankung spielt. Den Patientinnen wird angeboten, Möglichkeiten sozialer Medien zur Unterstützung eines liebevollen Umgangs mit dem eigenen Körper zu entdecken. Das beinhaltet sowohl Möglichkeiten der praktischen Stimuluskontrolle durch „Digital Detox" (bewusste medienfreie Zeiten) als auch Skills für triggernde Situationen beim Gebrauch von sozialen Medien. Zusätzlich werden Fähigkeiten vermittelt, Inhalte zu finden, die auf realistischem Wege eine Körperakzeptanz fördern.

→ Material: Handys oder IPads mit Internetzugang oder heruntergeladenen Videos, AB 28 „Leitfragen Soziale Medien"

6.18.1 Begrüßung und Hinführung

Zur Einstimmung erfolgen – ohne weitere Nennung des Themas der TE – einige Dehnungsübungen aus dem Yoga. Das Ende der Bewegungsabläufe bildet eine spezielle Bewegungsabfolge, die 2023 in sozialen Medien als Challenge kursierte. Alternativ kann eine aktuelle Challenge genutzt werden.

„Hip Mobility Challenge"
Art: Bewegungsübung
Kontext zur Köperbildtherapie: Selbsterfahrung in potenziell körperakzeptanzgefährdender Internetnutzung
Bewegungsform: Stehen, Hocken, Knien, Dehnen, Bein beugen, Bein strecken
Anzahl Teilnehmende: 1–12
Anleitung: „Gehen Sie über die Hocke in den Fersensitz. Führen Sie beide Beine nacheinander über außen nach vorne in den Strecksitz. Aus dem Strecksitz gehen Sie über den Schneidersitz und den Kniestand in die tiefe Hocke. Nehmen Sie dann die Haltung einer tiefen einbeinigen Kniebeuge (Pistol Squat) ein. Bei tief gebeugtem Standbein führen Sie das Spielbein gestreckt nach vorne. Halten Sie es einen Moment in der Luft, bevor Sie die Übung mit dem anderen Bein durchführen. Kommen Sie über die Hocke in den Stand."
Nachdem die Patientinnen die Übung nach Anleitung und Demonstration durch die Therapeutin gemacht haben, wird das Video gezeigt: https://www.youtube.com/watch?v=n6DSqSFFfwc
Dem YouTube-Video nach Hawkins, 2022 entsprechend, sollen die Patientinnen die Bewegungsabfolge selbstständig ausführen. Das Video sollte so oft wie gewünscht abgespielt werden. In dieser TE empfiehlt es sich, alternativ eine aktuelle „Challenge" aus von Patientinnen aktuell genutzten Plattformen zu verwenden.)

6.18.2 Kernphase

In der Kernphase erfolgt die inhaltliche Auflösung, dass die aus den sozialen Medien aufgegriffene Challenge genutzt wurde, um die Patientinnen für das Thema soziale Medien und Vergleich zum eigenen Körper zu sensibilisieren.

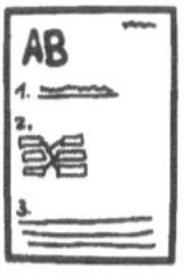

Die Patientinnen werden nun gebeten, anhand des Arbeitsblattes (AB 28 „Leitfragen Soziale Medien") über die Wirkungen der Video geleiteten Bewegungsübung in den Austausch zu gehen.

- Was löst das Anschauen bei Ihnen aus?
- Wie vergleichen Sie sich mit der dargestellten Person?
- Denken Sie, das Video ist bearbeitet?
- Denken Sie, das Video wurde nur einmal gedreht?

Wichtig ist es, herauszuarbeiten, dass die Wahrnehmung von Bildmaterial in den sozialen Medien bezüglich vieler Dimensionen verfälscht ist und eher als Kunstform denn als Realität eingeordnet werden sollte.

Anschließend werden sie gebeten, die Bewegungsabfolge so zu modifizieren, dass es für ihren Körper in der aktuellen Situation eine hüftmobilisierende angenehme Übungsfolge ergibt.

„My Hip-Mobility-Challenge“
Art: Bewegungsübung
Kontext zur Köperbildtherapie: Selbstwahrnehmung und Akzeptanz der individuellen Bewegungsgrenzen
Bewegungsform: Übungsreihe zum Aufbau von Beweglichkeit und Kraft
Anzahl Teilnehmende: 1–12
Anleitung: Die Patientinnen werden eingeladen, sich soweit wie sie es als stimmig empfinden, eine eigene „Hip-Mobility-Challenge“ zu entwickeln. Es soll darauf geachtet werden, dass ein individuell als angenehm empfundener Bewegungsfluss entsteht. Die Patientinnen arbeiten für sich, um den Aspekt des Individuellen in den Vordergrund zu rücken. Bei Interesse können die Patientinnen sich ihre Übungsfolgen gegenseitig vorstellen und nicht-wertend individuelle Unterschiede der Bewegungsausführung beschreiben.
→ *Variante (Einzeltherapie): Die Übung kann auch gut im Rahmen der Einzeltherapie durchgeführt werden. In diesem Zusammenhang können Therapeutin und Patientin auch zu zweit eigene Challenges konzipieren und spielerisch miteinander umsetzen. Dabei ist umso mehr darauf zu achten, dass beide Beteiligte sich dabei wohlfühlen.*

In einer Erfahrungsrunde erfolgen Austausch und Transfer:

- Kontext verändert Körperwahrnehmung
- „Challenges“ an sich bedeuten für viele vor dem Hintergrund der Erkrankung bereits das triggernde Element des Vergleichens.
- Soziale Medien können Scham und Minderwertigkeitsgefühle hervorrufen.

- In den sozialen Medien Gezeigtes ist vielfach gefilmt, trainiert, selektiert, bearbeitet ... Es ist also quasi „nur ein Film“ und kein Abbild der Realität.
- Ziel der sozialen Medien ist es, möglichst viele Klicks zu generieren, d.h. soziale Medien funktionieren in sich wie Werbung: Möglichst viele Emotionen und Empfindungen sollen ausgelöst werden, möglichst viele Verhaltensimpulse initiiert. Das Triggern symptomatischer Vergleichsprozesse und selbstabwertender Tendenzen ist also durchaus intendiert.
- Im Gegensatz zu z.B. Filmen oder Serien werden soziale Medien kaum überwacht. Sie sind quasi selbstlernende, „unmoralische“ Systeme, die entsprechend wenig Rücksicht auf Gefahren für den Einzelnen übernehmen.
- Aufgrund von physiologischen Prozessen sind spät abends / nachts viele Gedanken „düsterer“. Daher kann Mediennutzung insbesondere spät abends zu dysfunktionalen und unreflektierten Effekten führen.

Die Patientinnen werden nun nach eigenen Erfahrungen mit sozialen Medien befragt. Dabei soll exploriert werden, wie häufig welche sozialen Medien genutzt werden und wie die Patientinnen dies in Bezug auf ihre Erkrankung einordnen. Häufig kommt es dabei bereits zu lebendigen Diskussionen. Sollte das nicht der Fall sein, bietet es sich an, die Patientinnen die Nutzung der sozialen Medien auf dem eigenen Endgerät erläutern zu lassen.

Als Schussfolgerung ergibt sich hier im Gespräch zumeist von selbst, dass ein sehr bewusster und limitierter Umgang mit sozialen Medien für das Überwinden der Erkrankung und für ein gesundes Körperbild bedeutend ist. Wichtig ist, darauf hinzuweisen, dass die Algorithmen auf das Erreichen einer größtmöglichen Nutzungsdauer ausgelegt sind. Für von Essstörungen Betroffenen bedeutet das in der Regel, dass die Essstörung aufrechterhaltende Inhalte aus dem Bereich Fasten, Kalorienreduktion, Bodyshaping („Fitness“) die Nutzungsdauer steigern. Ggfs. kann an dieser Stelle eine Sammlung zu „Digital Detox“ erfolgen (Kap. 6.30, Abb. 34).

6.18.3 Embodiment und Alltagstransfer

Aufbauend auf dem Besprochenen werden die Patientinnen eingeladen, sich SMARTe Ziele für den Gebrauch von sozialen Medien zu setzen. Das können das Löschen bestimmter Apps oder selbst eingestellte zeitliche Begrenzungen sein. Maßnahmen, die sich innerhalb der TE vor Ort umsetzen lassen, sollten unmittelbar umgesetzt werden (z.B. Apps innerhalb der Therapiestunde löschen etc.). Geplant werden kann ein bewusster Umgang mit „gefällt mir“- oder „gefällt mir nicht“-Buttons, Refresh-Modi oder auch Notizzettel am Handy.

Hilfreich ist hier eine offene Kommunikation mit Bezugspersonen, um das direkte soziale Umfeld in die angestrebten Veränderungen mit einzubeziehen. Das gilt insbesondere, da sich die Algorithmen von engen Kontaktpersonen häufig aufeinander beziehen (z. B. „Lasst uns als Freundeskreis doch folgende Accounts deaktivieren. Ich habe gemerkt, dass mir der nicht gut tut, vielleicht geht es euch ja genauso?", „Lasst uns nach 20.00 Uhr keinen digitalen Kontakt mehr haben" ...).

6.19 Körperliche Individualität: Wertfrei wahrnehmen

Die Kapitel 6.19, 6.20 und 6.21 bilden Untereinheiten zur Auseinandersetzung mit individuellen Eigenarten des Körpers. Aufeinander aufbauend soll über drei TE die eigene Wahrnehmung in Bewertung und Fokus verhaltensexperimentell verändert werden. Dabei werden zunächst Techniken des wertfrei beschreibenden Wahrnehmens trainiert. Im Anschluss werden ressourcenorientierte positive Aspekte der Körpererfahrung fokussiert. In einem dritten Schritt folgt die akzeptierende Auseinandersetzung mit unveränderbaren Körperlichkeiten. Die Gruppe bietet die Möglichkeit zur Außenperspektive bzw. Fremdwahrnehmung. Eine vertrauensvolle Gruppenatmosphäre mit einer ehrlichen Rückmeldekultur ist daher in diesen Einheiten Grundvoraussetzung. Ggfs. sollte die Gruppe in zwei kleinere Gruppen unterteilt werden. Die praktischen Anteile finden in diesen TE vor dem Ganzkörperspiegel statt (Kap. 2.1.3). Alternativ kann auch Foto- oder Videomaterial genutzt werden. Dabei können die Aufnahmen gemeinsam hergestellt oder alte Aufnahmen genutzt werden.

→ Material: Ganzkörperspiegel, ggfs. Foto- oder Videomaterial, AB 29 „Wertfreies Wahrnehmen im Alltag", AB 30 „Rückmeldebogen Wertfreies Wahrnehmen"

6.19.1 Begrüßung und Hinführung

Zur Einführung werden kurz die Inhalte der Kapitel 6.15 (Wahrnehmungsverzerrungen) und Kapitel 6.17 (Vergleichen als Symptom) wiederholt. Besonders viel Wert gelegt werden soll dabei auf die Aspekte der symptomatischen Wahrnehmungsverzerrungen. Ziel ist es, eine Compliance aufzubauen für eine realistischere, selbstwertdienlichere und damit gesündere Wahrnehmung.

6.19.2 Kernphase

„Ich sehe was, was deine Essstörung nicht sieht"
Art: Verbales Feedback / Spiegelübung
Kontext zur Köperbildtherapie: Wertfrei wahrnehmen
Bewegungsform: Stehen, Sitzen
Anzahl Teilnehmende: 1–12
Anleitung: Die Patientinnen bilden Kleingruppen von zwei bis drei Patientinnen und beschreiben zunächst ohne Spiegel gegenseitig wertfrei ihre körperlichen Aspekte. Das erfolgt jeweils mit dem Satzanfang „Ich sehe was, was deine Essstörung nicht sieht...". Beispiele sind etwa „und das ist eine sehr hohe Stirn, große, sehr dunkle Augen, Grübchen, Muttermale...". Die Patientinnen sollten dabei stark auf die Abwesenheit von Bewertungen achten und ggfs. dabei unterstützt werden. Hilfreich ist es oft, dabei den Fokus zu erweitern, indem etwa körperliche Aspekte von oben nach unten gewählt werden. Diese Abfolge beinhaltet auch eine Erhöhung des Schwierigkeitsgrades, da Gesicht und Haare leichter wertfrei zu beschreiben sind als Körperformen von etwa Bauch oder Beinen.
Häufig entstehen hierbei irritierende oder missverständliche Situationen. Die Patientinnen werden ermutigt, ggfs. nachzufragen und klärende Gespräche zu führen (z.B. „Haben Sie gerade meinen Mund nicht beschrieben, weil Sie ihn zu klein finden?", „Nein, mir fiel dafür kein stimmiges Adjektiv ein").
In der nächsten Phase wird die gleiche Übung vor dem Spiegel wiederholt (Abb. 26). Dabei können wahlweise die gleichen Aspekte wiederholt werden oder ergänzend andere beschrieben werden.
→ *Variante (Einzeltherapie): Die Übung kann gut für die Einzeltherapie genutzt werden. Aufgrund der asymmetrischen Beziehung ist es hierbei aber ratsam, dass jede die Beschreibung bei sich selbst vornimmt. Umso wichtiger ist es, hierbei auf die Wertfreiheit der Beschreibungen zu achten.*
→ *Variante (schwieriger): Die Konstellationen werden zufällig variiert und getauscht.*
→ *Variante: Die Übung kann auch mit Hilfe von Videofeedback gestaltet werden. Dafür wird die Übung nochmals durchgeführt und dabei gefilmt. Die Patientinnen werden bei verschiedenen Alltagsbewegungsmustern (Gehen, Sitzen, etwas aus einem Schrank nehmen...) gefilmt. Das Video wird dann abgespielt und immer wieder gestoppt, um das „Ich sehe was, was deine Essstörung nicht sieht..." zu ermöglichen. Dabei kann auch auf bereits bestehendes Videomaterial zurückgegriffen werden. Möglich ist bei anorektischen Patientinnen auch, ergänzend Foto- und Videomaterial aus der Zeit vor der Gewichtsabnahme zu nutzen.*

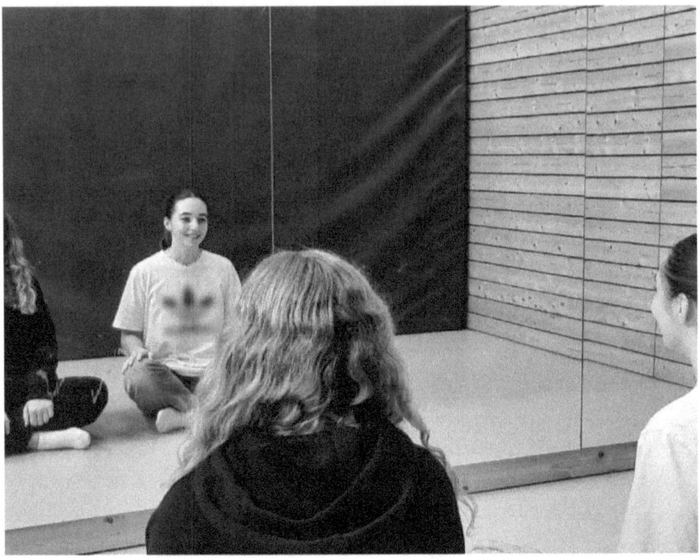

Abb. 26: Arbeitsbeispiel „Körperliche Individualität“

Im Anschluss findet eine kurze Feedbackrunde statt. In der Runde soll vor allem herausgearbeitet werden:

- Ungewohnte Empfindungen und Wahrnehmungen sind möglich, sind aber häufig nur zu Beginn unangenehm.
- Insbesondere Wahrnehmungen, die nicht dem Identitätskonzept entsprechen, werden als unangenehm erlebt.
- Wertfreie Wahrnehmung kann trainiert werden.
- Wahrnehmungsveränderungen sind anstrengend.
- Trainieren ruft kurzfristig unangenehme Gefühle hervor, langfristig führt es aber zu einer realistischeren Wahrnehmung.
- Die unangenehmen Gefühle lassen mit der Zeit nach.

6.19.3 Embodiment und Alltagstransfer

Die Patientinnen werden angeregt, die erprobten Wahrnehmungsveränderungen im Alltag umzusetzen und zu trainieren. Am effektivsten sind diese Trainings mehrfach täglich und als SMARTes Ziel formuliert. Insbesondere Situationen der Alltagsroutine, in denen die Körperbildunzufriedenheit wiederkehrend deutlich wird, eignen sich als Übungssituationen (z. B. „Wenn ich morgens vor dem Spiegel stehe, möchte ich mich besonders auf meine Grübchen, Schultern… konzentrieren, die ich sonst oft übersehe", „Nach dem Zähneputzen möchte ich mich anlächeln und mich dabei auf meine geschwungenen Lippen konzentrieren" …). Hilfreich kann hierbei auch sein, dass jede ein bis drei Körperteile nennt, die sie bei der Übung besonders gut beschrieben fand.

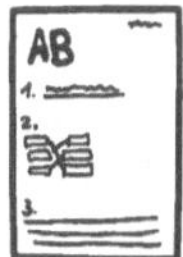

AB 29 „Wertfreies Wahrnehmen im Alltag" und AB 30 „Rückmeldebogen Wertfreies Wahrnehmen" können helfen, den Transfer mit und ohne Bezugsperson zu erleichtern.

6.20 Körperliche Individualität: Positiv wahrnehmen

Ziel der TE ist es, aufbauend auf dem wertfreien Wahrnehmen positive Wahrnehmung zuzulassen und zu erfahren.

→ Material: Ganzkörperspiegel, ggfs. Foto- oder Videomaterial, AB 31 „Positives Wahrnehmen im Alltag", AB 32 „Rückmeldebogen Positives Wahrnehmen"

6.20.1 Begrüßung und Hinführung

Nach einem kurzen Bezug zur letzten TE werden neue Wahrnehmungserfahrungen angekündigt und es wird direkt zur Kernphase übergegangen. Möglichst schnell in Aktion zu kommen, ist bei den TE mit der Arbeit am Ganzkörperspiegel besonders wichtig, da Vermeidungstendenzen sonst verstärkt werden.

6.20.2 Kernphase

Um möglichst wenig Widerstand und Hemmungen aufkommen zu lassen, wird das Setting ähnlich dem der letzten TE gestaltet:

„Ich sehe was Positives, was deine Essstörung nicht sieht"
Art: Spiegelübung / verbales Feedback
Kontext zur Köperbildtherapie: Positive Aspekte des Körpers wahrnehmen
Bewegungsform: Stehen, Sitzen

Anzahl Teilnehmende: 1–12

Anleitung: Die Patientinnen bilden wieder Kleingruppen von zwei bis drei Personen und beschreiben zunächst ohne Spiegel gegenseitig positiv wertend körperliche Aspekte. D.h. in Erweiterung zur letzten TE ist eine – positive – Bewertung erwünscht. Diese darf auch persönlich sein und erfolgt jeweils mit dem Satzanfang „Ich sehe was Positives, was deine Essstörung nicht sieht...". Beispiele sind etwa „und das sind total sympathische Augen", „glänzende, weiche Haare", „tolle lange Wimpern", usw. Bei dieser Übung ist es besonders wichtig, dass untergewichtsunabhängige Aspekte genannt werden. Körperaspekte, die sich im Sinne der Gesundung in einem Veränderungsprozess befinden, werden ausgeklammert. Es werden ausschließlich positive Wahrnehmungen bleibender Körperaspekte thematisiert. Hilfreich ist dabei die Nutzung differenzierter Adjektive und detaillierter Beschreibungen, auch Assoziationen („Der volle Schwung Deines Mundes erinnert an ein Herz", „Ich bleibe mit meinem Blick immer wieder an dem fröhlich wirkenden Grübchen hängen. Das macht mir gute Laune im Bauch!"). Nach einer Weile ohne Spiegel wird die Übung vor den Spiegel verlagert, so dass die beschriebene Person die beschriebenen Aspekte visuell mitverfolgen kann. Wie bei der Übung in Kapitel 6.19 sind hierbei Nachfragen erwünscht.

→ *Variante (Einzeltherapie): Die Übung kann ebenfalls gut für die Einzeltherapie genutzt werden. Im Gegensatz zum wertfreien Wahrnehmen sollen hierbei jedoch die positiven Aspekte gegenseitig beschrieben werden. Diese Übung ist im einzeltherapeutischen Kontext nur möglich, wenn die Einzeltherapeutin sich bezüglich ihres Körperbildes sicher fühlt.*

→ *Variante (schwieriger): Die Konstellationen werden zufällig variiert und getauscht.*

→ *Variante: Die Übung kann auch mit Hilfe von Videofeedback gestaltet werden (*Kap. 6.19*).*

Im Anschluss findet wieder eine kurze Feedbackrunde statt. Hierbei soll vor allem herausgearbeitet werden:

- Positive Wahrnehmungen sind noch ungewohnter und häufig noch unangenehmer, da sie häufig dem Identitätskonzept stärker entgegenstehen.
- Positive Wahrnehmungsveränderungen fühlen sich häufig falsch an, obwohl sie inhaltlich richtig sind.
- Trainieren kann kurzfristig ausgesprochen unangenehme Gefühle hervorrufen, langfristig aber zu einer realistischeren und eben positiveren Wahrnehmung führen.

- Die unangenehmen Gefühle können auch schon während der Übung nachlassen.
- Positive Wahrnehmung kann ebenfalls trainiert werden.

6.20.3 Embodiment und Alltagstransfer

Die Patientinnen sollen analog zur letzten TE die erprobten Wahrnehmungsveränderungen im Sinne eines SMARTen Ziels im Alltag umsetzen und trainieren (z. B. „Ich möchte mich besonders auf meine tollen Haare, Wimpern, usw., die ich sonst oft übersehe, konzentrieren", „Ich möchte meine Oberweite gezielt betonen" ...).

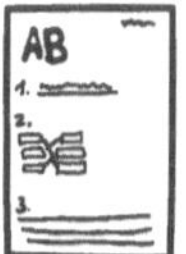

Ebenfalls analog können AB 31 „Positives Wahrnehmen im Alltag" und AB 32 „Rückmeldebogen Positives Wahrnehmen" helfen.

6.21 Körperliche Individualität: Akzeptierend wahrnehmen

Ziel der TE ist es, aufbauend auf den vorangegangenen TE in eine veränderte Wahrnehmung schwieriger Körperaspekte zu kommen. Im Alltag wird die Wahrnehmung „problematischer Körperteile" meist mit Vermeidungs- oder Checking-Verhalten verbunden. In der TE soll es entweder um eine veränderte Sicht oder um eine akzeptierende, ggfs. trauernde Einstellung gehen.

→ Material: Ganzkörperspiegel, ggfs. Foto- oder Videomaterial, AB 33 „Akzeptierendes Wahrnehmen im Alltag", AB 34 „Rückmeldebogen Akzeptierendes Wahrnehmen"

6.21.1 Begrüßung und Hinführung

Es wird Bezug genommen auf die letzten TE und wiederum neue Wahrnehmungserfahrungen angekündigt. Wegen des konfrontativen Charakters der TE wird wiederum zügig mit handlungsorientierten Inhalten begonnen.

6.21.2 Kernphase

Das Setting wird für eine rasche Handlungsorientierung wiederum ähnlich dem der letzten TE gestaltet:

„Ich sehe was, was ich nicht sehen will"
Art: Spiegelübung / verbales Feedback
Kontext zur Köperbildtherapie: Schwierige körperliche Aspekte wahrnehmen, akzeptieren, betrauern, integrieren
Bewegungsform: Stehen, Sitzen
Anzahl Teilnehmende: 1–12
Anleitung: Die Patientinnen bilden wieder Kleingruppen von zwei bis drei Patientinnen. Die Kleingruppen suchen sich einen Raum, in dem sie möglichst unbeobachtet sind. Die Patientinnen beschreiben zunächst ohne Spiegel selbst ihre als schwierig erlebten körperlichen Aspekte. Wichtig hierbei ist es, dass jede Patientin selbst das Ausmaß an Konfrontation entscheidet. Sie sollen jedoch ermutigt werden, sich zu trauen, durchaus in Exposition zu gehen und als negativ erlebte Aspekte zu benennen. Dies erfolgt jeweils mit dem Satzanfang „Ich sehe was, was ich nicht sehen will…". Negative Wertungen sind hierbei erlaubt, sollten aber nicht forciert werden. Beispiele sind etwa „… und das sind total dicke Oberschenkel, kurze Beine, langweilige Haare, kurze Wimpern…". Es sollen nun möglichst authentische Reaktionen der Fremdwahrnehmung erfolgen. Diese können sein „Das hätte ich nicht gedacht, wäre mir nie aufgefallen" oder aber auch „Das kann ich verstehen, jetzt, wo Sie es sagen, hat aber für mich nicht ansatzweise die Bedeutung wie für Sie."
→ *Variante (Einzeltherapie): Die Übung kann ebenfalls gut für die Einzeltherapie genutzt werden. Wie beim wertfreien Wahrnehmen werden nun wieder eigene Körperaspekte benannt. Diese Übung ist im einzeltherapeutischen Kontext nur möglich, wenn die Einzeltherapeutin sich bezüglich ihres Körperbildes möglichst sicher fühlt, da sie zumindest einige authentische, als persönlich schwierig erlebte Körperaspekte benennen muss.*
→ *Variante (schwieriger): Die Konstellationen werden zufällig variiert und getauscht.*
→ *Variante: Die Übung kann auch mit Hilfe von Videofeedback gestaltet werden (*Kap. 6.19*).*
→ *Variante (leichter): Falls es große Hemmungen gibt, kann vorab auch eine Sammlung von potenziell schwierigen körperlichen Aspekten erfolgen („Womit könnte man unzufrieden sein? Was kennen Sie so von sich, von anderen,*

aus den Medien?"). Hierauf können dann Details aus den individuellen Akzeptanz-Biografien erfolgen („Welche Sätze zu Ihrem Äußeren haben Sie schon einmal gehört, die schwer zu akzeptieren waren, Sie verletzt haben? Wann war das? Beschreiben Sie den Kontext!"). Darauf aufbauend kann dann die eigentliche Übung erfolgen.

Im Anschluss findet wieder eine kurze Feedbackrunde statt. Hierbei soll vor allem herausgearbeitet werden:

- Individualität ist etwas Positives, da es Bindung und Nähe schafft.
- Als negativ erlebte Aspekte sind für andere nicht so wichtig.
- Der Kontext von Rückmeldungen anderer muss berücksichtigt werden.
- Auch die Wahrnehmung anderer kann verzerrt sein.
- Vermeidung von schwierigen Wahrnehmungen führt in Teufelskreise.
- Teilweise sind schwierige Aspekte überbewertet.
- Teilweise sind schwierige Aspekte veränderbar.
- Teilweise verändert die Zeit/Mode die Fremd- und damit auch die Selbstwahrnehmung.
- Trauerprozesse und radikale Akzeptanz sind zielführender als Vermeidung.
- Metakognitive Distanzierung kann bei Akzeptanzprozessen helfen.
- Je häufiger man sich mit unangenehmen Aspekten beschäftigt, desto alltäglicher und normaler und damit weniger unangenehm werden diese.

6.21.3 Embodiment und Alltagstransfer

Die Patientinnen sollen analog zu den letzten TE eingeladen werden, die erprobten Wahrnehmungsveränderungen SMART im Alltag umzusetzen und zu trainieren (z. B. „Ich möchte die Auseinandersetzung mit meinen speziellen Haaren nicht vermeiden. Ich möchte ehrlich schauen, was sie bedeuten und auch andere danach fragen, was ich am besten damit machen könnte", „Ich darf über meine kurzen Beine traurig sein. Ich möchte die Trauer zulassen und akzeptieren, dass es ist, wie es ist", „Ich möchte mich verabschieden von dem Wunsch nach kleineren Ohren" ...). Wichtig ist, dass dabei jeweils klar ist, dass es auch andere Aspekte gibt und keine dysfunktionalen Gedanken aufbauend auf Wahrnehmungsverzerrungen entstehen (Kap. 6.15). Bezug genommen werden kann außerdem nochmals auf die TE zu Attraktivität (Kap. 6.6., 6.7. und 6.8) und die beiden vorangegangenen TE (Kap. 6.19 und 6.20).

Da der Transfer in den Alltag zu dieser TE für die meisten Patientinnen eine große Herausforderung darstellt, sollten AB 33 „Akzeptierendes Wahrnehmen im Alltag“ und AB 34 „Rückmeldebogen Akzeptierendes Wahrnehmen“ als Ergänzung genutzt werden.

6.22 Umstyling

Ziel der TE ist es, verhaltensexperimentell Outfits zu testen, Feedback dazu zuzulassen und konkrete Ziele für Gestaltung der Outfits im Alltag zu erarbeiten. Dabei soll deutlich werden, dass Außenwirkung nicht primär figur- und gewichtsbezogen entsteht, sondern andere Aspekte wie Ausstrahlung und Passung der individuellen Kleidung und des Stylings beinhalten, die gestaltbar und veränderbar sind. Außerdem sollen symptomatische, krankheitsbedingte Kleidungsstile, wie etwa besonders weite oder enge Kleidung, thematisiert werden und in Bezug auf eine krankheitsaufrechterhaltende Wirkung (Kap. 6.3) reflektiert werden.

→ Material: Handys, AB 35 „Leitfragen Umstyling“, mitgebrachte Outfits, Musik, symbolischer Laufsteg, AB 36 „Rückmeldebogen Umstyling“, AB 37 „Umstyling im Alltag“

6.22.1 Begrüßung und Hinführung

Bereits im Vorfeld wurde das Thema der TE mitgeteilt und mit der Aufgabe, entsprechende Kleidung und Accessoires mitzubringen, verbunden.

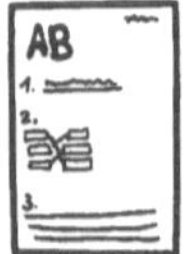

Eine Möglichkeit zur vorbereitenden Selbstreflexion ist in AB 35 „Leitfragen Umstyling“ zu finden.

Zu Beginn erfolgt eine kurze Vorstellung der mitgebrachten Dinge, bei der bereits eine erste authentische Rückmeldung aus der Gruppe und von den Therapeutinnen erfolgen kann. Etwa: „Oh, da bin ich gespannt! Ich fände es toll, wenn Sie dazu eine andere Frisur probieren würden! Ich habe letztens dazu ein tolles Video gesehen und kann Ihnen dazu noch xy leihen“.

6.22.2 Kernphase

Es folgt dann das eigentliche Umstyling.

„KöBis next Topmodel“
Art: Verbales Feedback/Improvisationstheaterübung
Kontext zur Köperbildtherapie: Veränderungen zulassen, stimmiges, individuelles Styling finden
Bewegungsform: Gehen
Anzahl Teilnehmende: 1–12
Anleitung: Den Patientinnen wird freigestellt, ob sie sich in Partnerarbeit, Kleingruppen oder allein umstylen. Von Therapeutinnen-Seite aus wird Hilfestellung angeboten, falls es Unsicherheiten gibt. Zwei Beispiele für Umstylings finden sich in Abb. 27a-d.

Nach zehn Minuten treffen sich alle wieder; es beginnt die Präsentation auf einem kleinen Laufsteg mit Musikbegleitung. Hierbei sollen die wichtigsten Veränderungen/Kleidungsstücke/Accessoires so präsentiert werden, dass sie betont und von der Gruppe bzw. den Therapeutinnen erraten werden. Dies kann mehrfach erfolgen, bis es möglichst selbstsicher erfolgt. Dabei gibt die Gruppe bzw. die Therapeutin Rückmeldung.

→ *Variante (leichter): Die Gruppe kann sich durch den Raum bewegen und im Sinne eines Speed-Datings können gegenseitig Feedbacks zu den Veränderungen gegeben werden. Dabei sollte die Therapeutin unbedingt authentisch mitmachen.*

→ *Variante (schwieriger): Der Gang auf dem Laufsteg kann per Handy gefilmt und dann in der Gruppe nochmals feierlich betrachtet werden.*

→ *Variante (Einzeltherapie): Die Übung kann in der Einzeltherapie genutzt werden. Hierbei übernimmt die Therapeutin die rückmeldende Rolle der Gruppe. In diesem intensiveren Einzelkontext ist es gut möglich, dabei mehrere Durchgänge mit unterschiedlichen Veränderungen durchzuführen. Die Therapeutin nimmt dabei kein Umstyling vor.*

In der Abschlussreflexion sollten die Patientinnen möglichst resscourcenorientiert zum Experimentieren im Alltag motiviert werden.

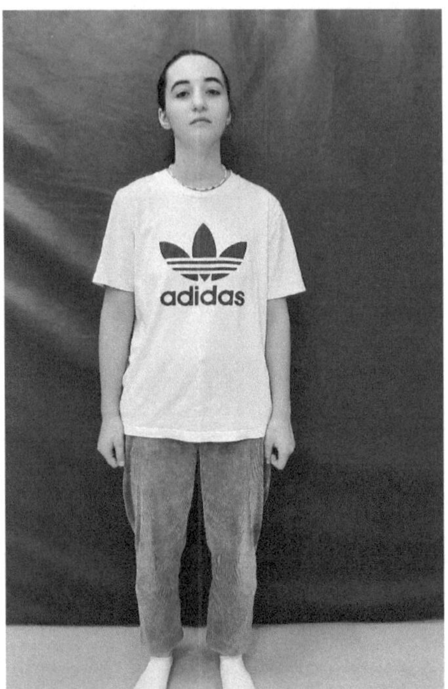

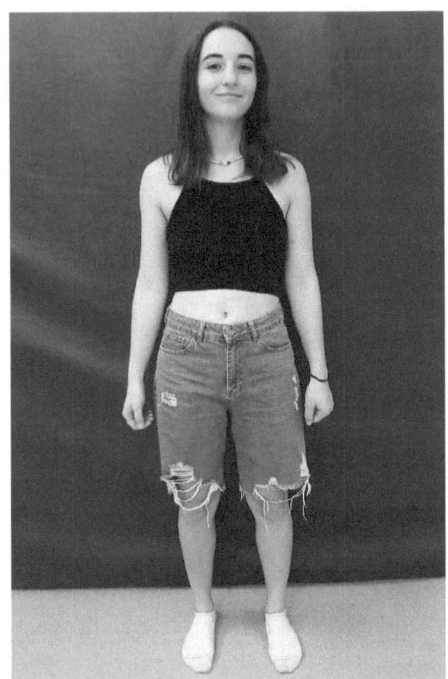

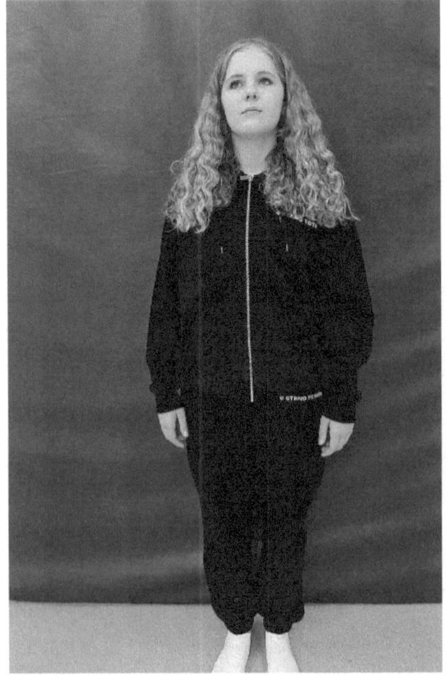

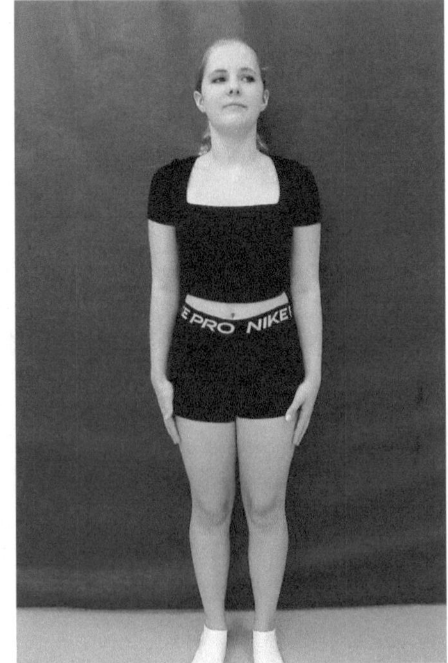

Abb. 27a-d: Arbeitsbeispiel „Umstyling"

6.22.3 Embodiment und Alltagstransfer

Als Abschluss findet nochmals eine „Modenschau“ auf dem Laufsteg statt, d.h. alle Präsentationen erfolgen nochmals der Reihe nach. Die Patientinnen fassen zusammen, was sie beim Umstyling als positiv, als mögliche Ressource erlebt haben. Sie werden eingeladen, diese Aspekte im Alltag umzusetzen. Wenn die TE in der Gruppe stattfindet, können auch Absprachen zu Komplimenten oder motivierenden Kommentaren getroffen werden. In der Einzeltherapie können „Komplimente-Komplizen“ angefragt werden, die im Alltag entsprechende Veränderungen bestärken.

Die Patientinnen werden zudem aufgefordert, sich SMARTe Ziele für die Alltagsbekleidung zu setzen. Bezugspersonen und Mitpatientinnen können hier gut eingebunden werden (z.B. „Ich möchte in der nächsten Zeit Lisa über meine Frisur entscheiden lassen. Sie ist mit mir auf einem Zimmer und darf meine Haare morgens stylen“, „Ich werde die nächste Woche immer dann ein Kleid tragen, wenn die angekündigte Temperatur über 25 Grad ist“ ...).

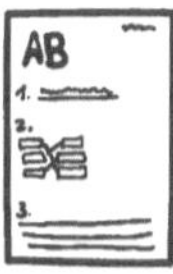

AB 37 „Umstyling im Alltag“ kann eine Unterstützung zur Selbstbeobachtung im Alltag darstellen. AB 36 „Rückmeldebogen Umstyling“ kann zusätzliche Aspekte durch einbezogene Bezugspersonen erfassen.

6.23 Körperumriss

Über die Übungen in Kapitel 6.23 und 6.24 wird ein realistischerer und selbstfürsorglicherer Blick auf den eigenen Körper gestärkt. Dieses erfolgt ressourcenaktivierend über Bezugnahme auf Inhalte aus den vergangenen Einheiten. In dieser ersten TE werden von den Patientinnen die eigenen Körperumrisse gezeichnet. Diese Übung ist durch Filme und Darstellungen im Internet den Patientinnen häufig bekannt. Erstes therapeutisches Ziel ist es, das Umriss-Zeichnen überhaupt zuzulassen, dabei entstehende selbstabwertende Kommentare zu beobachten und zurückzumelden und so eine offene Atmosphäre möglich zu machen. Ziel ist es in der ersten TE also vor allem, festzustellen, dass die jeweils eigenen selbstabwertenden Kommentare für Außenstehende nicht erwartbar, nachvollziehbar oder gar real sind.

→ Material: Bleistifte und schwarze Flipchart-Stifte, großes Papier (ca. 1mx2m), kleine bunte Notizzettel, Musik, AB 38 „Rückmeldebogen Körperumriss“

6.23.1 Begrüßung und Hinführung

Es werden zunächst die Inhalte der beiden zusammenhängenden TE geschildert. Wichtig ist es zu betonen, dass der Umriss als Grundlage für die weiterführende Arbeit dient. Für die therapeutische Arbeit ist keine Exaktheit der Umrisszeichnungen notwendig. Es werden Zweiergruppen gebildet (Kap. 4.2.13) und die Materialien ausgeteilt.

6.23.2 Kernphase

Die Patientinnen sollten dann möglichst schnell in die praktische Arbeit kommen und sich gegenseitig zeichnen.

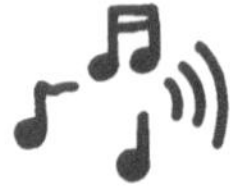

Unterstützend eignet sich hierfür Musik.

„Kreideperson"
Art: Gestaltungsübung
Kontext zur Köperbildtherapie: Selbstwahrnehmung
Bewegungsform: Sitzen und Liegen
Anzahl Teilnehmende: 1–12
Anleitung: Das Papier wird ausgerollt, eine Patientin legt sich auf das Papier, die andere zeichnet mit Bleistift den Umriss. Dabei sollte der Stift nicht zu nah am Körper geführt werden. Intime Körperbereiche können auch im Nachhinein ergänzt werden. Im Anschluss wird der Umriss von der Patientin selbst mit einem Flipchartstift deutlich nachgezeichnet. Anschließend beginnt die Patientin sich auf dem Umriss assoziative Notizen zum Körperbild zu machen. Diese können zunächst auf bunten Zetteln festgehalten werden. Beispiele hierfür sind Notizen aus der Fotoarbeit („Alle fanden meine Augen schön", „Meine Augen sind charakteristisch", „Meine Augen mag ich"), aus dem Teufelskreismodell („Ich sollte nicht meinen Bauchumfang checken, das hält den Teufelskreis aufrecht"), aus dem Umstyling („Mir steht rot", „Niemand findet meine Beine dick, das sagt mir nur die Erkrankung") o.ä. Gut nutzbar sind hierfür Zitate, die die Patientin zu den einzelnen Körperteilen erinnert.
→ *Variante (Einzeltherapie): Die Übung kann in der Einzeltherapie genutzt werden. Hierbei zeichnet die Therapeutin dann die Patientin mit Bleistift und die Patientin selbst ihren Umriss mit dickem Stift nach.*

Je nach Atmosphäre kommen die Patientinnen nochmal in Zweiergruppen zusammen, um Erfahrungen zu reflektieren oder es werden Kleingruppen begleitet. Die Patientinnen schildern hier meist emotionale Belastungen, die sich aus der Konfrontation ergaben. Hierbei sind rekursive Erinnerungen an die drei TE mit der Spiegelarbeit hilfreich (Kap. 6.19, 6.20 und 6.21), um eine akzeptierende bis positive Grundhaltung zu bestärken. In der Einzeltherapie ist ein emotional möglichst positiver Abschluss günstig.

6.23.3 Embodiment und Alltagstransfer

Die Patientinnen werden eingeladen, die Rückschau und Wiederholung der nächsten TE bereits im Alltag vorzubereiten. Falls möglich, sollen sie die Umrisse mitnehmen und bereits zwischen den TE weiter mit ersten entsprechenden Notizen gestalten. Jede Patientin soll dabei nach eigenen Möglichkeiten konstruktiv weiterarbeiten und selbstabwertende Mechanismen im Ansatz unterbrechen. Es können dafür auch Bezugspersonen um Hilfe gebeten werden (z. B. „Schau mal, das haben wir erstellt. Was fällt dir dazu ein?“, „Ich werde mich Donnerstagmittag eine Stunde mit dem Umriss hinsetzen und hineinschreiben, was mir zu den einzelnen Körperteilen einfällt. Das ist gut, weil ich danach etwas Schönes vorhabe und ins Kino gehe“ …).

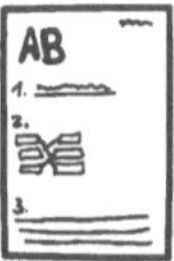

Bei Unsicherheiten kann AB 38 „Rückmeldebogen Körperumriss“ unterstützen.

6.24 Körperumriss und Rückschau

Dieses Kapitel und Kapitel 6.23 bilden eine Einheit. Aufbauend auf den in der letzten TE gezeichneten Körperumrissen sollen Inhalte der Körperbildarbeit wiederholt und vertieft sowie möglichst zusammengeführt werden. Über die Körperumrisse kann hier eine nonverbale Interaktion entstehen. Assoziationen der Patientin können von der Therapeutin oder Mitpatientinnen konnotiert und realitätsgetestet werden.

→ Material: bunte Stifte, Körperumriss aus Kapitel 6.23, AB 39 „Leitfragen Körperumriss“, Musik, AB 40 „Rückmeldebogen Körperumriss mit Kommentaren“

6.24.1 Begrüßung und Hinführung

Die TE beginnt mit einer Kurzversion des „Ich-Rituals“ (Kap. 6.8) mit Musik. Anschließend wird der weitere Verlauf der TE besprochen. Dann erfolgt die Entscheidung, ob individuell oder in Partnerarbeit bzw. Kleingruppen gearbeitet werden soll (Kap. 4.2.13). Vorteil der individuellen Arbeit ist hier die Intimität und Konzentration; Einzelarbeit sollte aber nur gewählt werden, wenn konstruktive Arbeit an den Inhalten für die Patientinnen möglich ist. Ansonsten ist es ratsam, mindestens Zweiergruppen zu bilden, damit die Patientinnen sich gegenseitig unterstützen können. Sie können sich etwa wechselseitig an Inhalte erinnern, dysfunktionale Gedanken gegenseitig erkennen und ansprechen, sich Komplimente machen oder wertfrei beschreiben. In der Einzeltherapie übernimmt selbstverständlich die Therapeutin die Rolle der Interaktionspartnerin.

6.24.2 Kernphase

Die Patientinnen sollten wie in Kapitel 6.23 möglichst schnell in die praktische Arbeit kommen.

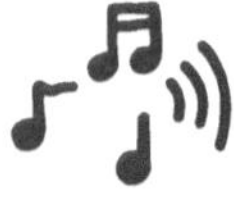

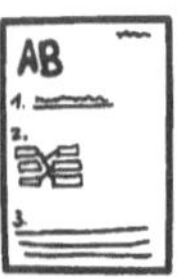

Für eine themengeleitete Reflexion eignet sich AB 39 „Leitfragen Körperumriss“. Unterstützend kann Musik genutzt werden.

„Kreideperson ausfüllen“
Art: Gestaltungsübung
Kontext zur Köperbildtherapie: Selbstwahrnehmung
Bewegungsform: Sitzen oder Liegen
Anzahl Teilnehmende: 1–12
Anleitung: Der Umriss wird ausgerollt, um dann Notizen zum Körperbild und den Themen der vergangenen TE zu machen bzw. die bereits vorhandenen Notizen weiter zu ergänzen und zu bearbeiten. Weiterhin sollten die Notizen selbstreflexiv und assoziativ sein. Beispiele hierfür finden sich bereits in Kapitel 6.23. Die Patientinnen ergänzen dann gegenseitig ebenso assoziativ die Kommentare auf den Bildern. D.h. zu „Bauch zu fett“ darf ein „Sieht man nicht“ ergänzt werden oder auch ein „Fett ist in Maßen gesund“.

Hilfreich kann es sein, kritische Kommentare eher in rot, unterstützende oder positive in grün und allgemeine Kommentare in anderen Farben zu gestalten (Abb. 28).

→ *Variante (Einzeltherapie): Die Übung kann in der Einzeltherapie genutzt werden. Hierbei bearbeitet zunächst die Patientin den Umriss und die Therapeutin kann dann im Verlauf interaktiv ergänzen und kommentieren.*

Wiederum findet je nach Atmosphäre eine reflexive Runde statt. Auch hier ist ein emotional möglichst positiver Abschluss günstig. Schwierigkeiten bei der Erarbeitung können dabei als Symptome reframt werden. In diesem Zusammenhang können auch kleine Fortschritte in Richtung Wertfreiheit und Positivität benannt werden.

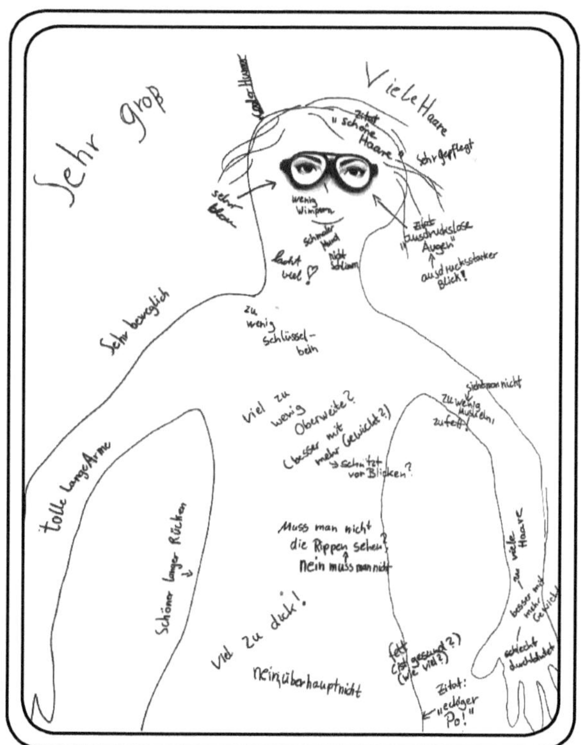

Abb. 28: Arbeitsbeispiel „Körperumriss mit Kommentaren"

6.24.3 Embodiment und Alltagstransfer

Die Patientinnen werden eingeladen, die Rückschau und Wiederholung im Alltag verfügbar zu machen. Die Umrisse können hierfür abfotografiert und ausgedruckt mitgenommen, in Skillsboxen gelegt werden o. ä. Auch werden die Patientinnen eingeladen, weitere Bezugspersonen auf dem Umriss ergänzen zu lassen (z. B. „Ich zeige am Wochenende meinen drei Kindern den Umriss und lasse sie was dazu schreiben", „Ich werde das Gesicht vom Umriss heute Abend als Erinnerung klein ausdrucken und in mein Portemonnaie legen" ...).

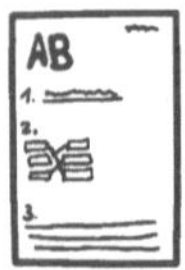

Bei Unsicherheiten kann AB 40 „Rückmeldebogen Körperumriss mit Kommentaren" unterstützen.

6.25 Scham

Ziele der TE sind, Scham als ein individuell stark bis schwach vorkommendes menschliches Gefühl zu akzeptieren und zu erkennen, dass, auch wenn Schamgefühle in Bezug auf das Äußere im Zusammenhang mit der Essstörung unangenehm stark auftreten, Expositionen lohnend sein können. Weiterhin wird vermittelt bzw. wiederholt, wie bei bestehenden Körperbildproblemen die Idee, dass Aussehen besonders wichtig für eine Beurteilung durch andere Personen ist, die Wahrnehmung beeinflussen kann (Kap. 6.15).

→ Material: Musik, Flipchart und Flipchartstifte, AB 41 „Bewegungsanweisungen", AB 42 „Scham im Alltag"

6.25.1 Begrüßung und Hinführung

Es wird zunächst ohne inhaltliche Benennung des Themas eine schaminduzierende und dadurch gezielt emotionsaktivierende Bewegungsübung durchgeführt.

„Menschlicher Multispiegel"
Art: Improvisationstheaterübung / kreative Bewegungsübung
Kontext zur Köperbildtherapie: Abbau von Hemmungen durch Schamexposition gesehen werden, Selbstwahrnehmung

Bewegungsform: Stehen und Bewegen
Anzahl Teilnehmende: 3–12
Anleitung: Die Übung stellt eine Erweiterung des „Menschlichen Spiegels" (Kap. 6.2.2) dar.

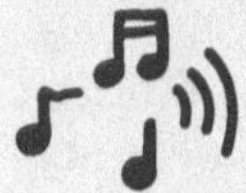

Hierbei spiegeln mehrere Patientinnen die Bewegungen einer Patientin zur Musik. Wiederum wird nach ca. zwei Minuten gewechselt.

→ *Variante (schwieriger): Um das Ausmaß an Scham zu erhöhen, können Bewegungen verbal kommentiert werden, z.B. „Oh, da hebt sie ihre Hand!", „Ach, wie der Kopf gedreht wird!" Dies sollten möglichst wertfreie Beschreibungen sein.*

→ *Variante (Einzeltherapie): Da sich die Übung zu zweit nicht durchführen lässt, können alternative Schaminduktionen erfolgen.*

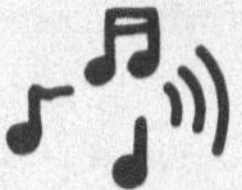

Ein Beispiel hierfür ist das Tanzen des „Körperteil-Blues" (vgl. Spotify oder andere Musikplattform). Wichtig dabei ist, dass für die Patientin verstärkte Scham spürbar wird.

In einer kurzen Abfrage soll dann das Thema der heutigen TE deutlich werden. Erfahrungsgemäß können die Patientinnen recht übereinstimmend das „komische", „unangenehme" Gefühl beschreiben, das entsteht, wenn sie gesehen werden, im Mittelpunkt stehen, auffallen. Das Gefühl sollte im Verlauf der Reflexion als Scham benennbar werden. Begleitende Gefühle sollen differenziert und benannt werden. Die zentrale Bedeutung von Scham und Schamvermeidung für die Entstehung und Aufrechterhaltung von Körperbildproblemen soll deutlich werden, außerdem, dass es dementsprechend wichtig ist, mit Scham umgehen zu lernen und dabei Expositionen hilfreich sind.

6.25.2 Kernphase

Die Kernphase besteht dann aus einer gezielten Provokation von Scham.

„Lasst uns alle ..."
Art: Improvisationstheaterspiel / kreatives Bewegungsspiel
Kontext zur Köperbildtherapie: Gesehen werden, Schamexposition
Bewegungsform: Variantenreiches Bewegen, Laufen, Springen, Kriechen, Hüpfen usw.
Anzahl Teilnehmende: 1–12

Anleitung:

Die Patientinnen bewegen sich durcheinander in einem engeren Kreis (zehn bis zwanzig Meter Durchmesser) mit Musik. Eine Therapeutin gibt einen Bewegungsvorschlag, etwa: „Lasst uns alle ... hüpfen" und beginnt zu hüpfen. Alle anderen reagieren mit möglichst viel „Au ja!" und setzen die Bewegung um. Diese wird ausgeführt bis jemand anderes aus der Gruppe einen neuen „Lasst uns alle ..."-Vorschlag einbringt, der wiederum mit „Auf ja!" aufgenommen und umgesetzt wird. Hierbei sollen bewusst schaminduzierende Aktionen gewählt werden.
Ein Video dazu befindet sich hier: https://www.oberbergkliniken.de/fachkliniken/konraderhof/koerperbildgruppe#lasst-uns-alle.

→ *Variante (schwieriger): Die Anweisungen können mit Adjektiven versehen werden, etwa „Lasst uns alle wild hüpfen", „Lasst uns alle mutig tanzen" ...*

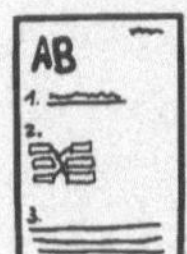

Hierfür können auch Lose aus dem AB 41 „Bewegungsanweisungen" geschnitten werden.

→ *Variante (Einzeltherapie): Die Übung ist in der Einzeltherapie gut durchführbar, allerdings muss die Anweisung „Lasst uns beide ..." lauten. Sinnvoll ist es, sich dann mit den Bewegungsimpulsen sehr konsequent abzuwechseln, um zusätzliche Unsicherheiten zu vermeiden.*

Nach der Übung wird nochmals zusammengefasst, was Scham ausmacht.

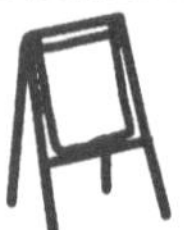

Das kann im Gespräch oder an der Flipchart geschehen:

- Scham entsteht vor allem, wenn man sich im Mittelpunkt fühlt, wenn man sich beobachtet fühlt, insbesondere bewertet.
- Scham soll als Gefühl handlungsleitend sein, um Fehler zu vermeiden, wenn sie zu stark ist, macht sie handlungsunfähig.
- Mit Essstörungssymptomatik neigt man eher zu starken Schamreaktionen und zu einer allgemeinen Überbewertung des Gesehen-Werdens (Over-evaluation of appearance). Das führt zu Schamvermeidung und kann an der Verfolgung positiver Ziele hindern.
- Over-evaluation of appearance führt hierbei zu einer Verstärkung der Scham, verstärkte Scham wiederum zu einer Verstärkung der Grundannahme der Over-evaluation of appearance, also einer Überbewertung der Bedeutung des Äußeren.
- Bezogen auf den Körper gibt es gar keine „Fehler", für die es sich zu schämen gilt, Scham aushalten kann also insbesondere auch bezogen auf Äußeres sinnvoll sein.

- Exposition kann bezogen auf Scham ebenso sinnvoll sein wie auf Angst bezogen. Auch bei Scham geschieht eine Habituation und damit eine Abschwächung der Reaktionen auf schamauslösende Trigger: Scham ist nicht gefährlich, nur unangenehm.

6.25.3 Embodiment und Alltagstransfer

Die Patientinnen werden eingeladen, sich nach dem SMART-Modell konkrete Schamexpositionen für den Alltag als Ziele zu setzen. Dies sollten Verhaltensweisen sein, die die Patientinnen als schambehaftet erleben, die wahrscheinlich jedoch von außen betrachtet keinesfalls peinlich sind. Bezugspersonen können unterstützend einbezogen werden (z. B. „Ich mache mir immer mittwochs auffälligere Frisuren", „Ich mache meiner Kollegin ein Kompliment für das Kleid, das mir so gut gefällt", „Ich fahre mit der Reithose im Bus", „Ich frage meine Mathelehrerin nach der Quartalsnote.", „Ich bitte am Wochenende meinen Freund abends nochmal um zusätzliches Essen" ...).

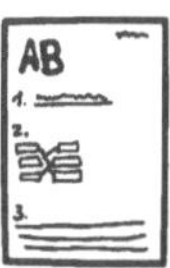

Zur Unterstützung kann AB 42 „Scham im Alltag" verwendet werden. Als Abschlussübung eignet sich eine zusätzliche Schamexposition.

„Catwalk of shame"
Art: Improvisationstheaterspiel / Bewegungsspiel
Kontext zur Köperbildtherapie: Gesehen werden, Schamexposition
Bewegungsform: Laufen und Bewegen
Anzahl Teilnehmende: 1–12
Anleitung: Die Patientinnen bewegen sich auf einem gebauten Laufsteg im Model-Gang von der Gruppe weg, möglichst auf einen Spiegel zu, wenden, und gehen wieder auf die Gruppe zu. Scham ist hierbei ausdrücklich erwünscht.
→ *Variante (schwieriger): Die Patientinnen können sich gegenseitig Anweisungen geben, etwa „Wackle mit den Hüften", „Gehe wie ein Huhn"... Diese können auch per Los gezogen werden*
Ein Video dazu befindet sich hier: https://www.oberbergkliniken.de/fachkliniken/konraderhof/koerperbildgruppe#catwalk-of-shame

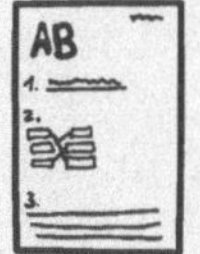

Hierzu kann auch AB 41 „Bewegungsanweisungen" genutzt werden.
→ *Variante (zusätzliche spielerische Komponente): Die Patientinnen bilden Zweier-Teams. Eine Patientin ist Designerin und gibt ein zu präsentierendes Körperteil vor, die zweite Patientin präsentiert dieses an zwei bis drei markierten Stellen auf dem Laufsteg. Der Rest der Gruppe rät, welcher Körperteil betont werden sollte. Abschließend wechseln die Rollen.*

6.26 Umgang mit triggernden Kommentaren

Ziel der TE ist es, sich zunächst bewusst zu machen, was triggernde Kommentare auslösen und welche Reaktionsweisen möglich sind. Zudem geht es darum, dass sich die Patientinnen im Rollenspiel in ungewohnten Reaktionsweisen ausprobieren, damit Erfahrungen sammeln und damit Verhaltensveränderung zur Option wird. Der Schwierigkeitsgrad sollte so angepasst sein, dass Kompetenzerleben möglich wird.

→ Material: AB 43 „Reaktionsmöglichkeiten auf triggernde Kommentare", AB 44 „Beispielsätze und Reaktionsmöglichkeiten", leere Zettel, Stifte, Flipchart und Flipchartstifte, AB 45 „Reaktionen auf triggernde Kommentare im Alltag"

6.26.1 Begrüßung und Hinführung

Es werden zunächst in Kleingruppen auf Moderationskarten oder Zetteln triggernde und herausfordernde Sätze gesammelt. Aufgeschrieben werden Sätze aus konkreten Alltagssituationen, die die Patientinnen erlebt haben. Das können Sätze sein, zu denen die Patientinnen schon Antworten haben und hätten, sich aber nicht trauen, diese zu äußern oder aber auch Sätze, die sie ärgerlich, ängstlich oder einfach hilflos und sprachlos machen.

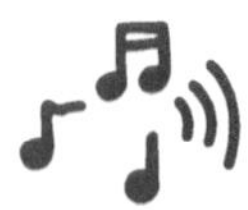

Die Arbeitsphase kann durch Musik unterstützt werden; sie sollte etwa fünf Minuten / zwei Songs dauern.

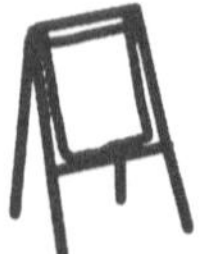

Alternativ können die Sätze an der Flipchart gesammelt werden. In der Einzeltherapie werden die Sätze im Gespräch gesammelt. Erleichternd können Beispielsätze gegeben werden („Gut siehst du aus!", „Das musst du alles essen?") oder auch Beispielsituationen (Familientreffen, Essen / Wiedersehen mit Freund:innen …). Es sollte erarbeitet werden, dass die meisten triggernden Kommentare entweder vermeintlich „gut gemeint" sind oder aber unbedacht oder „uninformiert". Anbei eine Beispiel-Flipchart (Abb. 29).

6.26.2 Kernphase

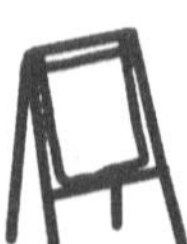

Die Gruppe trägt zunächst an der Flipchart typische Reaktionsweisen auf triggernde Kommentare zusammen.

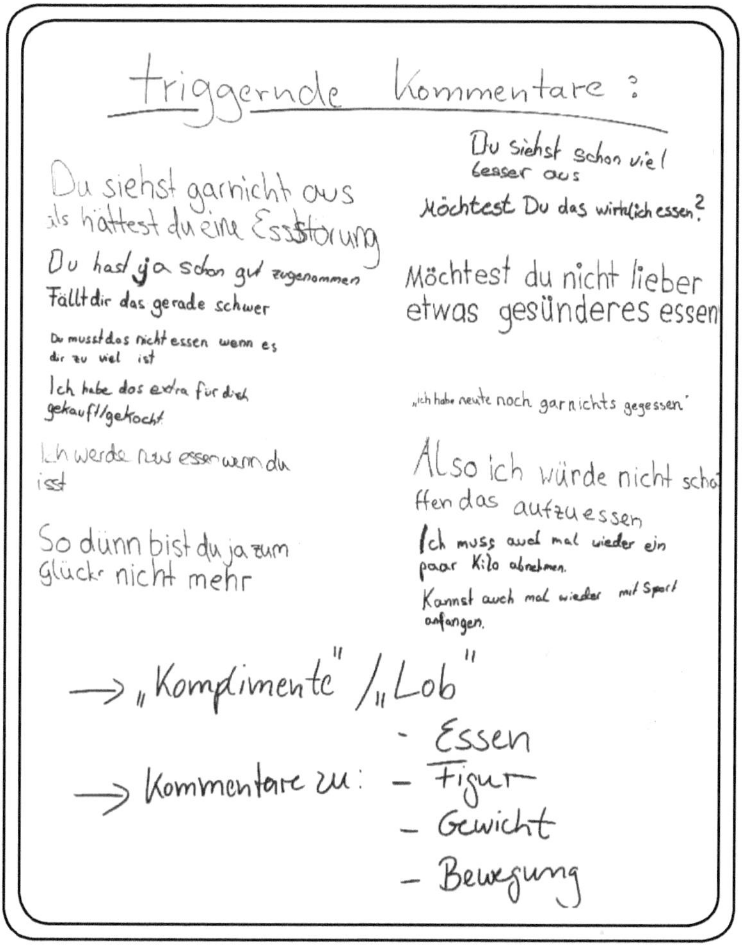

triggernde Kommentare :

Du siehst schon viel besser aus

Du siehst garnicht aus als hättest du eine Essstörung

Möchtest Du das wirklich essen?

Du hast ja schon gut zugenommen

Fällt dir das gerade schwer

Möchtest du nicht lieber etwas gesünderes essen

Du musst das nicht essen wenn es dir zu viel ist

Ich habe das extra für dich gekauft/gekocht

„ich habe heute noch garnichts gegessen"

Ich werde nur essen wenn du isst

Also ich würde nicht schaffen das aufzuessen

So dünn bist du ja zum Glück nicht mehr

Ich muss auch mal wieder ein paar Kilo abnehmen.

Kannst auch mal wieder mit Sport anfangen.

→ „Komplimente" / „Lob"

→ Kommentare zu:
- Essen
- Figur
- Gewicht
- Bewegung

Abb. 29: Flipchartabfrage „Triggernde Kommentare"

Diese werden auf Funktionalität hin überprüft. Es kann dabei gut herausgearbeitet werden, dass die meisten Reaktionen klassische Reaktionen auf eine Bedrohung darstellen und zumeist entweder Flucht oder Erstarren beinhalten, einige auch Kampfreaktionen sind. Dabei wird deutlich, dass die Kommentare häufig als Angriff fehlgedeutet werden.

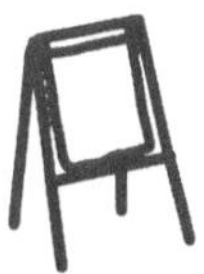

Diese Aspekte können je nach Patientin oder Gruppe zusätzlich auf einer Flipchart festgehalten werden (Abb. 30).

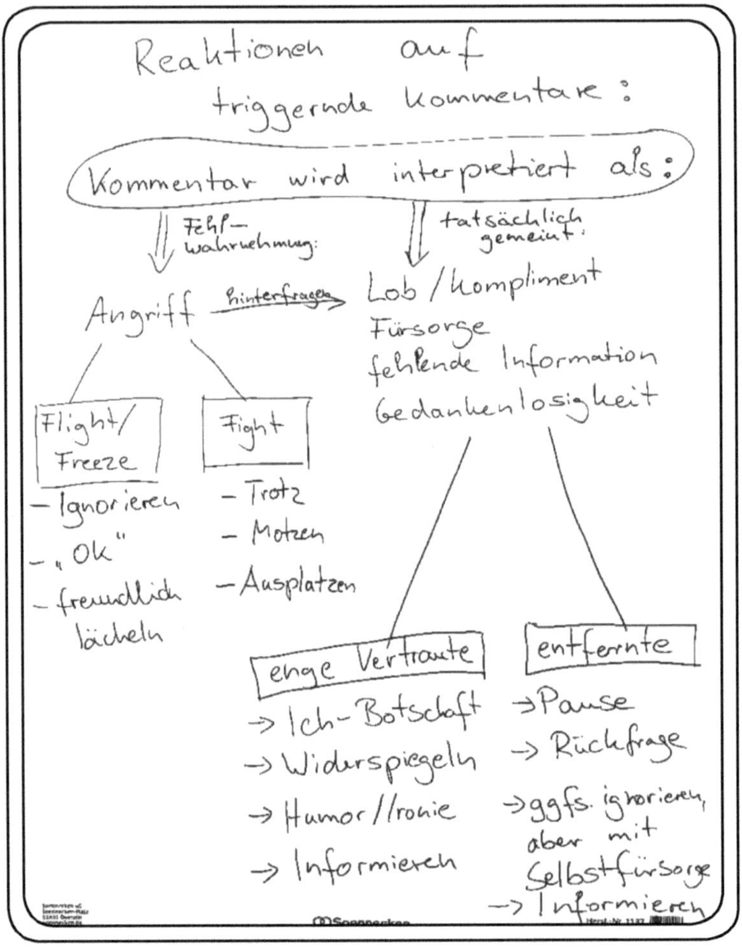

Reaktionen auf triggernde Kommentare:

Kommentar wird interpretiert als:

Fehlwahrnehmung: Angriff

tatsächlich gemeint: Lob / Kompliment, Fürsorge, fehlende Information, Gedankenlosigkeit

Angriff → hinterfragen → Lob / Kompliment

Flight/Freeze
- Ignorieren
- „Ok"
- freundlich lächeln

Fight
- Trotz
- Motzen
- Ausplatzen

enge Vertraute
→ Ich-Botschaft
→ Widerspiegeln
→ Humor / Ironie
→ Informieren

entfernte
→ Pause
→ Rückfrage
→ ggfs. ignorieren, aber mit Selbstfürsorge
→ Informieren

Abb. 30: Flipchart-Beispiel „Reaktionen auf triggernde Kommentare"

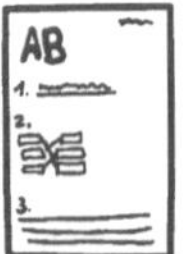

Es wird dann das AB 43 „Reaktionsmöglichkeiten auf triggernde Kommentare" ausgegeben und kurz besprochen. Der Schwerpunkt der Kernphase sollte aber auf der praktischen Umsetzung im Rollenspiel liegen:

„Kommentar-Tombola"
Art: Improvisationstheaterübung / verbales Feedback
Kontext zur Köperbildtherapie: Kommunikation über körperbildnahe Themen, Reaktionen auf triggernde Kommentare

Bewegungsform: Sitzen oder Stehen
Anzahl Teilnehmende: 1–12
Anleitung:
Aus AB 44 „Beispielsätze und Reaktionsmöglichkeiten“ werden kleine Zettel geschnitten. Zettel mit Sätzen aus der Sammlung der Hinführung können ergänzt werden.
Aus einer Kombination von Kommentaren und Reaktionen entstehen dann kleine Szenen. Dabei geht es darum, sich in spontanen Reaktionsweisen zu erproben.
Ein Video dazu befindet sich hier: https://www.oberbergkliniken.de/fachkliniken/konraderhof/koerperbildgruppe#kommentartombola.
→ *Variante (schwieriger): Spielen auf einer „Bühne“ ist schwieriger als im Kreis; in der Kleingruppe oder zu zweit ist es leichter als in der Großgruppe. Hilfreich ist es, wenn die Therapeutinnen zunächst ein bis zwei Beispielszenen spielen.*
→ *Variante (Einzeltherapie): Die Übung kann in der Einzeltherapie genutzt werden. Hierbei losen sich Therapeutin und Patientin abwechselnd verschiedene Rollen zu.*

In der Abschlussreflexion sollten die Patientinnen vor allem reflektieren, welche Reaktionsweisen sich für sie persönlich stimmig und naheliegend anfühlen und welche sich fremd anfühlen, welche zielführend oder weniger hilfreich sein könnten. Relevant kann hier eine Unterscheidung in enge vertraute Personen und entfernte Bekannte sein. Die Reaktionsmöglichkeiten sollten dem Grad an Intimität in der Beziehung angemessen gewählt werden. Bei engeren Vertrauten etwa eignen sich Ich-Botschaften gut, bei entfernteren Bekannten eher Rückfragen oder Pausen einfordern.

6.26.3 Embodiment und Alltagstransfer

Die Patientinnen werden eingeladen, ihren Alltag auf Beispielsituationen mit triggernden oder herausfordernden Kommentaren hin zu beobachten und ggfs. neu erarbeitete Reaktionsweisen umzusetzen.

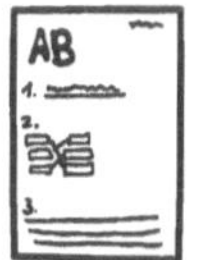

Bei der Beobachtung kann AB 45 „Reaktionen auf triggernde Kommentare“ im Alltag eingesetzt werden.

Bei der Umsetzung werden die Patientinnen ermutigt, Reaktionsweisen auszuprobieren, die der Persönlichkeit nahe liegen und als authentisch erlebt werden, sowie andere, die als diametral der Persönlichkeit entgegengesetzt erlebt werden (z. B. „Am Wochenende kommt meine Oma, die immer das Essen kommentiert. Ich nehme mir vor, einmal eine Ich-Botschaft und einmal eine Rückfrage auszuprobieren“, „Beim nächsten triggernden Kommentar gehe ich auf die Toilette und beim übernächsten mache ich einen Witz“ ...).

6.27 Skills für Körperbildprobleme

Körperbildprobleme beinhalten in Bezug auf die vier Komponenten des Körperbildes sich gegenseitig beeinflussende negative Aspekte. Dazu gehören u. a. Anspannungszustände, Scham, Schuldgefühle, Ärger, Trauer und Ängste. Ziel dieser Einheit ist es, die Aspekte nochmals genauer zu betrachten und Fertigkeiten (Skills) zum Umgang damit individuell zu entwickeln bzw. mit den in der Therapie bereits erarbeiteten Skills aktiv zur eigenen Emotionsregulation bezogen auf Körperbildprobleme beizutragen. Bereits erfolgreich genutzte Skills können dabei durch spezifische Körperbildaspekte ergänzt werden. Am wichtigsten jedoch ist es, dass die Patientinnen tatsächlich im Alltag ins Ausprobieren und Handeln kommen.

→ Material: Flipchart und Flipchartstifte, Zettel, Stifte, AB 46 „Körperbild-Skills im Alltag“

6.27.1 Begrüßung und Hinführung

Nach einer kurzen Begrüßung erfolgt ohne weitere Einführung ein bio-psycho-soziales Spiel zur ganzheitlichen Aktivierung.

„Wurst-Mixer“
Art: Improvisationstheaterspiel / Bewegungsspiel
Kontext zur Köperbildtherapie: Aufmerksamkeit wird vom Körperbild auf die eigene Handlungsfähigkeit gerichtet
Bewegungsform: Stehen und Laufen
Anzahl Teilnehmende: 4–12
Anleitung: Die Teilnehmerinnen stehen im Kreis. Das Wort „Wurst-Mixer“ wird im Kreis herumgegeben. Im Anschluss wird das Wort „Wachsmaske“ in die andere Richtung herumgegeben. Mit dem Wort „Wachwechsel“ kann

im Kreis die Richtung und damit dann auch das weiterzugebende Wort geändert werden. Bei Fehlern soll die Patientin aus dem Kreis heraustreten und den Kreis einmal von außen umrunden. Dabei ist es wichtig, dass Fehler positiv konnotiert werden.

→ *Variante (Einzeltherapie): Für die Einzeltherapie eignen sich hier wie in* Kapitel 6.4 *Spiele mit Set-Shift-Charakter, etwa Dodelido, Blitzdings, Das Neinhorn, Set, Schwarz-Rot-Gelb o.ä. Ziel ist es, den Arbeitsspeicher vollständig zu beschäftigen.*

In der kurzen Reflexionsphase werden die Patientinnen gezielt befragt, ob sie während des Spiels Körperbildprobleme wahrgenommen haben und wenn ja, wann. Es soll deutlich werden, dass es mit Symptomatik inkompatible Zustände gibt, die auch im Alltag ggfs. herbeigeführt werden können. Ein Beispiel für einen entsprechenden kognitiven Aspekt ist etwa, dass eine Patientin nicht gleichzeitig an Kalorien denken kann und ein Sudoku lösen. Auf Empfindungsebene kann die Patientin nicht gleichzeitig mit einem Stein im Schuh laufen und sich auf propriozeptive Fehlwahrnehmungen konzentrieren. Die Patientinnen werden dann direkt nach dem Konzept der Fertigkeiten (Skills) befragt, das vielen von ihnen aus Therapie (und eventuell Medien) bekannt sein könnte. Es soll nun darum gehen, individuelle Skills bei Körperbildproblemen zu entwickeln, die dann im Alltag ausprobiert und geübt werden können.

6.27.2 Kernphase

Die Kernphase beginnt mit einer Flipchart-Abfrage, bei der es um hilfreiche Körperbild-Skills geht. Als Inspiration können hierbei die vier Ebenen des Körperbildes dienen (Abb. 31).

In einem ersten Schritt werden vier Ebenen des Körperbildes auf der Flipchart notiert (z.B. „Gefühle"). In einem zweiten Schritt sollen „Skills" gesammelt werden, mit denen man gezielt Körperbildprobleme vergrößern könnte (z.B. „Angst"). In Schritt drei wird die Flipchart nochmals ergänzt um neue Ideen, die durch den Perspektivwechsel entstanden sind (z.B. „Akzeptanz"). Für unerfahrene Patientinnen können hier auch Vorschläge aus einschlägigen Skills-Listen angeboten werden. Ein Beispiel findet sich etwa unter www.stress-skills.de. Jede Patientin soll nun drei bis fünf persönliche Skills auswählen, diese auf Zettel schreiben und daraus einen Parcours bauen.

Körperbild – Probleme – Skills

→ Gefühle Angst, Scham, Minderwertigkeit, Schuld, Unsicherheit, Ärger, Wut, Traurigkeit
Akzeptanz, Gefühlssurfing, Gefühle sortieren

→ Gedanken „Ich bin, muss, darf nicht …“ Selbstabwertung
Ablenkung, alternative Gedanken, Zettel vorbereiten

→ Kinästhetik / Selbstwahrnehmung
Anspannung, Fehlwahrnehmung
Atmen, starke Wahrnehmungsreize,

→ Verhalten Emotionsregulation durch Selbstschädigung
Expo, stressreduzierendes Verh., Kontaktverhalten, Ortswechsel
Situation ändern, Motorik

Abb. 31: Flipchart-Beispiel „Körperbild-Probleme und -Skills“

„Skill-Parcours“
Art: Kreative szenische Gestaltung
Kontext zur Köperbildtherapie: Skills bei Körperbildproblemen
Bewegungsform: Sitzen, Stehen und Gehen
Anzahl Teilnehmende: 1–12
Anleitung: Die Zettel werden im Sinne einer Skillskette im Raum verteilt. Die Therapeutinnen und die Mitpatientinnen sprechen von der Seite triggernde Situationen oder Gedanken ein; die Fokus-Patientin geht nun möglichst kraftvoll von Skill zu Skill und führt diese Skills dabei real oder symbolisch aus.

→ *Variante (Einzeltherapie): Die Übung kann in der Einzeltherapie genutzt werden. Es ergibt sich dann eher ein Dialog. Wichtig ist es, auch im einzeltherapeutischen Kontext ins reale oder symbolische Handeln zu kommen.*

In der Abschlussreflexion sollten die Patientinnen vor allem reflektieren, welche Skills sich hilfreich angefühlt haben. Ggfs. erfolgt eine zweite Runde mit neuen Skills.

6.27.3 Embodiment und Alltagstransfer

Die Patientinnen werden eingeladen, sich für den Alltag konkrete Skills zu notieren und sich SMARTe Ziele bezüglich der Umsetzung der Skills im Alltag zu setzen. Beinhalten die Skills Interaktion, sollten Bezugspersonen um Unterstützung gebeten werden (z. B. „Ich besorge mir gleich in der Fußgängerzone einen starken Geruch, stelle mir diesen neben meinen Spiegel und nutze ihn immer, wenn ich in dysfunktionale Verhaltensweisen gerate", „Ich bitte gleich nach der Stunde meinen Vater, mich immer mit Ratespielen abzulenken, wenn ich ihn darum bitte", „Ich lege mir gleich beim Mittagessen ein Sudoku-Heft neben den Teller" …).

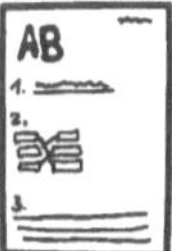

Ein Selbstbeobachtungsbogen zu Körperbild-bezogenen Skills findet sich unter AB 46 „Körperbild-Skills im Alltag".

6.28 Körperbezogene Selbstfürsorge

Ziel der Einheit ist es, die positive Begegnung mit dem eigenen Körper zu ermöglichen und zu bestärken. Dabei sollen die vier Komponenten des Körperbildes angesprochen und positiv aktiviert werden.

→ Material: kleine Zettel in vier Farben, Stifte, Flipchart und Flipchartstifte, Musik, AB 47 „Körperbezogene Selbstfürsorge im Alltag"

6.28.1 Begrüßung und Hinführung

Die Patientinnen werden einführend zu ihren Ideen und Assoziationen zu körperbezogener Selbstfürsorge gefragt.

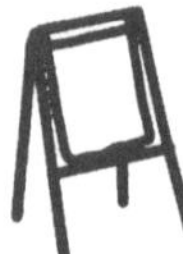

Die Sammlung wird auf einer Flipchart festgehalten (Abb. 32). Beim Gespräch werden häufig bereits individuelle Schwierigkeiten bei körperbezogener Selbstfürsorge deutlich.

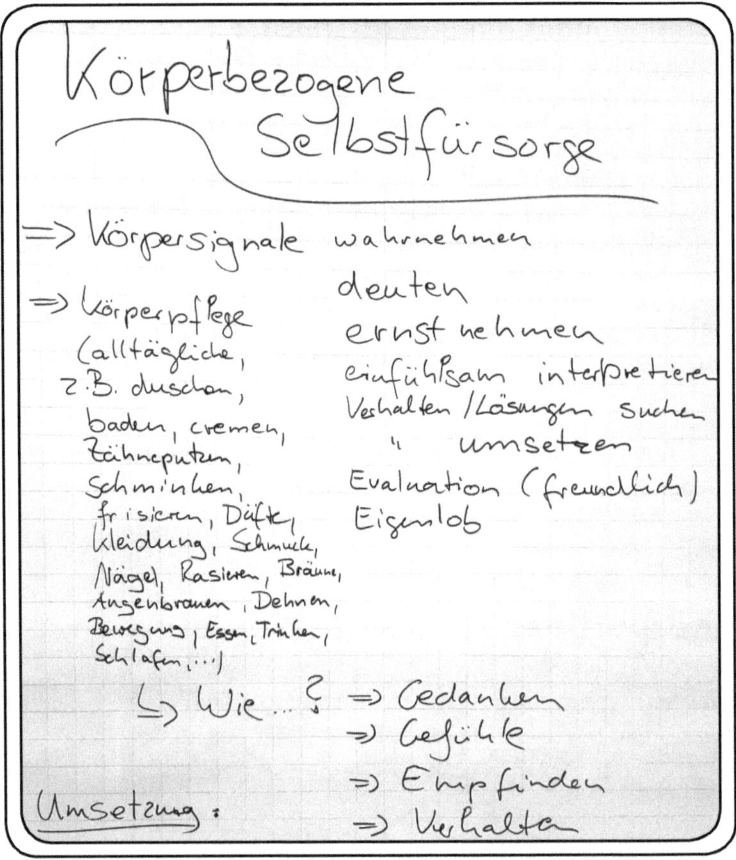

Abb. 32: Flipchart-Beispiel „Körperbezogene Selbstfürsorge“

6.28.2 Kernphase

Die weiteren Arbeiten mit den gesammelten Aspekten erfolgen wiederum möglichst assoziativ und in Bewegung, um das Erarbeiten einer möglichst großen Palette an Aspekten zu unterstützen.

„Ecken der Selbstfürsorge“
Art: Kreative szenische Gestaltung
Kontext zur Köperbildtherapie: Umsetzung eines positiven Körperbildes auf vier Ebenen
Bewegungsform: Sitzen oder Stehen
Anzahl Teilnehmende: 1–12
Anleitung: Die Ecken des Raumes werden jeweils den vier Komponenten des Körperbildes (Gedanken, Gefühle, Verhalten, Empfinden) zugeteilt, wobei jede Ecke zusätzlich eine Farbe erhält. Auf kleinen farbigen Zetteln werden die auf der Flipchart erarbeiteten Aspekte nach den vier Komponenten sortiert gesammelt und in die vier Ecken des Raumes sortiert. Dort finden sich jeweils zusätzliche leere Zettel, auf denen die gefundenen Aspekte erweitert werden können. Es soll so ein dynamisches Brainstorming entstehen. Nach Abschluss der Sammlungsphase erhalten die Patientinnen jeweils kleine Zettel, auf denen jede ihre drei Top-Ideen notiert. Beispiele hierfür könnten etwa sein: der Gedanke, dass meine Augen mir gefallen, der Gedanke, dass mein Körper eine Pause machen darf, das Gefühl Stolz auf meine Individualität, das Gefühl Freude über Gestaltungfreiheit von Outfit / Style, selbstfürsorgliche Verhaltensweisen wie Entspannungsbadewanne, beruhigende Körperpositionen, freudvolles Bewegungsverhalten, Empfinden von Wärme, Lockerheit, Ruhe …
→ *Variante (Einzeltherapie): Die Übung kann in der Einzeltherapie genutzt werden. Hierbei können die vier Ecken der Einfachheit halber auf einem Tisch gestaltet werden.*

In der Nachbesprechung können Aspekte herausgearbeitet werden wie:

- Selbstfürsorge kann ungewohnt sein und sich unstimmig oder sogar unangenehm anfühlen. Das „unangenehme Gefühl“ ist zumeist eine Mischung aus vielen Emotionen (Abb. 1).
- Selbstfürsorge kann eine sinnvolle Exposition sein. Dabei sollte zu Beginn kein positives Gefühl erwartet werden.

- Dinge, die in der TE gut zugänglich waren, können und sollten in den Alltag übertragen werden.
- Dinge, die nicht positiv erlebt werden konnten, sollten therapeutisch begleitet weiter exploriert und begleitet praktisch umgesetzt werden.

6.28.3 Embodiment und Alltagstransfer

Abschließend erfolgt die Zusammenschau der Ergebnisse. Insbesondere sollte jede Patientin ihre drei Top-Ideen zur körperbezogenen Selbstfürsorge darstellen und dazu nach Möglichkeit in SMARTe Ziele formulieren. Die Therapeutin oder Mitpatientinnen können hierbei zumeist sehr konstruktiv coachen, Bezugspersonen können eingebunden werden („Ich gehe, wie Emma gerade vorgeschlagen hat, erstmal am Wochenende in den Drogeriemarkt und suche mir drei Cremes aus. Dafür plane ich 20 Euro ein", „Ich stelle mir beim Fönen den Fön bewusst auf die Stufe, die ich am angenehmsten finde", „Ich probiere mal bewusst alle Einstellungsmöglichkeiten meines Duschkopfes aus und mache mir dabei schöne Musik und schönes Licht an. Dafür nehme ich mir Freitagabend Zeit" …).

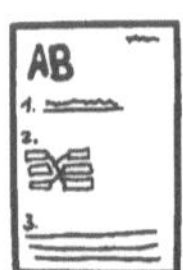

Ein Selbstbeobachtungsborgen zu körperbezogener Selbstfürsorge findet sich unter AB 47 „Körperbezogene Selbstfürsorge im Alltag".

6.29 Sozialer Kontext als Herausforderung

Die sozialen Situationen des Alltags stellen Patientinnen häufig vor zusätzliche, ganz besondere Herausforderungen oder Trigger. Dies sind Situationen, in denen der Umgang mit Figur, Essen, Gewicht und dem Gegenüber mit den Maßstäben der Erkrankung übereinstimmen, insbesondere bei Menschen mit niedrigem BMI, die als Vergleichsmaßstab wahrgenommen werden. Das führt häufig dazu, dass die Patientinnen beim Kampf gegen die Erkrankung ins Wanken geraten. Ziel dieser TE ist es, diese Aspekte zu reflektieren, eigene Empfindungen und Wahrnehmungen zu überprüfen und Schutzstrategien zu erarbeiten. Dies beinhaltet sowohl Techniken der Abschirmung, aber auch des Sich-Wehrens, vor allem aber der Reaktivierung hilfreicher Gedanken und Verhaltensweisen, die Gefühle und Empfinden positiv beeinflussen können. Ein zentrales Ziel dieser TE ist das Erarbeiten individueller Selbstaffirmationen.

→ Material: Fotos aus verschiedenen Lebenskontexten, Zettel und Stifte, AB 48 „Von automatischen Gedanken zu Grundannahmen“, AB 49 „Belastende soziale Situationen im Alltag“

6.29.1 Begrüßung und Hinführung

Bereits im Vorfeld wurden die Patientinnen aufgefordert, Fotos und Situationen aus unterschiedlichen Lebenskontexten zu suchen und mitzubringen, durch die sie sich belastet fühlen (z. B. Klassenfoto, Strandurlaub mit der Familie, usw.).

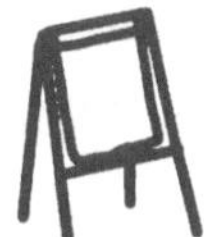

Zur Begrüßung werden zunächst die Situationen an der Flipchart gesammelt und Fotos gezeigt. Dadurch, dass Patientinnen Parallelen erkennen, entsteht hier schon ein reger Austausch.

Aus diesem Austausch können bereits an dieser Stelle Transferaspekte zusammengetragen werden:

- Alle erleben schwierige Situationen.
- Der Alltag beinhaltet in unserer Gesellschaft zahlreiche Trigger, da viele Aspekte der Essstörung „gesellschaftsfähig“ und z.B. niedriges Gewicht und gezügeltes Essen häufig positiv konnotiert sind.
- Die Patientinnen sind selbst verantwortlich, sich in den Situationen zu positionieren, die Gesellschaft wird sich diesbezüglich nicht verändern.
- Die Patientinnen neigen dazu, die Trigger zu tabuisieren und bestätigen sich so in ihrer Scham und ihren Schuldgefühlen.

6.29.2 Kernphase

Die Patientinnen sammeln im nächsten Schritt Möglichkeiten des Umgangs mit den entsprechenden Situationen an der Flipchart. Hierbei sollten sowohl situationsvermeidende (z. B. Kontakte abbrechen oder pausieren) als auch situationsgestaltende (z. B. in Konflikte gehen, sich positionieren, hilfreiche Gedanken, klärende Kommunikation) Verhaltensalternativen entstehen. Schwerpunkt der praktischen Übung liegt dann auf der Erstellung und Nutzung hilfreicher Gedanken.

„Gedanken-Slalom“
Art: Szenische kreative Gestaltung
Kontext zur Köperbildtherapie: Umgang mit triggernden Situationen, Aktivierung hilfreicher Gedanken
Bewegungsform: Gehen und Stehen
Anzahl Teilnehmende: 2–12
Anleitung: Die Patientinnen schreiben je drei bis zehn hilfreiche Gedanken auf kleine Zettel. Diese sollten stimmig zu den zugrunde liegenden Grundannahmen formuliert werden. Ein Tipp zu Erarbeitung von Grundannahmen ist es, fünfmalig die Frage „Warum?“ zu einem automatischen Gedanken zu beantworten. Der alternative Gedanke ist dann zumeist eine gegenteilige Feststellung zur fünften Antwort (z.B. „Weil ich komisch bin!“ führt zu „Ich bin auch nicht komischer als andere“ und „Ich bin ein ganz normaler menschlicher Mensch!“; eine andere Gedankenkette startet mit „Alle finden mich hässlich!“ und führt zu „Ich habe wirklich keine Ahnung, was andere über mich denken.“ und „Es gibt genug Menschen, die mich mögen“ …).

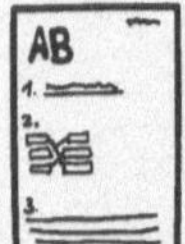

Zur Unterstützung kann AB 48 „Von automatischen Gedanken zu Grundannahmen“ genutzt werden.
Die Zettel mit den alternativen Gedanken werden im Raum verteilt. Zur Musik gehen die Patientinnen nun durch den Raum. Die Therapeutinnen nennen belastende Situationen ähnlich den vorab beschriebenen. Die Patientinnen heben jeweils einen Zettel in der Nähe auf und lesen die hilfreichen Gedanken laut vor. Dann kann ein kurzer Austausch erfolgen, welche Gedanken persönlich als besonders hilfreich erlebt werden. Es folgt die Nennung der nächsten Situation mit weiteren hilfreichen Gedanken.
→ *Variante (Einzeltherapie): Insbesondere in der Einzeltherapie kann der Parcours durch individuelle belastende Situationen, die der Therapeutin bekannt sind, ausgestaltet werden.*

In einer kurzen Nachbesprechung werden Transferaspekte erarbeitet, etwa:

- Jede hat individuelle Vorlieben, welche hilfreichen Gedanken sich wer besonders gut vorstellen kann. Diese können sich auch verändern im Verlauf der Genesung.
- Besonders relevant und zugänglich sind gedankliche Prozesse (Wie rede ich mit mir selbst?). Daher sollte jede Patientin aktivierbare positive Selbstaffirmationen griffbereit haben.

6.29.3 Embodiment und Alltagstransfer

Für Skillsboxen oder für das Portemonnaie/die Handyhülle unterwegs sollen die wichtigsten alternativen selbstaffirmativen Gedanken nochmals auf kleinen Zetteln festgehalten werden. Häufig sind alternative Gedanken und positive Selbstaffirmationen leichter anzunehmen, wenn sie von anderen stammen. Daher kann das Aufschreiben einzeln geschehen, hilfreich sind aber oft Kleingruppen bzw. in der Einzeltherapie Formulierungen der Einzeltherapeutin. Zum Abschluss liest jede Patientin ihre Affirmationen/Reminder nochmals laut und bestärkend in den Spiegel oder der Gruppe/der Einzeltherapeutin vor. Die Aussagen können noch durch Applaus oder zustimmende Kommentare, ggfs. auch durch Abänderungen verstärkt werden. Auch zu dieser Einheit gilt es dann, abschließend SMARTe Ziele zu formulieren, zu denen Bezugspersonen nach Unterstützung gefragt werden können (z. B. „Ich werde mir den Gedankenzettel immer beim Bäcker durchlesen", „Ich spreche mit meinem Partner/meiner Partnerin über die heutige Stunde und die alternativen Gedanken und frage, ob ich sie an den Kühlschrank hängen darf", „Am Samstag gehe ich mit einer Freundin shoppen, die meine Körperbildprobleme gar nicht versteht und wirklich sehr dünn ist. Ich nehme mir die Gedankenzettel jedes Mal in der Umkleidekabine raus und schaue auch, welche am besten wirken" ...).

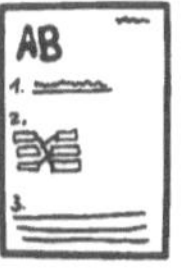

Zur systematischen Bearbeitung kann AB 49 „Belastende soziale Situationen im Alltag" genutzt werden.

6.30 Persönliche Nutzung sozialer Medien

Bereits in Kapitel 6.18 wurden soziale Medien und ihr Zusammenhang mit der Entwicklung des Körperbildes thematisiert. In dieser TE soll das Thema nun wieder aufgegriffen werden. Dabei soll es nun weniger um den allgemeinen Charakter und Hintergründe sozialer Medien als um die individuelle Nutzung gehen. Dabei sollte jede Patientin Art und Menge der Mediennutzung reflektieren. Veränderungsimpulse sollten dabei zu konkreten Zielen zur Verhaltensveränderung werden, deren Umsetzung optimalerweise bereits während der TE begonnen wird.

→ Material: Handys oder Tablets mit Internetzugang oder Fotos repräsentativer genutzter Medienseiten, AB 50 „Selbstreflexion Nutzung sozialer Medien", AB 51 „Soziale Medien im Alltag"

6.30.1 Begrüßung und Hinführung

Bereits im Vorfeld wurden die Patientinnen aufgefordert, ihre Mediennutzung zu beobachten, repräsentative Accounts herauszusuchen und diese mitzubringen. Das kann in Form von Endgeräten mit Netzzugang oder in Form ausgedruckter Screenshots passieren.

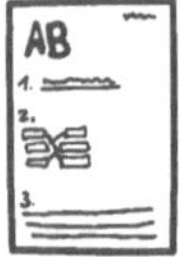

Das AB 50 „Selbstreflexion Nutzung sozialer Medien“ kann ebenfalls bereits im Vorfeld bearbeitet werden. Zur Begrüßung wird zunächst erfragt, wer über Material verfügt und welche Erfahrungen bei Selbstbeobachtung und beim Heraussuchen entstanden sind. Hier einige Transferaspekte, die gut herausarbeitbar sind:

- Soziale Medien sind präsenter als gedacht. Die damit verbrachte Zeit ist meist länger als intendiert.
- Die Selbstwahrnehmung wird massiv von sozialen Medien beeinflusst.
- Bei der Nutzung von sozialen Medien wird das Teufelskreismodell sehr deutlich: kurzfristige Motive lenken durch die Medien, langfristig hat dies häufig negativen Impact auf das Selbstbild.
- Unsere Wahrnehmungsprozesse sind so gestaltet, dass sie Inhalte sozialer Medien als real interpretieren. Dies gilt einerseits in Bezug auf einzelne Bilder und Videos, die selten in Bezug auf Filter oder andere Manipulationstechniken hinterfragt werden. Andererseits werden aber auch „digitale Identitäten“ fälschlicherweise als real existierende Personen interpretiert.
- Soziale Medien triggern ein negatives Körperbild. Das geschieht zumeist über selektive Vergleichsprozesse.
- Das negative Selbstbild entsteht nicht nur in Bezug auf den Körper, sondern auch bezogen auf andere „Lifestyle“-Aspekte wie Sport, Ernährung, Kreatives ... Auch hier werden negative Selbstbewertungen getriggert, die einerseits mittelbar das Körperbild verschlechtern, andererseits auch essstörungsbezogene Aspekte ansprechen, die auf diversen inhaltlichen Ebenen die Essstörungssymptomatik verstärken.

6.30.2 Kernphase

In einem offenen Gespräch wird die Funktionalität der digitalen bzw. sozialen Medien thematisiert. Tatsächlich sehen viele Patientinnen selbst diese recht kritisch.

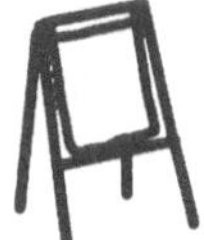

Dies kann in einer Flipchart festgehalten werden. Eine spontan entstandene Flipchart findet sich in Abb. 33.

Aufbauend darauf werden folgende Aspekte besprochen:

- Welche Accounts/sozialen Plattformen werden von den Mitpatientinnen/der Therapeutin als Risikofaktor für die Patientin wahrgenommen und warum?
- Welche Ratschläge bezogen auf Ziele würde man der Patientin geben (z. B. bestimmte Apps, Plattformen löschen, Abos kündigen, Zeitbeschränkungen im Sinne des Selbstmanagements o. ä.)?

„Suchtstoff" digitale Welt:
=> Bindung
Oxytocin
=> Identität, „Stimmigkeit"
=> „Kick"
Dopamin
=> kurzfristige Erleichterung
=> langfristig Wahrnehmungs-verzerrungen
=> Selbstverletzung durch selbstabwertende Inhalte
=> unterbewusst
=> hohe Geschwindigkeit
=> Zwänge der Krankheit
↳ Sicherheitserleben
=> unregelmäßig, zufällig, überraschend = intermittierend

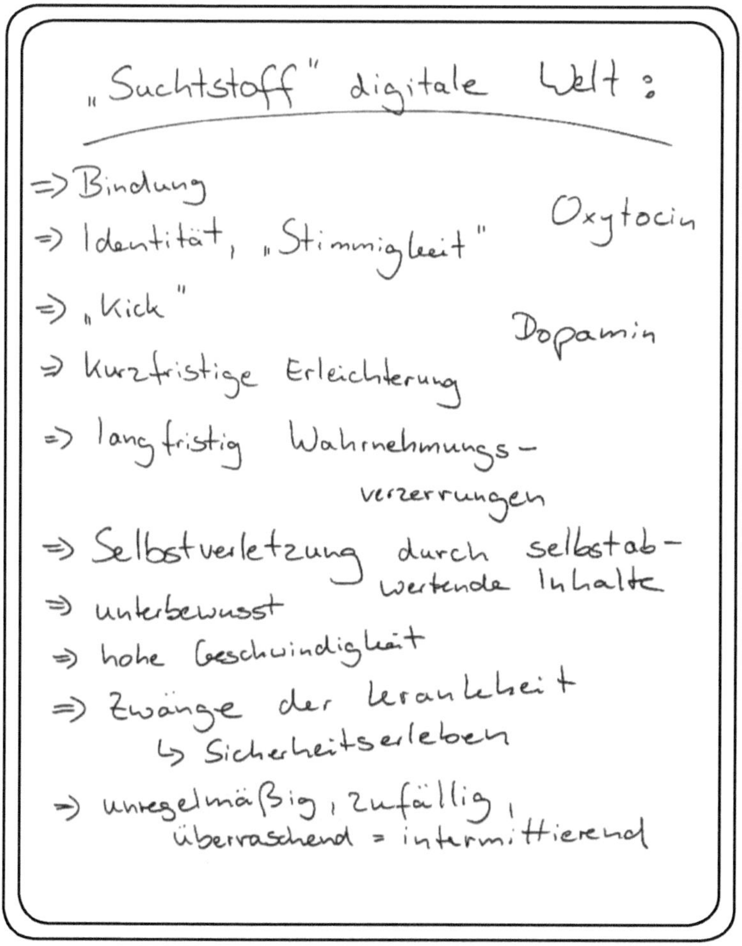

Abb. 33: Flipchart-Beispiel „Suchtstoff digitale Welt"

- Wie kann es im Alltag gelingen, Influencer und Content Creator als das wahrzunehmen, was sie sind: Kunstfiguren, also eher Schauspieler und Schauspielerinnen, die etwas verkörpern anstelle von reale Personen?

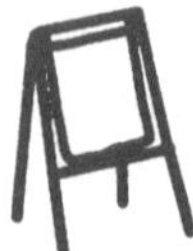

Diese Lösungsvorschläge zum gesünderen Umgang mit sozialen Medien können subsummierend an der Flipchart gesammelt werden (Abb. 34).

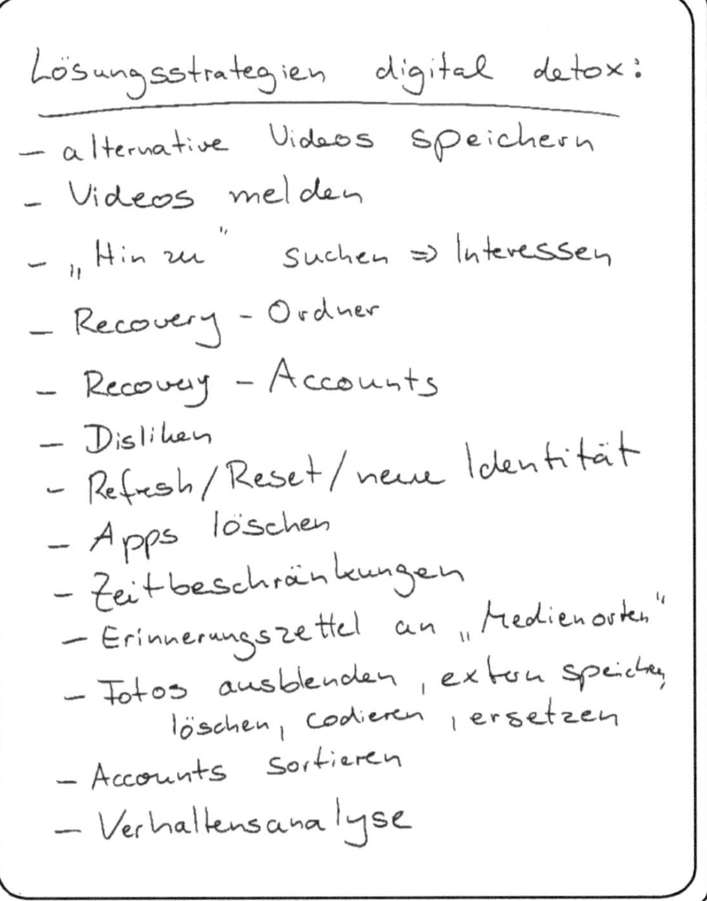

Abb. 34: Flipchart-Beispiel „Lösungsvorschläge digital detox"

6.30.3 Embodiment und Alltagstransfer

Als Embodiment erfolgt ein ressourcenorientierter Perspektivwechsel:

"I wanna influence"
Art: Improvisationstheaterübung/verbales Feedback
Kontext zur Köperbildtherapie: Feedback annehmen und geben
Bewegungsform: Stehen im Kreis
Anzahl Teilnehmende: 1–12
Anleitung: Die Patientinnen geben sich gegenseitig Rückmeldung, zu welchem Thema und auf welche Art sie eine gute Influencerin sein könnten. Dabei beginnt die Person links neben der Patientin mit dem ersten Satz, etwa „Du könntest super etwas zum Thema Fanleben machen", die nächste Person ergänzt im „Au ja"-Format (Kap. 4.2.24), z. B. „Au ja, du würdest super Filme drehen, mit krassen witzigen Schnitten." Dies wird immer weiter ergänzt, bis eine stimmige Gesamtfantasie zu einem persönlichen Auftritt in den sozialen Medien entsteht, der auf möglichst gesunde, individuelle Art die Persönlichkeit darstellen kann. Die Patientin selbst darf jederzeit ergänzen, bleibt jedoch dabei ebenfalls bei der „Au ja"-Form.
→ *Variante (Einzeltherapie): Bei einer Person erfolgt die Übung individualisiert und auch die Patientin macht der Therapeutin Vorschläge für einen Auftritt in den sozialen Medien.*

Zusätzlich sollte jede Patientin mit klaren Ideen aus der TE gehen, wie sie die Nutzung der sozialen Medien für sich gesund gestalten möchte und wie sich das umsetzen lässt. Diese sollten als SMARTe Ziele spezifiziert werden und ggfs. bereits vor Ort direkt umgesetzt werden (z. B. „Ich deinstalliere jetzt und hier TikTok", „Ich blende am Wochenende alle Fotos aus, auf denen ich untergewichtig bin", „Ich checke alle Accounts, denen ich folge, gemeinsam mit Lena und wir entfolgen allen, die eine von uns dysfunktional findet" …).

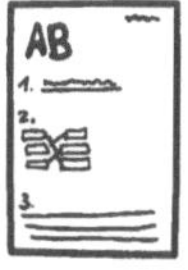

AB 51 „Soziale Medien im Alltag" kann helfen, diese Ziele zu strukturieren.

7 Exkursionen

Zusätzlich zu den TE sollen einige praktische Exkursionen ins alltägliche Umfeld dargestellt werden. Es handelt sich hierbei um Expositionen mit hohem Schwierigkeitsgrad bei hoher Alltagsrelevanz: Exkursionen in die Fußgängerzone, Kleidungsshopping, Fitnessstudio und Schwimmbad. In der Umsetzung erfordern diese Expositionen eine große Menge zeitlicher und organisatorischer Ressourcen. Nach unserem Wissen sind jedoch gerade diese Veränderungserfahrungen besonders nachhaltig. In der Darstellung der Exkursionen folgen die Kapitel der Struktur der TE in Kapitel 6. Wie auch die dort beschriebenen TE sind diese als Gerüst und Inspirationen gedacht und können und sollen selbstverständlich bedürfnisorientiert abgewandelt werden.

7.1 Fußgängerzone

Fußgängerzonen (alternativ auch Einkaufszentren) eignen sich hervorragend für körperbildbezogene Expositionen. Zahlreiche der behandelten Themen der TE aus Kapitel 6 können in diesem Umfeld praktisch trainiert werden. Dazu gehören vor allem die Basis-Themenbereiche wie vier Komponenten des Körperbildes, Achtsamkeit und Teufelskreis. Aber auch spezifischere Themen wie Wahrnehmungsverzerrungen, Vergleichen, sicherer Emotionsausdruck können individuell und intensiv bearbeitet werden. Patientinnen sollen darin unterstützt werden, zu sich zu stehen, ohne andere Personen abzuwerten.

Außerdem bietet es sich an, die Fußgängerzone mit dem Kleidungsshoppen (Kap. 7.2) zu kombinieren und damit auch das Thema Umstyling zu wiederholen.

→ Material: AB 52 „Ziele für die Fußgängerzone“, AB 53 „Aufgaben für die Fußgängerzone“

7.1.1 Begrüßung und Hinführung

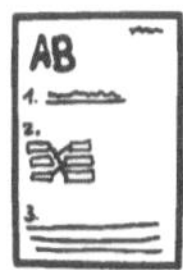

Vorbereitend bearbeiten die Patientinnen das AB 52 „Ziele für die Fußgängerzone". Zu Beginn der Exkursion sollen die dortigen Ziele nochmals genannt und ggfs. nach dem SMART-Modell spezifiziert werden. Für die Patientinnen sind Exkursionen häufig mit zusätzlichem Stress verbunden. Es sollten daher zusätzlich entspannende Ermutigungen erfolgen wie „Schauen wir einfach mal, was sich ergibt!", „Da sammeln wir bestimmt viele Erfahrungen, ich bin gespannt!", „Es ist keine Prüfung, es ist eine Exkursion!", usw. Auch hier gilt: Therapeutinnen sollten ausschließlich Interventionen durchführen, bei denen sie sich selbst wohl und sicher fühlen (Kap. 5.1.3).

7.1.2 Kernphase

Die Kernphase besteht – wie bei allen Exkursionen – aus der Exposition selbst, in diesem Fall aus dem Gang/der Fahrt in die Fußgängerzone. Je nach Zielsetzungen der Patientinnen bieten sich hier nun unterschiedliche praktische Übungen an.

„(Un)fairer Blick"
Art: Verhaltensexperiment, Selbstbeobachtung
Kontext zur Köperbildtherapie: Vergleichen als Symptom, Wahrnehmungsverzerrungen
Bewegungsform: Gehen, Stehen, Sitzen
Anzahl Teilnehmende: 1–12
Anleitung: Die Patientinnen wählen individuell oder auch als Kleingruppe eine klassische negative körperbezogene Kognition (z. B. „Ich bin zu dick", „Meine Beine sind zu dick", „Meine Brüste sind zu klein", „Ich esse zu viel" ...). Nun gehen oder setzen sie sich in der Fußgängerzone und aktivieren möglichst realistische negative Gedanken, Empfindungen/Wahrnehmungen, Gefühlen und Verhaltensweisen. D. h. sie vergleichen selektiv selbstabwertend, setzen sich unsicher hin, gehen mit gesenktem Kopf, lassen die negativen Gedanken zu etc. Nach ca. fünf Minuten erfolgt ein kurzes Feedback. Nach diesem werden die Patientinnen aufgefordert, die vier Komponenten des Körperbildes gezielt zu verändern, d. h. mit einem „fairen Blick" ALLE Personen auf die Körperproportionen hin zu betrachten, realistische Gedanken zu trainieren, aufrecht zu sitzen und zu gehen, sich möglichst gegenseitig bei

fairen Wahrnehmungen zu unterstützen, alternative Körperteile wahrzunehmen, wobei eine wertefreie Grundhaltung eingenommen wird („Achten Sie mal auf die Haare, Sie haben im Vergleich total lange", „Vergleichen Sie mal den Style, bei Ihnen passt alles zusammen", „Schauen Sie mal das Outfit, das wäre Ihnen sonst gar nicht aufgefallen" ...), alternative Gefühle wie Stolz auf und Freude an sich selbst zuzulassen. In der Einzeltherapie lässt sich die Übung selbstverständlich auch durchführen. Da eine recht persönliche Atmosphäre im alltäglichen Umfeld entsteht, gilt es aber umso mehr, die Exposition gut vorzubereiten, die Ziele möglichst klar zu definieren und Beobachtungen gezielt sowie wertfrei rückzumelden.

Auf dem Rückweg/der Rückfahrt sollen die gesammelten Eindrücke reflektiert werden. Erfahrungsgemäß sind zwei Effekte möglich:

- Entweder die Patientinnen stellen fest, dass sie bei realistischem Blick auf sich selbst in negative Gefühle kommen. Das Neue wäre dann, diese nicht zu vermeiden, sondern auszuhalten und zu reflektieren. Das würde im Alltagstransfer bedeuten, dass die Patientinnen die negativen Schemata weniger unterdrücken, negative Gefühle zulassen und sich dadurch mehr in Akzeptanzprozesse begeben können.
- Möglich ist auch, dass die Patientinnen vom alternativen selbstwertschätzenden Muster profitieren und es ihnen gelingt, sich damit wohler zu fühlen. Das beinhaltet als Alltagstransfer, dass die Patientinnen das alternative Muster der Wahrnehmung und des Verhaltens üben sollten und sich selbst so positiver wahrnehmen.

Auf „dem fairen Blick" aufbauend oder je nach Therapiefokus auch alternativ dazu, kann im Umfeld der Fußgängerzone auch eine Schamexposition erfolgen:

„Wenn ich du wäre"
Art: Verhaltensexperiment, Selbstbeobachtung
Kontext zur Köperbildtherapie: Selbstsicherer Emotionsausdruck, Scham-Exposition, Over-evaluation of appearance
Bewegungsform: Gehen und unterschiedliche Bewegungsformen
Anzahl Teilnehmende: 1–12
Anleitung: Unter dem Motto „Wenn ich du wäre ..." sollen die Patientinnen sich gegenseitig herausfordernde Aufgaben stellen. Die Herausforderungen sollten Scham aktivieren, d.h. es sollten auffällige Verhaltensweisen vorge-

geben werden. Beispiele sind „Wenn ich du wäre, würde ich ... zehn Meter mit wackelndem Po laufen", „...zur nächsten Sitzbank hüpfen", „...mit einem erhobenen Arm zum nächsten Geschäft rennen". Wichtig ist es, hierbei möglichst schnell in Handlung zu kommen, Scham als Affekt zuzulassen und möglichst viele experimentelle Verhaltensweisen durchzuführen.

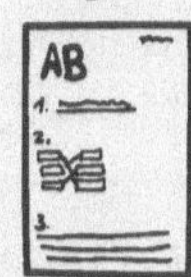

Hierzu können die Anweisungen auf AB 53 „Aufgaben für die Fußgängerzone" in Form von „Wenn ich du wäre ..." genutzt werden.

→ *Variante (Einzeltherapie): Die Sätze auf AB 53 „Aufgaben für die Fußgängerzone" eignen sich auch gut für die Umsetzung in der Einzeltherapie. Da in der Einzeltherapie Therapeutin und Patientin sich gegenseitig Herausforderungen stellen müssen, sind hinderliche Interaktionsprozesse denkbar, die sich durch die vorgegebenen Zettel leicht lösen lassen.*

Auf dem Rückweg/der Rückfahrt sollen die gesammelten Eindrücke reflektiert werden. Erfahrungsgemäß erleben die Patientinnen, dass sich der Schamaffekt während der Übung reduziert und normalisiert. Sie erleben, dass sie mitunter deutlich weniger auffallen als erwartet. Hierbei sollten die Aspekte der Habituation sowie der kognitiven Fehlannahme der Over-evaluation of appearance wiederholt werden.

7.1.3 Embodiment und Alltagstransfer

Nach dem Rückweg/der Rückfahrt soll die wichtigste Erfahrung/Einsicht in Form einer Bewegung dargestellt werden. Das kann z. B. eine selbstsichere Pose sein, ein überraschtes Gesicht, ein Gang o. ä. Auch werden die Patientinnen eingeladen, die Übungen nochmals in Kleingruppen oder allein ohne therapeutische Unterstützung zu wiederholen und sich SMARTe Ziele für den Alltag zu setzen. Hierbei empfiehlt es sich, Bezugspersonen um Unterstützung zu bitten (z. B. „Melanie, würdest du übermorgen Nachmittag nochmal mit mir in die Fußgängerzone gehen?", „Ich möchte die Übung am Wochenende in unserem Einkaufzentrum mit meiner Tochter wiederhohlen" ...).

7.2 Kleidungsshopping

Als besonders herausfordernd wird beim Shopping das Anprobieren der Kleidung in Umkleidekabinen erlebt. Die Art der Bespiegelung sowie Beleuchtung erleben die meisten Patientinnen mit Körperbildproblemen als hochgradig triggernd. Auch zu Zeiten des Internetshoppings sind Einkaufszentren unter einem sozialen Aspekt alltagsrelevante Orte, zumal gerade Jugendliche und junge Erwachsene oft in Gruppen Kleidung einkaufen gehen. Ziele der Exposition ist es, den Stimulus Umkleidekabine reflexiv zu betrachten und funktional zum Auswählen von Kleidung nutzen zu können. Es soll eine möglichst experimentelle Grundstimmung entstehen, in der sich die Patientinnen trauen, sich in Bezug auf Style und Kleidungsstücke auszuprobieren. Wichtig ist es, hierzu gut vorzubesprechen, welche Geschäfte sich eignen. Es sollte sich um Orte handeln, an denen es tatsächlich potenziell kaufbare Kleidung für die Patientinnen gibt und die als mittelschwer erlebt werden.

→ Material: AB 54 „Ziele für die Umkleidekabine“, AB 55 „Aufgaben für die Umkleidekabine“, Fotoapparat, z.B. Sofortbildkamera oder nach Absprache Handy mit Kamera

7.2.1 Begrüßung und Hinführung

Vorbereitend wurde das Thema Umkleidekabine mit den Patientinnen besprochen. Erfahrungsgemäß können die Patientinnen sehr genau beschreiben, was in welchen Umkleidekabinen wie schwer ist. Klassische Schwierigkeiten betreffen zum einen das Setting, insbesondere die Beleuchtung und die Spiegel (Fokussierung auf den Körper), zum anderen Aspekte, die mit der Kleideranprobe selbst verbunden sind (z.B. Anspruch, in die kleinste Größe zu passen, Vergleiche mit Freund:innen oder Schaufensterpuppen, dadurch Aktivierung von selbstkritischen Bewertungsmustern).

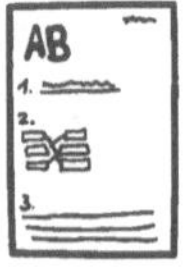

Aufbauend darauf bearbeiten die Patientinnen das AB 54 „Ziele für die Umkleidekabine“. Zu Beginn der Exkursion sollen diese Ziele nochmals genannt und ggfs. nach dem SMART-Modell spezifiziert werden. Auch hier sollten die Patientinnen zusätzliche Ermutigungen erhalten. Gerade auch die Umkleidekabinen-Exposition sollten Therapeutinnen nur durchführen, wenn sie sich selbst wohl und sicher fühlen (Kap. 5.1.3).

7.2.2 Kernphase

Die Kernphase besteht wiederum aus der Exposition selbst, in diesem Fall aus dem Besuch eines Bekleidungsgeschäftes inklusive Besuch der Umkleidekabine. Je nach Zielsetzungen der Patientinnen bieten sich hier nun unterschiedliche Varianten mehr oder weniger spielerischer Umkleide-Übungen.

„Shopping Royal"
Art: Verhaltensexperiment, Selbstbeobachtung
Kontext zur Köperbildtherapie: Außenwirkung, sich ausprobieren, ungewohnten Style wagen
Bewegungsform: Gehen, Stehen
Anzahl Teilnehmende: 1–12
Anleitung: Die Patientinnen werden in Kleingruppen unterteilt (Kap. 4.2.13) und suchen sich miteinander jeweils drei Kleidungsstücke pro Person für die Umkleidekabine aus. Wichtig dabei ist es, eine spielerische Atmosphäre zu schaffen, eher unverbindlich etwas auszuprobieren und dabei das Anprobieren zu trainieren.
→ *Variante (schwieriger): Die Patientinnen stellen sich gegenseitig Aufgaben, wie „Suche du ein Outfit für ein erstes Date!" oder „Kleide dich für ein Vorstellungsgespräch bei der Bank!". Erfahrungsgemäß sind gerade jüngere Patientinnen außerordentlich erfinderisch bezüglich der Aufgaben und der Umsetzung, da dieses kreative Gestalten häufig Inhalte von den sozialen Medien sind.*

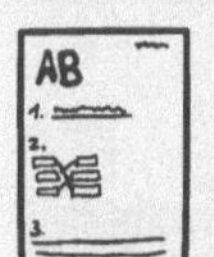

Sollte das nicht der Fall sein, kann AB 55 „Aufgaben für die Umkleidekabine" helfen. Zusätzlich können die erfüllten Aufträge fotografisch festgehalten werden.
→ *Variante (Einzeltherapie): Auch in der Einzeltherapie lässt sich das Umstyling, insbesondere mit Hilfe des o.g. Arbeitsblattes gut gestalten. Eine mögliche Variante ist, dass die Patientin vorab bei Freund:innen, Familienangehörigen, Partner:in etc. Aufträge wie die o.g. einholt, die dann ausgeführt und fotografisch festgehalten werden.*

7.2.3 Embodiment und Alltagstransfer

Nach dem Rückweg/der Rückfahrt werden die wichtigsten Erfahrungen reflektiert. Hierzu gehört klassischerweise, dass die Expositionen nach einer Weile einen freudvolleren und weniger angstbesetzten Charakter bekommen, also ein Habituationseffekt eintritt. Auch werden die Patientinnen eingeladen, die Übungen nochmals in Kleingruppen oder allein ohne therapeutische Unterstützung zu wiederholen und sich SMARTe Ziele für den Alltag zu setzen. Dabei können Bezugspersonen eingebunden werden (z. B. „Schaust du dir mit mir meinen Kleiderschrank an? Da sind noch ein paar selten getragene, auffällige und eng anliegende Kleidungsstücke. Davon könntest du mir welche raussuchen für die nächsten Tage?", „Ich möchte in jeder der nächsten Stunden einen anderen Pullover tragen", „Ich möchte häufiger Leggings anziehen. Ich nehme mir vor, das an allen Tagen, die mit M oder S beginnen, zu machen, und informiere davon meine Mutter", „Ich frage meine Freundin, ob sie am Wochenende mit mir in unser Einkaufszentrum fährt und Kleidung für die Hochzeit in einem Monat aussucht" …).

7.3 Fitnessstudio

Ziele der Einheit sind zum einen, bewegungsbezogene Symptome im Sinne einer diagnostischen Selbstbeobachtung zu reflektieren und zum anderen, im Sinne einer Exposition und Habituation auszuüben. Die TE eignet sich insbesondere für Patientinnen, die symptomatisches zwanghaftes Bewegungsverhalten aufweisen oder im Verlauf der Erkrankung aufgewiesen haben und ggfs. auch im Alltag ein Fitnessstudio besuchen bzw. besuchen möchten. Dies ist nicht selten, da derzeit das Fitnessstudio für einen großen Prozentsatz von Betroffenen ein Ort für das Ausüben symptomatischen Verhaltens darstellt.

→ Material: AB 56 „Ziele für das Fitnessstudio"

7.3.1 Begrüßung und Hinführung

Vorbereitend wurde das Thema mit den Patientinnen besprochen. Erfahrungsgemäß können die Patientinnen sehr genau beschreiben, ob und welche Stimuli im Fitnessstudio oder beim Workout die Symptomatik triggern. Hierbei soll herausgearbeitet werden, dass die Reaktionen die vier Komponenten des Körperbildes betreffen, etwa vergleichende Gedanken, Fehlwahrnehmungen, Minderwertigkeitsgefühle und freudlose, zwanghafte Bewegung. Klassische Trigger sind hierbei vor allem Körper anderer Personen. Sofern im Verlauf der Erkrankung symptomatisches Bewegungsverhalten auftrat, kann auch die Bewegung an sich, Sportgeräte, bestimmte Bewegungen o. ä. als Trigger fungieren.

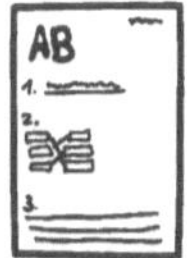

Aufbauend darauf bearbeiten die Patientinnen das AB 56 „Ziele für das Fitnessstudio". Zu Beginn der Exkursion/des Videos sollen diese Ziele nochmals genannt und ggfs. nach dem SMART-Modell spezifiziert werden. Die Therapeutinnen sollten sich bezüglich ihrer Erfahrungen mit Fitnessstudios gut reflektieren und nach eigenem Ermessen mit der Menge der Vorerfahrung umgehen (Kap. 5.1.3).

7.3.2 Kernphase

Die Kernphase besteht aus der Exposition bzw. der gesunden Ausübung der Bewegungsabläufe, inkl. der Beendigung der Bewegungen nach einer vorab festgelegten Dauer.

„Fitness-Roulette"
Art: Verhaltensexperiment, Selbstbeobachtung
Kontext zur Köperbildtherapie: Abbau zwanghaften Bewegungsverhaltens
Bewegungsform: Fitnessübungen
Anzahl Teilnehmende: 1–12
Anleitung: Die Patientinnen werden in Kleingruppen unterteilt (Kap. 4.2.13) und suchen sich miteinander jeweils drei Sportgeräte im Fitnessstudio aus. Bei allen Geräten/Übungen legt die Gruppe vorab die Menge der Bewegungen und Schwierigkeitsgrad oder Gewichte fest. Gegenseitig unterstützen sich dann die Patientinnen, die Übungen auszuführen und zu beenden und geben sich Rückmeldung dazu. Außerdem reflektieren die Gruppenmitglieder das Ausmaß an Spaß und Symptomatik, das bei den Bewegungen spürbar, bzw. atmosphärisch beobachtbar war.
→ *Variante (schwieriger): Die Patientinnen stellen sich gegenseitig Aufgaben. Auch können sie sich mit triggernden Kommentaren, wie „nur zehn Kilogramm?", „sieht lustig aus" etc. gezielt herausfordern. Es können hierzu im Voraus auch Lose mit triggernden Aspekten entwickelt werden.*
→ *Variante (Einzeltherapie): Auch in der Einzeltherapie lässt sich eine Exkursion ins Fitnessstudio gut durchführen. Die Menge und Art der Übungen sollten dann im Voraus festgelegt werden.*

7.3.3 Embodiment und Alltagstransfer

Nach dem Rückweg/der Rückfahrt bzw. nach dem Workout werden die wichtigsten Erfahrungen reflektiert. Dabei kann es sowohl um Selbstbeobachtung („Da habe ich tatsächlich doch mehr Symptomatik gemerkt als ich erwartet hatte", „Ich finde es schwer zu unterscheiden, ob die Essstörung Spaß hatte, oder ich mit meinen gesunden Anteilen", „in der Gruppe macht es mehr Spaß") als auch Habituation („Im Verlauf hat es mehr Spaß gemacht und ich konnte die Symptomatik besser in den Hintergrund rücken lassen" oder auch „Bei der Übung brauche ich mehr Exposition oder ich sollte sie ganz lassen") gehen. Danach werden die Patientinnen eingeladen, sich für ihren Alltag SMARTe Ziele bezogen auf Fitness zu setzen. Dabei sollte es um konkrete Veränderung gehen, z. B. Abbau von symptomatischem zwanghaften Bewegungsverhalten oder Aufbau von Spaß an Sport. Insbesondere bei letztem können gemeinsame sportliche Aktivitäten mit Bezugspersonen hilfreich sein („Würdest du mit mir zusammen eine Stunde Jazzdance ausprobieren?", „Ich nehme mir vor, in der nächsten Woche meine Schritte auf 8.000 pro Tag zu senken. Dazu ziele ich jeden Tag 1000 weniger an als am Vortag.", „Ich wähle mit meiner Bewegungstherapeutin Workout-Videos aus, die Modelle mit gesunden Figuren zeigen.", „Ich kündige heute Abend mein Fitnessstudio-Abo. Ich gehe auch die verbleibende Zeit nicht mehr hin. Stattdessen nehme ich mir vor, in den nächsten drei Wochen jeweils eine Probestunde wöchentlich zu machen: eine beim Fußball, eine beim Dance Fitness und eine beim Yoga" ...).

7.4 Schwimmbad

Ziele der Einheit sind wiederum zum einen Symptome zu reflektieren und zum anderen gezielte Exposition. Die TE eignet sich insbesondere für Patientinnen, die sich getriggert fühlen in Situationen mit Badebekleidung (Körperbild) oder durch die körperliche Aktivität Schwimmen als intensiv kalorienverbrauchende Bewegungsform (Bewegungsverhalten verknüpft mit Körperbild).

→ Material: AB 57 „Ziele für das Schwimmbad"

7.4.1 Begrüßung und Hinführung

Vorbereitend wurde das Thema mit den Patientinnen besprochen und hinführende Übungen, wie das Tragen von Badekleidung auf dem Zimmer, angeboten. Bei den entsprechenden Patientinnen werden sich zahlreiche vermeidende und kompensierende Verhaltensweisen zeigen. Diese gilt es, genau zu explorieren und entsprechend in die Planung der Exposition einzubeziehen. Führt etwa eine Patientin Tage vor einem Schwimmbadbesuch vorbereitende Workouts durch, ist es wichtig, diese für die Exposition zu unterlassen. Hierbei sollen auch die individuellen Trigger besprochen werden sowie die Reaktionen auf den vier Ebenen des Körperbildes. Klassische Trigger sind hierbei wiederum vor allem Körper anderer Personen, können sich aber auch auf den Schwimmsport als solchen beziehen (körperliche Aktivität, kalte Wassertemperatur).

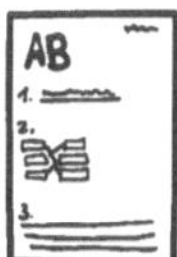

Aufbauend auf dem Vorgespräch bearbeiten die Patientinnen das AB 57 „Ziele für das Schwimmbad“. Zu Beginn der Exkursion/des Videos sollen diese Ziele nochmals genannt und ggfs. nach dem SMART-Modell spezifiziert werden. Die Therapeutinnen sollten sich bezüglich ihrer Erfahrungen mit Schwimmbadsituationen gut reflektieren (Kap. 5.1.3).

7.4.2 Kernphase

Die Kernphase besteht aus der Exposition im Schwimmbad oder am Badestrand. Je nach Zielsetzungen der Patientinnen liegt der Schwerpunkt der Kernphase eher bei der Selbstbeobachtung oder der Exposition.

„Wasser und du“
Art: Verhaltensexperiment, Selbstbeobachtung
Kontext zur Köperbildtherapie: Außenwirkung, sich zeigen, positives Körpererleben im Medium Wasser, Abbau von Fitnessdruck
Bewegungsform: Schwimmen, Liegen, Rutschen, Sitzen
Anzahl Teilnehmende: 1–12
Anleitung: Die Patientinnen betreten das Schwimmbad zunächst ungeduscht in Badekleidung und gehen außerhalb der Becken durch das Schwimmbad bis eine Habituation an die Badebekleidung eintritt. Dann wählen die Patientinnen individuell oder auch als Kleingruppe eine klassische negative körperbezogene Kognition (z. B. „Ich bin zu dick“, „Meine Beine sind hässlich“, „Ich habe eine starke Behaarung“ …). Nun gehen sie du-

schen und anschließend in ein Becken ihrer Wahl. Sie tauschen sich, während sie schwimmen oder am Beckenrand chillen, möglichst wertfrei über Beobachtungen zu anderen Personen aus. „Ich sehe Personen im Untergewicht, Normalgewicht und Übergewicht, Personen unterschiedlichen Alters, unterschiedlicher Größe, mit knapper oder bedeckender Badekleidung“ etc.

→ *Variante (schwieriger): Die Patientinnen sitzen im Imbissbereich und essen und trinken in Badekleidung.*

→ *Variante (Einzeltherapie): Auch in der Einzeltherapie lässt sich eine Exkursion ins Schwimmbad/an den Badestrand durchführen. Die Therapeutin sollte sich allerdings in ihrer Rolle als Modell wohlfühlen.*

7.4.3 Embodiment und Alltagstransfer

Im Anschluss werden wie gewohnt die wichtigsten Erfahrungen reflektiert sowie die Patientinnen eingeladen, sich für ihren Alltag SMARTe Ziele bezogen auf das Thema Schwimmen und Badestrand zu setzen. Gerade bei anstehenden Schwimmaktivitäten oder geplantem Urlaub ist es hilfreich, das Thema mit Bezugspersonen zu besprechen (Kap. 8.2). D. h. auch hier kann das Einbeziehen von Bezugspersonen hohe Relevanz haben (z. B. „Ich frage meine Freundin, ob sie mit mir vor unserem Urlaub noch ein paar Male schwimmen geht. Dabei ziehe ich einen Bikini an und schaue, ob ihr auffällt, dass ich mich ungewohnt bauchfrei zeige. Wenn sie nichts sagt, frage ich sie, ob es ihr aufgefallen ist und bitte sie um eine ehrliche Rückmeldung“, „Ab morgen wähle ich Kleidung, die Schultern und Knie frei lässt“, „Ich erkläre meiner Familie meine Schwierigkeiten und überlege mit ihr, wie sie mich unterstützen kann, dass ich im Urlaub in den Pool gehe“ …).

8 Jahreskreisbezogene Interventionsideen

Jenseits therapeutischer Curricula ergeben sich im Alltag der Patientinnen häufig alltagsrelevante Themen, die durch Jahreszeiten und Feiertage ausgelöst werden und im therapeutischen Kontakt Vorrang haben sollten. Das führt zu Alltagsnähe, die Transfermöglichkeiten auf sowie Anwendungen für die Inhalte der TE bietet. Hierdurch werden die Patientinnen in ihrer Symptomatik und ihrem Alltag ernst genommen; die Compliance wird erhöht. Außerdem werden so die Inhalte der TE wiederholt und konsolidiert.

Die in diesem Kapitel dargestellten Interventionen bestehen aus den jahreskreisbezogenen Impulsen, die erfahrungsgemäß für Patientinnen von hoher aktueller Relevanz sind. Im Gegensatz zu den dargestellten TE der Kapitel 6 und 7 werden diese außerhalb der gewohnten TE-Struktur als Sammlung klassischer Themen und praktischer therapeutischer Anregungen aufbereitet. Dabei werden auch TE benannt, die sich jahreskreisbezogen gut nutzen, wiederholen oder abwandeln lassen.

Selbstverständlich können situations- und ortsbezogen ergänzende Themen eingebracht werden. Auch sind die Patientinnen eingeladen, eigene thematische Impulse einzubringen.

8.1 Frühling

8.1.1 Themen und Denkanstöße

Mit wärmeren Außentemperaturen entstehen für Patientinnen mit Körperbildproblemen zusätzliche Herausforderungen:

- Die Kleidung verändert sich, wodurch mehr körperbezogene Trigger entstehen. Körperbezogene Vergleiche werden möglich und damit zum Belastungs- und Risikofaktor für ein ausgeglichenes Körperbild.

- Mit jeder Modesaison entsteht erneut die Herausforderung, einen passenden Kleidungsstil zu gestalten.
- In Zeitschriften, den sozialen Medien und zwischenmenschlichen Kontakten entsteht durch die Thematisierung von Diäten, Figur und Gewicht sozialer Druck, was Schlankheitsdrang und Gewichtsphobie triggert.
- Auch der gesellschaftliche Druck zu Outdoor-Sport und Bodyshaping ist erhöht.
- Für Patientinnen, die Frieren zur Gewichtsregulierung eingesetzt haben, fällt ein Regulationsmechanismus weg, was Unsicherheit und Gewichtsphobie schürt.
- Ggfs. müssen Essens- und Bewegungsmenge angepasst werden, um das Gewicht entsprechend zu regulieren.
- Sexualisierende Inhalte („Frühlingsgefühle") entstehen bei den Patientinnen und/oder in deren Peergroups.
- Viele Familien begehen Ostern als Familienfest, was mit herausfordernden Kommentaren, Bekleidungs- und auch Essenssituationen verbunden sein kann.

8.1.2 Praktische Anregungen

Mögliche Ziele könnten sein, die Belastungsfaktoren zu reflektieren (Leitfrage: „Was verbinden Sie mit „Frühling"?), persönliche Ziele dazu zu setzen (Kap. 6.5) und Skills zur Bewältigung zu entwickeln (Kap. 6.27).

Zunächst bietet sich ein offenes Gespräch oder ein Brainstorming zum Thema an (Kap. 4.2.10 und 4.2.12). In Gruppen entsteht hier häufig schon ein entlastender Effekt, da die Patientinnen feststellen können, dass sie mit ihren Herausforderungen nicht allein sind. Im Einzelsetting kann die Therapeutin zur Entlastung darauf verweisen, dass es sich bei der als individuell erlebten Problematik um ein bei Essstörungs-Patientinnen verbreitetes Thema handelt.

Angelehnt an die Umstylings-TE kann Frühlingsmode (Kap. 6.22) präsentiert werden. Soziale Medien können genutzt werden, besonders triggernde Inhalte darzustellen. Hier können Inhalte aus den entsprechenden TE zu sozialen Medien (Kap. 6.18 und 6.30) adaptiert werden. Ebenso kann mit Fotos aus Frühlingssituationen gearbeitet werden (Kap. 6.14). Ostern als Familienfeier wird sinnvollerweise mit der TE zu triggernden Kommentaren (Kap. 6.26) vorbereitet, die erfahrungsgemäß von den Patientinnen als hilfreich erlebt wird.

8.2 Sommer und Urlaubszeit

8.2.1 Themen und Denkanstöße

Durch Hitze entstehen für Patientinnen mit Körperbildproblemen zusätzliche Herausforderungen:

- Wie im Frühling ist die Kleidung derart verändert, dass vergleichende Gedanken sowie Scham- und Schuldgefühle getriggert werden.
- Urlaube und Ausflüge lassen Herausforderungen in zusätzlichen Umgebungen entstehen (Schwimmen, Strand, Picknick, fremde Kulturen, fremdes Essen ...).
- Im Urlaub können neue Kontakte entstehen, was Verunsicherungen und Selbstwertprobleme verstärken kann.
- Hitze an sich ist ein Stressfaktor.
- Hitze verändert Stoffwechsel und Flüssigkeitsbedarf.
- Hitze und Schwitzen verändern die propriozeptive Körperwahrnehmung.
- Bei Hitze wird die Kalorienaufnahme durch veränderte Essensgewohnheiten in der Gesellschaft und verändertes Sättigungsgefühl erschwert.
- Hitze erschwert körperliche Aktivität und Sport.
- Hitze kann sexualisierendes Verhalten und auch entsprechende Bedürfnisse im Umfeld oder bei den Patientinnen verstärken. Das kann zu Unsicherheiten, Überforderungserleben, Kontrollverlustängsten u. ä. führen, was Symptomatik verstärken kann.

8.2.2 Praktische Anregungen

Wieder geht es darum, die Belastungsfaktoren zu reflektieren (Leitfragen: „Was verbinden Sie mit „Sommer?, Was verbinden Sie mit „Urlaub"?). Dies kann durch offenes Gespräch oder Brainstorming zum Thema geschehen (Kap. 4.2.10 und 4.2.12).

Auch hier können und sollten Umstylings (Kap. 6.22), soziale Medien (Kap. 6.18 und 6.30) und Fotos (Kap. 6.14) genutzt werden.

Die Exposition zum Schwimmbad bietet sich an und sollte unbedingt erwogen werden (Kap. 7.4). Alternativ können Strandszenen oder Schwimmbadszenen imaginiert oder szenisch dargestellt werden. Urlaubsziele sollten auf spezifische Herausforderungen hin, insbesondere was Kleidung, Essen, Bewegung und soziale Herausforderungen angeht, exploriert werden. Es können dann persönliche Ziele dazu (Kap. 6.5) und Skills zur Bewältigung entwickelt werden (Kap. 6.27).

8.3 Weihnachten und Jahreswechsel

8.3.1 Themen und Denkanstöße

Je nach Lebenssituation entstehen zum Jahresende unterschiedliche Herausforderungen. Hier einige der klassischen:

- Viele leiden zum Jahresende unter einem erhöhten Stresslevel: Berufliche Herausforderungen und private Faktoren, etwa durch die Gestaltung der Feiertage, können Minderwertigkeitserleben und damit mittelbar auch Körperbildprobleme verstärken.
- Durch die Dunkelheit und fehlende Bewegung kann bei Hang zu saisonaler Depression selbstabwertende Symptomatik entstehen oder verstärkt werden.
- Kälte erfordert eine Neuanpassung des Stoffwechsels, wodurch zumeist der Kalorienbedarf steigt.
- Auch wenn die veränderte saisonale Mode in der kalten Jahreszeit mehr verdeckt, entsteht die Herausforderung einer neuen saisonalen Bekleidung.
- Bewegungs- und Sportmöglichkeiten sind im Winter eingeschränkt.
- Die Kälte kann bei Durchblutungsstörungen zu unangenehmen Körperempfindungen und Erfrierungen führen.
- Die Vernachlässigung der Selbstfürsorge durch angepasste Kleidung führt zu sozialen Spannungen in den Familien.
- Zu Silvester steht die Frage nach Vorsätzen als gesellschaftliche Erwartung mit im Fokus.
- Durch Feiern und Bräuche (z.B. Adventskalender, Weihnachtsmärkte etc.) mit Familie oder Freund:innen entstehen zahlreiche soziale und symptombezogene Herausforderungen durch veränderte Essens- und Bewegungssituationen.
- Im Kontrast zu all den belastenden Faktoren stehen die hohen Erwartungen an ein „entspannendes" Jahresende.

8.3.2 Praktische Anregungen

Primäres Ziel zum Jahresende sind Akzeptanz der Stressfaktoren und Stabilisierung der Symptomatik. Hierzu ist wiederum die Reflexion der Belastungsfaktoren relevant (Leitfragen: „Was verbinden Sie mit „Winter", was mit „Weihnachten", was mit dem „Jahresende?"). Hierbei kann eine individuelle Exploration anhand von Fotos (Kap. 6.14) und sozialen Medien (Kap. 6.18 und 6.30) emotionsaktivierend unterstützen.

Beim Setzen persönlicher Ziele (Kap. 6.5) und Erarbeitung von Skills zur Bewältigung (Kap. 6.27) sollte Realitätsüberprüfung im Vordergrund stehen. Das erhält eine besondere Bedeutung aufgrund des großen Kontrastes zwischen Herausforderungen und Erwartungen an diese Phase des Jahres. Beispiele hierfür finden sich viele: Festtagsmode, Festessen, fehlende Bewegung, fehlende Energie, Gedanken und Anforderungen zum Jahresende … (Kap. 8.3.1).

Weihnachten als Familienfeier sollte unbedingt mit der TE zu triggernden Kommentaren (Kap. 6.26) vor- und auch nachbereitet werden.

Als Emotionsaktivierung in Gruppen eignet sich das gemeinsame Singen von Weihnachtsliedern.

8.4 Karneval bzw. Fasching

8.4.1 Themen und Denkanstöße

Obschon Karneval/Fasching nicht in allen Regionen gefeiert wird, hier ein paar typische Themen dazu:

- Die enthemmte Stimmung der Feier kann eine Herausforderung sein. Alkoholkonsum kann zusätzlich zu Kontrollverlustängsten/-erleben führen. Rigide Verhaltenstendenzen erschweren das Wohlfühlen im sozialen Gefüge.
- Die Frage, ob man Karneval/Fasching genießen kann und möchte, ist für viele ungeklärt.
- Welches Kostüm wähle ich und warum? Dabei geht es um Außenwirkung des Kostüms, also Fremdwahrnehmung, aber auch um das persönliche Erleben in einer „alternativen zweiten Haut“. Kostüme beinhalten Herausforderungen und Möglichkeiten.
- Häufig entstehen lockere, neue Kontakte, die schwer zu gestalten sind.
- Alkohol und Süßigkeiten werden in großem Ausmaß angeboten. Das kann Essstörungssymptomatik triggern, ermöglicht aber auch Expositionen.
- Die Stimmung ist häufig von körperlicher Nähe und Sexualisierung geprägt. Entsprechende eigene Bedürfnisse sowie Erwartungen anderer müssen bewältigt werden.

8.4.2 Praktische Anregungen

Möglicher Einstieg sind die Leitfragen: „Was verbinden Sie mit „Karneval/Fasching“? Welche Herausforderungen erleben Sie?“ Zur Unterstützung und Emotionsaktivierung kann Karnevals-/Faschingsmusik genutzt werden. Hierbei können individuelle Erfahrungen mit dem Fest reflektiert werden. Ziel sollte eine eigene Positionierung zum Thema und allen assoziierten Aspekten sein. Hierbei kann eine persönliche Exploration von Fotos (Kap. 6.14) und Bildern in sozialen Medien (Kap. 6.18 und 6.30) von ehemaligen Kostümen und Situationen bei Feiern unterstützt werden. Aktuelle Kostümideen können präsentiert, Erwartungen und Ängste thematisiert werden. In Bezug auf Abgrenzungen bei unerwünschtem sexualisierendem Verhalten können Rollenspiele genutzt werden oder auch eine Abwandlung der Übung „Kommentar-Tombola“ aus der TE zu triggernden Kommentaren (Kap. 6.26).

8.5 Ramadan und Zuckerfest

8.5.1 Themen und Denkanstöße

Für islamische Patientinnen stellt die Zeit des Ramadan sowie das anschließende Zuckerfest eine spezifische Herausforderung, insbesondere auch bezogen auf das Essverhalten dar:

- Es stellt sich die Herausforderung, ob mitgefastet wird. Das bezieht sich sowohl auf die Phasen des Fastens als auch auf das geballte Essen vor Sonnenauf- und nach Sonnenuntergang.
- Das Zuckerfest als Feier, bei der das Essen im Mittelpunkt steht, stellt eine große Herausforderung dar.

8.5.2 Praktische Anregungen

Bei der Entscheidung ist die persönliche Lebenssituation inklusive aller Konsequenzen einer etwaigen Entscheidung zu berücksichtigen. Selbstverständlich sollte bei Essstörungssymptomatik das Essverhalten weder restriktiv noch gebündelt gestaltet werden, so dass aus therapeutischer Sicht zumeist keine Fastenphasen angeraten sind. Dennoch geht es um eine ausgewogene Abwägung aller Bedürfnisse und Risiken. Zahlreiche Themen ähneln denen vom Weihnachtsfest (Kap. 8.3). Therapeutisch hat es aber hohe Relevanz, den kulturellen Hintergrund und damit verbundene individuelle Aspekte nachspüren und verstehen zu können. Es geht um Werteklärung, Setzung individueller Ziele und klarer Kommunikation. Hierfür bieten sich auch Rollenspiele an.

9 Danksagung

Mit unserem Manual möchten wir den Werkzeugkoffer zum zielgerichteten therapeutischen Umgang mit Körperbildstörungen erweitern. Wir hoffen, dass wir mit unserer Zusammenstellung neue Impulse und Inspiration für den therapeutischen Alltag mit essgestörten Patientinnen bieten können. Wir hoffen auch, dass die in unserer Arbeit als so wertvoll empfundene und gespiegelte therapeutische Grundhaltung der flexiblen Adaption nachvollziehbar/deutlich geworden ist.

Natürlich waren wir bei der Entstehung dieses Buches nicht allein. Wir danken …

… zuallererst unseren Patientinnen für ihre Offenheit über ihre Bedürfnisse und Wünsche, sowohl thematisch als auch methodisch.

… der Klinikleitung der Oberbergfachklinik Konraderhof für das Vertrauen, neue konzeptionelle Wege gehen zu dürfen.

… unseren Familien für ihre Akzeptanz bis Freude über ein konstruktives Projekt.

… Amelie Hörburger für ihren Anstoß zur Umsetzung und ihr Lektorat.

… Dr. Cornelia Vitt-Beiler für die ersten Impulse der Anwendung von Improvisationstheater in der Aachener Klinik für Kinder- und Jugendpsychiatrie und -psychotherapie 2006 sowie Prof. Beate Herpertz-Dahlmann für das Wagnis der Umsetzung der ersten Impro-Theater-Gruppen in ihrer Klinik.

… Gertrud Schwarte für Rückmeldungen und Korrekturlesen.

… Zoi Alexandridis für die Gestaltung der Icons und Fotos.

… Rieke und Theda Schwarte für inhaltliche Impulse und Fotos.

… Dr. Julia Simoneit und Sandra Spreen für erste konstruktive Rückmeldungen.

… Prof. emer. Michel Probst für seine Forschungsarbeiten zur belgischen Psychomotorik bei Essstörungen und die offene Zusammenarbeit.

… Dr. Silke Naab und Prof. Voderholzer für die Unterstützung von neuen Wegen in der BWT bei Essstörungen durch die Möglichkeit zur Umsetzung von Körperbildtherapien in der BWT.

… Markus Fumi für die Wertschätzung und eine beispielhafte interdisziplinäre Zusammenarbeit.

… Prof. Hedda Lausberg und allen Kolleg:innen der Abteilung für Neurologie, Psychosomatik, Psychiatrie der Deutschen Sporthochschule Köln für den fachlichen Austausch.

… den Teilnehmer:innen der Weiterbildung Psychiatrie, Psychosomatik und Sucht des Deutschen Verbands für Sporttherapie und Gesundheitssport für das positive Feedback.

Literatur

Alexandridis, K., Schüle, K., Ehrig, C., & Fichter, M. (2007). Bewegungstherapie bei Bulimia nervosa. *B&G Bewegungstherapie und Gesundheitssport, 23*(2), 46–51.

Alexandridis, K., Kats, E. (in Vorbereitung für 2024). Der Kölner Körperbildtest, Ein mehrdimensionales handlungsorientiertes Verfahren zur Erfassung der Körperbildstörung. körper – tanz – bewegungs, Zeitschrift für Körperpsychotherapie und Kreativtherapie.

Alleva, J.M., Sheeran, P., Webb, T.L., Martijn, C., & Miles, E. (2015). A meta-analytic review of stand-alone interventions to improve body image. *PLoS One, 10*(9), e0139177. https://doi.org/10.1371/journal.pone.0139177

American Psychiatric Association (2018). *Diagnostisches und Statistisches Manual Psychischer Störungen DSM-5*. (Deutsche Ausgabe herausgegeben von Peter Falkai und Hans-Ulrich Wittchen. 2. Aufl.) Hogrefe.

Andrášik, T., & Krčmářová, B. (2022). *Applied improvisation, mental health and psychotherapy – research review. Psychoterapie, 16(1), 5–19.*

Bandura, A., Verres, R., & Kober, H. (1979). *Sozial-kognitive Lerntheorie.* Klett-Cotta.

Bauer, A., Legenbauer, T., & Vocks, S. (2013). Körperbildtherapie bei Essstörungen. *PiD-Psychotherapie im Dialog, 14*(04), 54–57. https://doi.org/10.1055/s-0033-1363013

Bauer, A., Vocks, S., & Legenbauer, T. (2015). *Wer schön sein will, muss leiden? Wege zu einem positiven Körperbild – ein Ratgeber* (2. Aufl.). Hogrefe.

Baumann, S. (1986). Die Orientierung am und im eigenen Körper. In J. Bielefeld, & S. Baumann (Hrsg.), *Körpererfahrung. Grundlage menschlichen Bewegungsverhaltens* (S. 161–187). Hogrefe.

Baving, L., Maurischat, C., Molzow, I., & Prehn-Kristensen, A. (2013). Das Improvisationstheater in der kinder- und jugendpsychiatrischen stationären Regelversorgung – eine explorative Vergleichsstudie. *Gruppenpsychotherapie und Gruppendynamik, 49*(3), 221–237. https://doi.org/10.13109/grup.2013.49.3.221

Beck, A.T. (Hrsg.). (1979). *Cognitive therapy of depression.* Guilford press.

Bielefeld, J. (1991). *Körpererfahrung. Grundlage menschlichen Bewegungsverhaltens*. Hogrefe.

Brockmeyer, T. (2022). Kognitive Remediationstherapie. In S. Herpertz,, M. de Zwaan, & S. Zipfel (Hrsg.), *Handbuch Essstörungen und Adipositas* (S. 53–60). Springer.

Calugi, S., El Ghoch, M., Conti, M., & Dalle Grave, R. (2018). Preoccupation with shape or weight, fear of weight gain, feeling fat and treatment outcomes in patients with anorexia nervosa: A longitudinal study. *Behaviour research and therapy, 105*, 63–68. https://doi.org/10.1016/j.brat.2018.04.001

Cash, T.F., & Deagle, E.A.(1997). The nature and extent of body-image disturbances in anorexia nervosa and bulimia nervosa: a meta-analysis. *The International journal of eating disorders, 22*(2), 107–125. https://doi.org/10.1002/(SICI)1098-108X(199709)22:2%3C107::AID-EAT1%3E3.0.CO;2-J

Cornelissen, P.L., & Tovée, M.J. (2021). Targeting body image in eating disorders. *Current Opinion in Psychology, 41*, 71-77. https://doi.org/10.1016/j.copsyc.2021.03.013

Dalhoff, A.W., Romero Frausto, H., Romer, G., & Wessing, I. (2019). Perceptive body image distortion in adolescent anorexia nervosa: changes after treatment. *Frontiers in psychiatry, 10*, 748. https://doi.org/10.3389/fpsyt.2019.00748

De Vries, D.A., Peter, J., De Graaf, H., & Nikken, P. (2016). Adolescents' social network site use, peer appearance-related feedback, and body dissatisfaction: Testing a mediation model. *Journal of youth and adolescence, 45*, 211 – 224. https://doi.org/10.1007/s10964-015-0266-4

DeMichele, M., & Kuenneke, S. (2021). Short-form, comedy improv affects the functional connectivity in the brain of adolescents with complex developmental trauma as measured by qEEG: A single group pilot study. *NeuroRegulation, 8(1), 2-2*. https://doi.org/10.15540/nr.8.1.2

DGPPN, BÄK, KBV, & AWMF (Hrsg.). (2017). S3-Leitlinie / Nationale Versorgungsleitlinie Unipolare Depression – Kurzfassung (2. Aufl., Version 1). In: https://www.dgppn.de/_Resources/Persistent/d53e5967ade4134e444e71973752e10bcaebda79/S3-NVL_depression-2aufl-vers1-kurz.pdf, 18.12.23

Dittmer, N., Voderholzer, U., von der Monch, C., Cuntz, U., Jacobi, C., & Schlegl, S. (2020). Efficacy of a specialized group intervention for compulsive exercise in inpatients with anorexia nervosa: a randomized controlled trail. *Psychotherapy and Psychosomatics, 89*(3), 161 – 173. https://doi.org/10.1159/000504583

Drucker, P. F. (1977). *An introductory view of management.* Harper's College Press

Ekman, P. (1999). Basic emotions. In T. Dalgleish, & M. J. Power (Hrsg.), *Handbook of cognition and emotion* (S. 45 – 60). Wiley.

Felsman, P., Seifert, C. M., & Himle, J. A. (2019). The use of improvisational theater training to reduce social anxiety in adolescents. *The Arts in Psychotherapy, 63,* 111 – 117. https://doi.org/10.1016/j.aip.2018.12.001

Farrell, C., Lee, M., & Shafran, R. (2005). Assessment of body size estimation: A review. European Eating Disorders Review 13(2), 75 – 88. https://doi.org/10.1002/erv.2828

Gadsby, S. (2017). Distorted body representations in anorexia nervosa. Consciousness and cognition, 51, 17 – 33. https://doi.org/10.1016/j.concog.2017.02.015

Gathmann, P., & Leimer, G. (Hrsg.). (2004). *Heilpädagogisches Voltigieren bei Anorexia Nervosa. Eine Studie über die Wirksamkeit von Reittherapie auf das Körperbild und spezifische Persönlichkeitsmerkmale bei Anorexia Nervosa.* Peter Lang.

Grawe, K. (1995). Grundriss einer allgemeinen Psychotherapie. *Psychotherapeut, 40*, 130 – 145.

Grawe, K. (2004). *Neuropsychotherapie*. Hogrefe.

Gray, J. A. (1990). Brain systems that mediate both emotion and cognition. *Cognition & emotion,* 4(3), 269 – 288. https://doi.org/10.1080/02699939008410799

Griffin, T. C., Naumann, E., & Hildebrandt, T. (2018). Mirror exposure therapy for body image disturbances and eating disorders: A review. *Clinical Psychology Review, 65*, 163 – 174. https://doi.org/10.1016/j.cpr.2018.08.006

Guardia, D., Conversy, L., Jardri, R., Lafargue, G., Thomas, P., Dodin, V., Cottencin, O., & Luyat, M. (2012). Imagining one's own and someone else's body actions: dissociation in anorexia nervosa. PloS one, 7(8), e43241. https://doi.org/10.1371/journal.pone.0043241

Haas, C. (2020). *Essstörungen und Körperbild – Eine Studie in der Körperkonfrontation auf affektiver, kognitiver und perzeptiver Dimension bei dem Kölner Körperbildtest* [Unveröffentlichte Masterthesis]. Universität zu Köln, Humanwissenschaftliche Fakultät, Department Heilpädagogik und Rehabilitation.

Harris, R. (2016). *Akzeptanz- und Commitmenttherapie: 56 Bildkarten zum Erarbeiten von Werten und Zielen.* Beltz.

Harrison, G. P., Phillips, K. A., & Olivardia, R. (2001). *Der Adonis-Komplex. Schönheitswahn und Körperkult bei Männern.* dtv.

Hawkins, C. (2022). *Hip mobility challenge accepted! Can you do it?* [Video]. YouTube. https://www.youtube.com/watch?v=n6DSqSFFfwc, 18.12.2023

Hauner, A., & Reichart, E. (2004). *Bodytalk. Der riskante Kult um Körper und Schönheit.* dtv.

Herpertz, S., Hilbert, A., Tuschen-Caffier, B., Vocks, S., & Zeeck, A. (Hrsg.). (2019). *S3-Leitlinie Diagnostik und Behandlung der Essstörungen.* Springer. https://register.awmf.org/assets/guidelines/051-026l_S3_Essstoerung-Diagnostik-Therapie_2020-03.pdf, 26.01.2024.

Hölter, G. (2011). *Bewegungstherapie bei psychischen Erkrankungen*. Deutscher Ärzte-Verlag.

Hoffmeister, K., Teige-Mocigemba, S., Blechert, J., Klauer, K. C., & Tuschen-Caffier, B. (2010). Is implicit self-esteem linked to shape and weight concerns in restrained and unrestrained eaters? *Journal of Behavior Therapy and Experimental Psychiatry, 41*(1), 31–38. https://doi.org/10.1016/j.jbtep.2009.08.009

Huppertz, M. (2015). *Achtsamkeitsübungen. Experimente mit einem anderen Lebensgefühl. 99 Anleitungen für die Praxis*. Junfermann.

Jacobi, C., Hayward, C., de Zwaan, M., Kraemer, H. C., & Agras, W. S. (2004). Coming to terms with risk factors for eating disorders: application of risk terminology and suggestions for a general taxonomy. *Psychological Bulletin, 130*(1), 19. https://psycnet.apa.org/doi/10.1037/0033-2909.130.1.19

Johnstone, K. (2012). *Impro: Improvisation and the theatre.* Routledge.

Johnstone, K., Schreyer, C., & Schreyer, P. (2002). *Theaterspiele: Spontaneität, Improvisation und Theatersport*. Alexander Verlag.

Kanfer, F. H., Reinecker, H., & Schmelzer, D. (2012). *Grundlagen der Selbstmanagement-Therapie. Selbstmanagement-Therapie: Ein Lehrbuch für die klinische Praxis*. Springer.

Kanfer, F. H., & Saslow, G. (1965). Behavioral Analysis: An alternative to diagnostic classification. Arch Gen Psychiatry. *12*(6), 529–538. https://doi.org/10.1001/archpsyc.1965.01720360001001

Keel, P. K., Klump, K. L., Miller, K. B., McGue, M., & Iacono, W. G. (2005). Shared transmission of eating disorders and anxiety disorders. *International Journal of Eating Disorders, 38*(2), 99–105. https://doi.org/10.1002/eat.20168

Krueger, K. R., Murphy, J. W., & Bink, A. B. (2017). Thera-prov: A pilot study of improv used to treat anxiety and depression. *Journal of Mental Health, 28*(6), 621–626. https://doi.org/10.1080/09638237.2017.1340629

Lang, K., Lopez, C., Stahl, D., Tchanturia, K., & Treasure, J. (2014). Central coherence in eating disorders: an updated systematic review and meta-analysis. *The World Journal of Biological Psychiatry, 15*(8), 586–598. https://doi.org/10.3109/15622975.2014.909606

Lausberg, H. (2009). Bewegungsanalyse in der Diagnostik von Körperschema- und Körperbildstörungen. In P. Joraschky, T. Loew, & F. Röhricht (Hrsg.), *Körpererleben und Körperbild. Ein Handbuch zur Diagnostik* (S. 125–134). Schattauer.

Linardon, J., Kothe, E. J., & Fuller-Tyszkiewicz, M. (2019). Efficacy of psychotherapy for bulimia nervosa and binge-eating disorder on self-esteem improvement: Meta-analysis. *European Eating Disorders Review, 27*(2), 109–123. https://doi.org/10.1002/erv.2662

Linehan, M. M. (1987). Dialectical behavior therapy for borderline personality disorder: Theory and method. *Bulletin of the Menninger Clinic, 51*(3), 261.

Mangweth, B. (2004). Der Adonis-Komplex. Der männliche Drang zum schönen Körper. In A. Hauner, & E. Reichart (Hrsg.), *Bodytalk. Der riskante Kult um Körper und Schönheit* (S. 104–113). dtv.

Markser, V. Z., & Bär, K. J. (2015). *Sport- und Bewegungstherapie bei seelischen Erkrankungen. Forschungsstand und Praxisempfehlungen*. Schattauer.

Mölbert, S. C., Klein, L., Thaler, A., Mohler, B. J., Brozzo, C., Martus, P., Karnath, H.-O., Zipfel, S., & Giel, K. E. (2017a). Depictive and metric body size estimation in anorexia nervosa and bulimia nervosa: A systematic review and meta-analysis. *Clinical psychology review, 57*, 21–31. https://doi.org/10.1016/j.cpr.2017.08.005

Mölbert, S. C., Thaler, A., Streuber, S., Black, M. J., Karnath, H. O., Zipfel, S., Mohler, B., & Giel, K. E. (2017b). Investigating body image disturbance in anorexia nervosa using novel biometric figure rating scales: a pilot study. European *Eating Disorders Review, 25*(6), 607–612. https://doi.org/10.1002/erv.2559

Naumann, E., Tuschen-Caffier, B., Trentowska, M., Caffier, D., & Svaldi, J. (2015). The effects of a self-esteem manipulation on body dissatisfaction in binge eating disorder. *Journal of Experimental Psychopathology, 6*(1), 28–39. https://doi.org/10.5127/jep.040213

Nees, F. (2019). *Selbststärkung: 80 kreative erlebnisorientierte Übungen für die Psychotherapie. Kartenset mit Anleitung.* Beltz.

Nees, F. (2021). *Den inneren Kritiker zum Lachen bringen: 80 kreative erlebnisorientierte Übungen für die Psychotherapie. Kartenset mit Anleitung.* Beltz.

Pasler, E. (2017). *Vergleich des Körperbildes von Patientinnen mit Anorexia nervosa und gesunden Kontrollprobandinnen unter Berücksichtigung der visuellen, taktilen und kinästhetischen Perzeption* [Unveröffentlichte Masterthesis]. Deutsche Sporthochschule Köln.

Paul, T., & Thiel, A. (2004). *Eating Disorder Inventory-2. Deutsche Version.* Hogrefe.

Preuss-van Viersen, H. (2023). *BeYOUtiful. Wie Du mit Deinem Körper Freundschaft schließt.* Psychiatrie-Verlag.

Probst, M., van Coppenolle, H. V., Vandereycken, W., & Meermann, R. (1990). Zur Evaluation der Körperwahrnehmung bei Patienten mit Anorexia nervosa. Psychiatrische Praxis, *17*(3), 115–120.

Probst, M., Vandereycken, W., & van Coppenolle, H. V. (1988). Image du corps et anorexie mentale. L'emploi de la confrontation par vidéo dans la thérapie psychomotrice [Body image and anorexia nervosa. The use of confrontation via video in psychomotor therapy]. *Acta psychiatrica Belgica, 88*(2), 117–126.

Probst, M., Vandereycken, W., van Coppenolle, H. V., & Vanderlinden, J. (1995). The Body Attitude Test for patients with an eating disorder: Psychometric characteristics of a new questionnaire. *Eating disorders, 3*(2), 133–144. https://doi.org/10.1080/10640269508249156

Pscherer, J. (2019). Achtsamkeit als resiliente Veränderungskompetenz – Erfahrungen aus der Change-Management-Beratung eines Finanzunternehmens. In Y. S. Chang-Gusko, J. Heße-Husain, M. Cassens, & C. Meßtorff (Hrsg.), *Achtsamkeit in* Arbeitswelten (S. 213–226). FOM-Edition. Springer. https://doi.org/10.1007/978-3-658-25673-9_14

Rinck, M., & Becker, E. S. (2020). Lernpsychologische Grundlagen. In J. Hoyer, & S. Knappe (Hrsg.), *Klinische Psychologie & Psychotherapie.* Springer.

Röhricht, F., Seidler, K., Joraschky, P., Borkenhagen, A., Lausberg, H., Lemche, E., Löw, T., Porsch, U., Schreiber-Willnow, K., & Tritt, K. (2005). Konsensuspapier zur terminologischen Abgrenzung von Teilaspekten des Körpererlebens in Forschung und Praxis. Psychotherapie, Psychosomatik, medizinische Psychologie, 55, 183–190.

Röhricht, F. (2009). Das Körperbild im Spannungsfeld von Sprache und Erleben – terminologische Überlegungen. In P. Joraschky, T. Loew, & F. Röhricht (Hrsg.), *Körpererleben und Körperbild. Ein Handbuch zur Diagnostik* (S. 25–34). Schattauer.

Stein, M., & Schnell, K. (2024). *Angewandte Improvisation in der Psychotherapie.* Kohlhammer.

Stein, M., Weyerstall, M. & Schnell, K. (in Vorbereitung). Effects of applied improvisation in inpatient depression treatment.

Schwenke, D., Dshemuchadse, M., Rasehorn, L., Klarhölter, D., & Scherbaum, S. (2021). Improv to improve: The impact of improvisational theater on creativity, acceptance, and psychological well-being. *Journal of Creativity in Mental Health, 16*(1), 31–48. https://doi.org/10.1080/15401383.2020.1754987

Schilder, P. (1923). *Das Körperschema. Ein Beitrag zur Lehre vom Bewußtsein des eigenen Körpers.* Springer.

Seitz, J., Konrad, K., & Herpertz-Dahlmann, B. (2018). Extend, pathomechanism and clinical consequences of brain volume changes in anorexia nervosa. *Current neuropharmacology, 16*(8), 1164–1173. https://doi.org/10.2174/1570159X15666171109145651

Seppänen, S., Tiippana, K., Jääskeläinen, I., & Toivanen, T. (2019). Theater improvisation promoting interpersonal confidence of student teachers: A controlled intervention study. *The European Journal of Social & Behavioural Sciences.* https://doi.org/10.1007/s40750-020-00145-1

Spolin, V. (1999). *Improvisation for the theater: a handbook of teaching and directing techniques (3. Aufl.).* Northwestern University Press.

Stice, E., Marti, C. N., & Durant, S. (2011). Risk factors for onset of eating disorders: Evidence of multiple risk pathways from an 8-year prospective study. Behaviour Research and Therapy, 49(10), 622–627. https://doi.org/10.1016/j.brat.2011.06.009

Sundgot-Borgen, J., Rosenvinge, J. H., Bahr, R., & Schneider, L. S. (2002). The effect of exercise, cognitive therapy, and nutritional counseling in treating bulimia nervosa. *Medicine & Science in Sports & Exercise, 34*(2), 190–195. https://doi.org/10.1097/00005768-200202000-00002

Svaldi, J., Zimmermann, S., & Naumann, E. (2012). The impact of an implicit manipulation of self-esteem on body dissatisfaction. *Journal of Behavior Therapy and Experimental Psychiatry, 43*(1), 581–586. https://doi.org/10.1016/j.jbtep.2011.08.003

Thien, V., Thomas. A., Markin, D., & Birmingham, C. L. (2000). Pilot study of a graded exercise program for the treatment of anorexia nervosa. *International Journal of Eating Disorders, 28*(1), 101–106. https://doi.org/10.1002/(SICI)1098-108X(200007)28:1<101::AID-EAT12>3.0.CO;2-V

Treasure, J., & Schmidt, U. (2008). Motivational interviewing in the management of eating disorders. In H. Arkowitz, H. A. Westra, W. R. Miller, & S. Rollnick (Hrsg.), *Motivational interviewing in the treatment of psychological problems* (S. 194–224). The Guilford Press.

Tchanturia, K., Lounes, N., & Holttum, S. (2014). Cognitive remediation in anorexia nervosa and related conditions: a systematic review. *European Eating Disorders Review, 22*(6), 454–462. https://doi.org/10.1002/erv.2326

Tuschen-Caffier, B., & Werthmann, J. (2022). Körperbildstörungen. In S. Herpertz, M. de Zwaan, & S. Zipfel (Hrsg.), *Handbuch Essstörungen und Adipositas* (S. 53–60). Springer.

Vocks, S., Bauer, A., & Legenbauer, T. (2018). *Körperbildtherapie bei Anorexia und Bulimia nervosa: ein kognitiv-verhaltenstherapeutisches Behandlungsprogramm* (3. Aufl.). Hogrefe.

Vocks, S., Legenbauer, T., Wächter, A., Wucherer, M., & Kosfelder, J. (2007). What happens in the course of body exposure? Emotional, cognitive, and physiological reactions to mirror confrontation in eating disorders. *Journal of Psychosomatic Research, 62*(2), 231–239. https://doi.org/10.1016/j.jpsychores.2006.08.007

Wu, M., Brockmeyer, T., Hartmann, M., Skunde, M., Herzog, W., & Friederich, H. C. (2014). Set-shifting ability across the spectrum of eating disorders and in overweight and obesity: a systematic review and meta-analysis. *Psychological medicine, 44*(16), 3365–3385. https://doi.org/10.1017/S0033291714000294

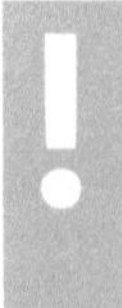

Passwort für das Online-Material

Das Passwort zum Öffnen des Online-Materials lautet:

K8rperbild

Bitte geben Sie das Passwort nicht weiter!

Anhang

Übersicht über die Übungen

Tab. 4: Übersicht über die Übungen

<table>
<tr><td>TE 6.1
„4 Komponenten des Körperbildes“</td><td>Hinführung
„Wertfreie Körperreise“
Achtsamkeitsübung</td><td colspan="2">Embodiment & Transfer
„Körperbildskulptur“
Impro- / kreative Bewegungsübung</td></tr>
<tr><td>TE 6.2
„Körperbildbezogene Achtsamkeit“</td><td>Hinführung
„Achtsames Gehen“
Achtsamkeitsübung</td><td colspan="2">Kernphase
„Menschlicher Spiegel“
Achtsamkeitsübung
„Säulen der Achtsamkeit im Museum“
Impro- / kreative Bewegungsübung</td></tr>
<tr><td>TE 6.3
„Teufelskreismodel“</td><td>Hinführung
„Klatschkreis“
Impro- / Bewegungsübung</td><td colspan="2">Embodiment & Transfer
„Teufelstanz“
kreative Bewegungsübung</td></tr>
<tr><td>TE 6.4
„Ausstieg aus dem Teufelskreis“</td><td>Hinführung
„Gemüse-Farbe-Du“
Improübung</td><td colspan="2">Embodiment & Transfer
„Anker werfen“
symbolische Bewegung</td></tr>
<tr><td>TE 6.5
„Ziele setzen“</td><td>Hinführung
„Fokusgehen“
Achtsamkeitsübung</td><td colspan="2">Embodiment & Transfer
„Ziele-Machen-Möglich“
symbolische Bewegung</td></tr>
<tr><td>TE 6.6
„Attraktivität“</td><td>Hinführung
„Besser als?“
symbolische Materialerfahrung</td><td colspan="2">Embodiment & Transfer
„Liebe Briefe“
verbales Feedback</td></tr>
<tr><td>TE 6.7
„Attraktivität und ich“</td><td>Kernphase
„Alle-Die“
Bewegungsspiel</td><td colspan="2">Embodiment & Transfer
“Speed Dating”
Improübung</td></tr>
<tr><td>TE 6.8
„Attraktivität und Werte“</td><td>Hinführung
„Ich-Ritual“
Symbolisches Bewegungserleben</td><td>Kernphase
„Wertebingo“
Improübung</td><td>Embodiment & Transfer
„Werteskulptur“
Impro- / kreative Bewegungsübung</td></tr>
</table>

TE 6.9 „Intimität und Körperkontakt“	Hinführung **„Marionettentheater“** kreatives Bewegungsspiel	Kernphase **„Berührungslotterie“** Achtsamkeitsspiel	Embodiment & Transfer **„Katzenpfoten“** Achtsamkeitsübung
TE 6.10 „Selbstsichere Körpersprache“	Hinführung **„Model und Freak“** Impro-/kreative Bewegungsübung		Embodiment & Transfer **„Ich habe Sauerkrautlocken“** **„Statusreigen“** Improübung
TE 6.11 „Sicherheit durch Aufgeben von Kontrolle“	Hinführung **„Hut-Stock-Regenschirm“** Impro-/kreatives Bewegungsspiel		Kernphase **„Ein-Wort-Geschichte“, „Au-ja-Geschichte“, „Bilder stellen“, „Ich bin ein Baum“** Improübungen
TE 6.12 „Regeln aufgeben“	Hinführung **„Wie wollen wir's regeln?“** kreative Bewegungserfahrung		Embodiment & Transfer **„Durcheinander!“** Impro-/kreative Bewegungsübung
TE 6.13 „Selbstwertquellen“	Kernphase **„Erlebe meine Selbstwertquelle“** kreative szenische Gestaltung		
TE 6.14 „Fotobiographie“	Embodiment & Transfer **„Komplimente-Salat“** verbales Feedback		
TE 6.15 „Wahrnehmungsverzerrungen“	Hinführung **„Körperdetektive“** Achtsamkeitspiel		
TE 6.16 „Grundbedürfnisse“	Kernphase **„Ja, genau, Bedürfnisse leben!“** Improübung/kreative Bewegungserfahrung		Embodiment & Transfer **„Körperbildduell“** Improübung
TE 6.17 „Vergleichen“	Hinführung **„Line-up light“** Bewegungsspiel	Kernphase **„Heavy Line-up“** Bewegungsspiel	Embodiment & Transfer **„Ich hätte gern ...“** Improübung
TE 6.18 „Soziale Medien“	Hinführung **„Hip Mobility Challenge“** Bewegungsübung		Kernphase **“My Hip Mobility Challenge”** kreative Bewegungserfahrung

TE 6.19 „Körperliche Individualität: Wertfrei wahrnehmen“	Kernphase **„Ich sehe was, was deine Essstörung nicht sieht“** verbales Feedback, Spiegelübung		
TE 6.20 „Körperliche Individualität: Positiv wahrnehmen“	Kernphase **„Ich sehe was Positives, was deine Essstörung nicht sieht“** verbales Feedback, Spiegelübung		
TE 6.21 „Körperliche Individualität: Akzeptierend wahrnehmen“	Kernphase **„Ich sehe was, was ich nicht sehen will“** verbales Feedback, Spiegelübung		
TE 6.22 „Umstyling“	Kernphase **„KöBis next Topmodel“** verbales Feedback, Improübung		
TE 6.23 „Körperumriss“	Kernphase **„Kreideperson“** Gestaltungsübung		
TE 6.24 „Körperumriss und Rückschau“	Kernphase **„Kreideperson ausfüllen“** Gestaltungsübung		
TE 6.25 „Scham“	Hinführung **„Menschlicher Multispiegel“** Impro-/kreative Bewegungsübung	Kernphase **„Lasst uns alle …“** Impro-/kreatives Bewegungsspiel	Embodiment & Transfer **“Catwalk of shame”** Impro-/Bewegungsspiel
TE 6.26 „Umgang mit triggernden Kommentaren“	Kernphase **„Kommentar-Tombola“** Improübung, verbales Feedback		
TE 6.27 „Skills für Körperbildprobleme“	Hinführung **„Wurst-Mixer“** Impro-/Bewegungsspiel	Kernphase **„Skill-Parcours“** kreative szenische Gestaltung	
TE 6.28 „Körperbezogene Selbstfürsorge“	Kernphase **„Ecken der Selbstfürsorge“** kreative szenische Gestaltung		
TE 6.29 „Sozialer Kontext als Herausforderung“	Kernphase **„Gedanken-Slalom“** Kreative szenische Gestaltung		

TE 6.30 „Persönlich Nutzung sozialer Medien“	Embodiment & Transfer **“I wanna influence ...”** Improübung, verbales Feedback

TE 7.1 „Exkursion Fußgängerzone“	Kernphase **„(un)fairer Blick“:** Verhaltensexperiment, Selbstbeobachtung
	Kernphase **„Wenn ich du wäre“:** Verhaltensexperiment, Selbstbeobachtung
TE 7.2 „Exkursion Kleidungsshopping“	Kernphase **„Shopping Royal“:** Verhaltensexperiment, Selbstbeobachtung
TE 7.3 „Exkursion Fitnesstudio“	Kernphase **„Fitness-Roulette“:** Verhaltensexperiment, Selbstbeobachtung
TE 7.4 „Exkursion Schwimmbad“	Kernphase **„Wasser und du“:** Verhaltensexperiment, Selbstbeobachtung

Übersicht über die Arbeitsblätter

Tab. 5: Übersicht über die Arbeitsblätter

TE 6.1 „Vier Komponenten des Körperbildes“	Hinführung **AB 1: Vier Komponenten des Körperbildes im Alltag**	
TE 6.3 „Teufelskreismodel“	Kernphase **AB 2: Teufelskreis**	Embodiment & Transfer **AB 3: Teufelskreis im Alltag**
TE 6.4 „Ausstieg aus dem Teufelskreis“	Kernphase **AB 4: Ausstieg aus dem Teufelskreis**	Embodiment & Transfer **AB 5: Ausstieg aus dem Teufelskreis im Alltag**
TE 6.5 „Ziele setzen“	Kernphase **AB 6: SMARTe Ziele**	Embodiment & Transfer **AB 7: SMARTe Ziele im Alltag**
TE 6.7 „Attraktivität und ich“	Embodiment & Transfer **AB 8: Rückmeldebogen Attraktivität**	

TE 6.8 „Attraktivität und Werte“	Kernphase **AB 9: Werte**	Embodiment & Transfer **AB 10: Werte im Alltag**
TE 6.9 „Intimität und Körper-kontakt“	Kernphase **AB 11: Arten der Selbst-berührung**	Embodiment & Transfer **AB 12: Selbstberührung im Alltag**
TE 6.10 „Selbstsichere Körper-sprache“	Kernphase **AB 13: Selbstsichere Körpersprache**	Embodiment & Transfer **AB 14: Selbstsichere Körpersprache im Alltag**
TE 6.11 „Sicherheit durch Aufgeben von Kontrolle“	Embodiment & Transfer **AB 15: Kontrolle abgeben im Alltag**	
TE 6.12 „Regeln aufgeben“	Embodiment & Transfer **AB 16: Flexibilisierung des Verhaltens** **AB 17: Abbau symptomatischer Regeln im Alltag**	
TE 6.13 „Selbstwertquellen“	Kernphase **AB 18: Leitfragen Selbst-wertquellen**	Embodiment & Transfer **AB 19: Selbstwertquellen im Alltag**
TE 6.14 „Fotobiographie“	Kernphase **AB 20: Leitfragen Foto-biographie**	Embodiment & Transfer **AB 21: Rückmeldebogen Fotobiographie**
TE 6.15 „Wahrnehmungsverzer-rungen“	Kernphase **AB 22: Wahrnehmung** **AB 23: Wahrnehmungs-verzerrungen**	Embodiment & Transfer **AB 24: Wahrnemungs-verzerrungen im Alltag**
TE 6.16 „Grundbedürfnisse“	Hinführung **AB 25: Grundbedürfnisse**	Embodiment & Transfer **AB 26: Grundbedürfnisse im Alltag**
TE 6.17 „Vergleichen“	Embodiment & Transfer **AB 27: Abbau von Vergleichen im Alltag**	
TE 6.18 „Soziale Medien“	Kernphase **AB 28: Protokollbogen Hip Mobility Challange**	
TE 6.19 „Körperliche Individu-alität: Wertfrei wahr-nehmen“	Embodiment & Transfer **AB 29: Wertfreies Wahrnehmen im Alltag** **AB 30: Rückmeldebogen Wertfreies Wahrnehmen**	
TE 6.19 „Körperliche Individu-alität: Positiv wahr-nehmen“	Embodiment & Transfer **AB 31: Positives Wahrnehmen im Alltag** **AB 32: Rückmeldebogen Positives Wahrnehmen**	
TE 6.19 „Körperliche Individu-alität: akzeptierend wahrnehmen“	Embodiment & Transfer **AB 33: Akzeptierendes Wahrnehmen im Alltag** **AB 34: Rückmeldebogen Akzeptierendes Wahr-nehmen**	

TE 6.22 „Umstyling“	Kernphase **AB 35: Leitfragen Umstyling**	Embodiment & Transfer **AB 36: Umstyling im Alltag** **AB 37: Rückmeldebogen Umstyling**
TE 6.23 „Körperumriss“	Embodiment & Transfer **AB 38: Rückmeldebogen Körperumriss**	
TE 6.24 „Körperumriss und Rückschau“	Kernphase **AB 39: Leitfragen Körperumriss**	Embodiment & Transfer **AB 40: Rückmeldebogen Körperumriss mit Kommentaren**
TE 6.25 “Scham”	Hinführung **AB 41: Bewegungsanweisungen**	Embodiment & Transfer **AB 42: Scham im Alltag**
TE 6.26 „Umgang mit triggernden Kommentaren“	Kernphase **AB 43: Reaktionsmöglichkeiten auf triggernde Kommentare** **AB 44: Beispielsätze und Reaktionsmöglichkeiten**	Embodiment & Transfer **AB 45: Reaktionen auf triggernde Kommentare im Alltag**
TE 6.27 „Skills für Körperbildprobleme“	Embodiment & Transfer **AB 46: Körperbild-Skills im Alltag**	
TE 6.28 „Körperbezogene Selbstfürsorge“	Embodiment & Transfer **AB 47: Körperbezogene Selbstfürsorge im Alltag**	
TE 6.29 „Sozialer Kontext als Herausforderung“	Kernphase **AB 48: Von Automatischen Gedanken zu Grundannahmen**	Embodiment & Transfer **AB 49: Belastende Situationen** **im Alltag**
TE 6.30 „Persönlich Nutzung sozialer Medien“	Hinführung **AB 50: Selbstreflexion Nutzung sozialer Medien**	Embodiment & Transfer **AB 51: Soziale Medien im Alltag**
TE 7.1 „Exkursion Fußgängerzone“	Hinführung **AB 52: Ziele für die Fußgängerzone**	Kernphase **AB 53: Aufgaben für die Fußgängerzone**
TE 7.2 „Exkursion Kleidungsshopping“	Hinführung **AB 54: Ziele für die Umkleidekabine**	Kernphase **AB 53: Aufgaben für die Umkleidekabine**
TE 7.3 „Exkursion Fitnesstudio“	Hinführung **AB 56: Ziele für das Fitnessstudio**	
TE 7.4 „Exkursion Schwimmbad“	Hinführung **AB 57: Ziele für das Schwimmbad**	